·高等医药学校基础课实验系列教材·

人体解剖学实验教程

胡振武　主编

科学出版社

北　京

内 容 简 介

本书为人体解剖学实验教材，包括三部分内容。第一部分为基础验证性实验，第二部分为综合提高性实验，第三部分为研究创新性实验。

本书可用于高等医药学校基础、预防、临床、护理、影像、口腔、五官、康复等专业本专科实验课教学。由于各专业的要求、学时不同，可根据实际情况选择实验项目。

图书在版编目（CIP）数据

人体解剖学实验教程/胡振武主编.—北京：科学出版社，2007

（高等医药学校基础课实验系列教材）

ISBN 978-7-03-019952-2

Ⅰ.人… Ⅱ.胡… Ⅲ.人体解剖学－实验－医学院校－教材 Ⅳ.R322-33

中国版本图书馆CIP数据核字（2007）第140354号

责任编辑：高 嵘／责任校对：丁 琼

责任印制：高 嵘／封面设计：苏 波

科学出版社 出版

北京东黄城根北街16号

邮政编码：100717

http://www.sciencep.com

武汉市新华印刷有限责任公司印刷

科学出版社发行 各地新华书店经销

*

2007年9月第 一 版 开本：787×1092 1/16

2007年9月第一次印刷 印张：13 1/4

印数：1—3 000 字数：297 000

定价：**21.00**元

（如有印装质量问题，我社负责调换）

《人体解剖学实验教程》编者名单

编　审　胡圣望　丁继固　钱月楼

主　编　胡振武

副主编　吴红年　余　方

编　者　(按姓氏笔画为序)

卢　硕　李成武　李应续　李敏才

吴红年　余　方　陈拥彬　胡振武

高等医药学校基础课实验系列教材

编写指导小组

组　长　刘复兴　费新法

成　员　费新法　胡振武　刘复兴　刘红梅

余同辉　覃金红　余良主

“高等医药学校基础课实验系列教材”丛书序

随着社会的持续发展与科学技术的不断进步，具有创新能力的高素质复合型人才愈来愈得到社会的需要。目前，我国高等教育的招生规模渐趋稳定，高等教育的重点已由规模发展转向质量工程，教育部在2001年颁布了《关于加强高等学校本科教学工作提高教学质量的若干意见》，2003年3月又启动了“高等学校教育质量和教学改革工程”，明确了当前及今后高校教学工作的重点，应该在于如何进一步深化教育体制和教学体系改革，以提高教育教学质量，培养符合社会发展需求的高等人才。

如何提高教育教学质量，是一个十分复杂的命题，它涉及高校工作的各个方面。其中实践教学环节对于提高学生的动手能力、创新素质与科学思维具有理论教学不可替代的作用。然而传统的教学过程中对理论教学较为重视，实践教学却没有充分发挥其应有价值。因此，教育部明确要求加强实践教学环节，并大力推进了一批基于互联网的国家级示范教学基地和国家级基础课程实验教学示范中心的建设，有力地提高了高校教学实验室的建设水平，加大了基础课程实验教学的改革力度。

医(药)学是一门实践性很强的科学，实践教学对于医(药)学学生巩固和加深理论认识、提高动手操作能力、培养创新能力乃至初步的科研能力都十分重要。然而，面向医(药)学本、专科学生的传统实践教学，尤其是医(药)学基础课程的实验教学，往往依附于理论教学而处于从属地位，教学过程中不同程度地存在重理论、轻实践的现象；另一方面，具体的实验内容也一般比较单一，而且存在不同学科实验内容的重复现象，验证性实验项目多、综合性实验项目少，单元操作多、复合训练少，学生往往跟着教师的要求被动学习，自身的主观能动性发挥得不够，创新精神与科学思维也就培养得不够。

为了适应新的教学改革需求，咸宁学院申报了湖北省医学基础课实验教学示范中心的建设，2005年5月获准立项。在示范中心的建设过程中，我们紧密围绕“体制改革是关键、教学改革是核心、教育思想观念改革是先导、培养人才是根本”的总体思路，一方面加强设备、环境等硬件上的实验条件建设，另一方面更加注重管理体制、实验内容、师资队伍等软条件的改革与建设，包括加强实验教材的建设。经过一段时间的探索与改革实践后，我们组织了“高等医药学校基础课实验系列教材”的编写，经过一年多的努力，终于使这套丛书得以顺利出版。

编写这套丛书时，我们集思广益、多方借鉴，一方面总结以往实验教学的有益经验，保留或调整了一部分传统实验项目；另一方面积极探索，注意学科间的交叉融合，引入或设计了一些新的实验项目，同时广泛参考兄弟院校的改革模式或经验，尽力做到：

(1) 重新构建医学基础实验课程体系。随着理论学科分枝越来越细，以往的实验内容一般紧跟理论教学，而新的实验课程体系的建构，目的之一就是要打破学科间的壁垒，充分寻找学科间理论上关联甚密、研究方法相近或相关的方面，以学科群为单位，建立新的实验课程体系。如形态学实验涵盖细胞生物学、组织学与胚胎学、医学遗传学、病理学的实验部分，机能学实验涵盖生理学、药理学、病理生理学的实验部分，病原学与免疫学实验涵盖人体寄生虫学、医学微生物学、免疫学的实验部分等。新的实验课程体系要求不能是原来实验内容的简单拼凑，而应是独立于理论课程之外、学科群实验内容的有机整合。

(2) 建立分层次的实验教学模式。新的实验课程，以方法学为主线之一，适当联系理论学科，从简到繁、由浅入深，分为基础验证性实验、综合提高性实验、研究创新性实验三个层次，形成新的实验教学模式。

(3) 积极探索，同时注意现实可行。在教学内容的设置方面，既大胆设想，引入新的教学成果或科研实验，又充分考虑医(药)学本、专科学生的知识水平与接受能力，并且与理论相关课程适当平行；在教学模式建设方面，既努力打破传统的实验教学格局，又不造成教学秩序的混乱，让教师、学生都能适应和接受。

系列丛书的编写，是由“高等医药学校基础课实验系列教材”编写指导小组提出整体思路和构想，并负责统筹策划和协调。丛书成功的编写既得到了咸宁学院各级领导的指导和关心，更得力于广大编审人员的密切协作与辛勤劳动，在此致以诚挚的谢意；丛书的顺利出版，则得益于科学出版社的鼎力相助，也一并致谢!

最后，作为一种新的改革尝试，丛书中的疏漏之处在所难免，甚至由于编写时间较为仓促，缺点和错误也极可能存在，诚请同道指正。

刘复兴

2007 年 8 月

前　言

人体解剖学是一门重要的医学基础课程，其实验教学尤为重要。众所周知，传统的实验教学仅仅是以验证手段进行的，与现实所要求的素质教育不太相称，更与目前知识的快节奏更新不相适应。如何解决这一矛盾？唯有改革传统的实验教学方法，压缩验证性实验，增设综合性、创新性实验，才能有利于学生综合创新能力的培养。这也是各院校目前教学改革的主流。本教材正是在这样一种背景下应运而生的。

传统的实验教材因为遵循系统性、全面性原则，无法兼顾和突出实验教学的基本环节——从具体的标本模型来展开教与学的过程。另外，现代学生由于受现代科技、管理、教育的量化(或任务化)思维的影响，往往对大纲中的目的要求理解含糊不清，导致学习过程中具体目的不明，在一定程度上影响了学习效果。坦诚地说，相当比例的学生不善于利用大纲，这是不争的事实。多年来，我们一直致力于这些问题的解决：在实验内容与方法中，不再全面系统地铺开，而是从具体的标本模型着手，来进行形态结构的观摩学习。这样，实验教学过程更具体、明确，具有很强的实际操作意义。在实验小结中，将具体知识点(含形态结构的诸方面及其意义)完整列出，并按掌握与了解熟悉两个层次予以量化、分类。这样使目的要求更加明朗化，同时弥补了具体标本和模型不系统、不全面的缺陷，更方便学生自我检测和教师随机抽查，使实验成绩更加客观。本实验教材的编写正体现了这种思想。另外，小结中的思考题我们无意概全，仅作为实验后启发学生的综合创新性思维所用，因此不能作为应试指南。

我们本着最大限度符合教学实际要求的原则，兼顾系统、器官或局部的整体性与独立性，共编写了 62 个实验。第一部分为基础验证性实验，共 50 个，其中 1~40 为系统解剖学实验，41~50 为局部解剖学实验；第二部分为综合提高性实验，共 12 个；第三部分为研究创新性实验。根据学时时数，一次实验可做一至数个实验。不同专业、不同层次，也可对实验内容作出相应的取舍。

本实验教材的编写得到了学院各级领导的大力支持，在此表示衷心的感谢！

限于编者水平，本书的不足之处在所难免，望广大师生在使用过程中提出宝贵意见，以使人体解剖学实验教学更加完善。

胡振武

2007 年 7 月

目　录

第一部分　基础验证性实验

第二部分　综合提高性实验

第三部分　研究创新性实验

第一部分

基础验证性实验

本部分实验属于传统的基础验证性实验，按目前的教改趋势，应压缩 1/3 左右。然而，解剖学实验目的本质上有别于其他学科，它是以人体结构的辨认为主，辅助学习并深化理论课内容。换言之，它并非解剖操作技术的验证，因此，教改中不能通过简单的删除影响其内容的完整性和系统性。我们的做法是大量删除具体的解剖操作过程(这部分内容与现代医学教育并无太大的关系)，改学生动手操作为观摩成品标本。同时，我们在综合性实验中安排了部分解剖操作，从而保留了传统的手法技术。这样，在保障解剖学内容的完整性和系统性的前提下，实验学时和教材篇幅均缩减了近 1/3 左右，为后续综合提高性及创新设计性实验提供了宝贵的时间。

实验一 骨学总论、躯干骨

【实验目的】

掌握骨的形态、构造和功能；掌握躯干骨的组成和功能；掌握椎骨的一般形态和各部椎骨的特征；掌握肋骨的一般形态、结构；掌握胸骨的基本形态结构，胸骨角的特征和意义；了解躯干骨的骨性标志。

【实验教具】

全身骨架标本、长骨的剖面标本、带骨膜标本、煅烧骨标本、去钙骨标本，一般的颈椎、寰椎、枢椎、胸椎、腰椎、骶骨、肋骨、胸骨。

【实验内容与方法】

1. 全身骨架标本。观察全身骨的分布，分清长骨、短骨、扁骨和不规则骨。

(1) 长骨。长管状，分一体两端。体又称骨干，内有髓腔。两端膨大称骺，有关节面。骨干与骺相邻的部分称干骺端。

(2) 短骨。形似立方体。

(3) 扁骨。呈板状，主要构成颅腔、胸腔和盆腔的壁，起保护作用。

(4) 不规则骨。形状不规则，有些不规则骨内有腔洞，称含气骨。

2. 长骨的剖面标本。观察表面的骨密质、深面的骨松质和骨小梁以及骨髓腔。

(1) 骨密质。质地致密，配布于骨的表面。颅盖骨表层的密质分为内板和外板。外板厚而坚韧，富有弹性，内板薄而松脆，故颅骨骨折多见于内板。

(2) 骨松质。呈海绵状，由相互交织的骨小梁排列而成，配布于骨的内部。颅盖骨的内外板之间的松质称板障，有板障静脉通过。

(3) 骨髓。充填于骨髓腔和松质间隙内，胎儿和幼儿的骨髓为红骨髓，5 岁以后，长骨骨干内的红骨髓逐渐被黄骨髓代替。

3. 带骨膜的骨标本。骨膜由纤维结缔组织构成，分为内外两层，外层致密有许多胶原纤维束穿入骨质，使之固着于骨面。内层疏松有成骨细胞和破骨细胞。骨膜对骨的营养、再生和感觉有重要作用。

4. 煅烧骨和去钙骨标本。有机质主要是骨胶原纤维束和黏多糖蛋白等，使骨有弹性和韧性。无机质主要是碱性磷酸钙，使骨坚硬挺实。煅烧骨(去掉有机质)形状不变，但脆而易碎。脱钙骨(去掉无机质)具原骨形状，但柔软有弹性。

5. 椎骨标本。观察椎骨的一般形态特征。

椎骨前方为椎体，后方为椎弓，椎体和椎弓围成椎孔，所有椎孔相连形成椎管，容纳脊髓。椎弓上的结构有椎弓根、椎弓板和突起。椎弓根的上下缘各有一切迹，相邻椎骨的椎上、下切迹围成椎间孔，椎弓上有 7 个突起，1 个棘突，1 对横突(伸向两侧)和 2

对关节突(向上为上关节突，向下为下关节突)。

6. 一般的颈椎标本。观察颈椎的一般形态。

椎体小，2~6 颈椎棘突短而分叉，横突的末端有前后结节，横突上有横突孔，上下关节突的关节面几呈水平位。注意观察 3~7 颈椎体上面侧缘向上突起称椎体钩，椎体钩与上位椎体的前后唇缘相接，形成钩椎关节(Luschka 关节)。如过度增生肥大，可使椎间孔狭窄，压迫脊神经，产生颈椎病症状。

7. 特殊的颈椎标本。

(1) 第 1 颈椎又称寰椎。环状，无椎体、棘突和关节突，由前后弓及两侧块组成。前弓后面有齿突凹，侧块上面各有一椭圆形关节面，下面有圆形关节面，后弓上面有椎动脉沟。

(2) 第 2 颈椎又称枢椎。椎体向上伸出齿突。

(3) 第 6 颈椎。横突末端前方的结节特别隆起，称颈动脉结节，有颈总动脉经其前方(当头部大出血时，可用手指将颈总动脉压于此结节，进行急救止血)。

(4) 第 7 颈椎又称隆椎。棘突长，末端不分叉，可作为计数椎骨序数的标志。

8. 胸椎标本。横突上有横突肋凹，与肋结节相关节；椎体两侧面上下缘分别有上、下肋凹，与肋头相关节。关节突关节面呈冠状位，棘突较长，向后下方倾斜，呈叠瓦状排列。

9. 腰椎标本。椎体粗壮，上、下关节突粗大，关节面几呈矢状位，棘突宽而短，呈板状，水平伸向后方。各棘突的间隙较宽，临床上常在此行腰椎穿刺术。

10. 骶骨标本。由 5 块骶椎长合而成，呈三角形，上缘中份向前隆凸称岬，中部有四条横线，为椎体融合的痕迹。横线两端有 4 对骶前孔，背面正中线有骶正中嵴，嵴外侧有 4 对骶后孔，骶管上通椎管，下端的裂孔称骶管裂孔，裂孔两侧有向下突出的骶角(作为骶管麻醉的标志)。外侧部上方有耳状面与髋骨的耳状面构成骶髂关节，耳状面后方有骶粗隆。

11. 胸骨标本。由柄、体和剑突三部分构成。柄与体连接处微向前突，称胸骨角，可在体表触及，两侧平对第 2 肋，是计数肋的重要的标志。

12. 肋标本。由肋骨与肋软骨组成，共 12 对，分为真肋和假肋。1~7 肋称真肋，8~12 肋称假肋，其中 11~12 肋前端游离于腹壁肌层中，称浮肋。

(1) 肋骨。分为体和前、后两端，后端有肋头，外侧稍细，称肋颈，颈外侧粗糙突起称肋结节，肋体分内外两面和上下两缘，内面近下缘有肋沟。体的后方急转处称肋角。

① 第 1 肋。扁宽而短，分上、下面和内、外缘，无肋角和肋沟，内缘前份有前斜角肌结节，其前后方分别有锁骨下静脉和锁骨下动脉经过的压迹。

② 第 2 肋。过渡型。

③ 第 11、12 肋。无肋结节、肋颈及肋角。

(2) 肋软骨。位于各肋骨的前端，由透明软骨构成，终生不骨化。

【实验小结】

本次实验要求熟练辨认如下结构：

1. 一般椎骨。椎体、椎弓、椎弓根、椎上切迹、椎下切迹、棘突、关节突、横突。

2. 各部椎骨。颈椎的椎体钩、横突孔；胸椎的肋凹、横突肋凹。
3. 寰椎与枢椎。前弓、后弓、侧块、椎动脉沟、齿突。
4. 骶骨。骶岬、骶前孔、骶正中嵴、骶后孔、骶管裂孔、骶角、耳状面、骶粗隆。
5. 胸骨。胸骨角、胸骨柄。
6. 肋骨。肋角、肋体、肋沟、肋头、肋结节、肋颈。

另外，对着标本熟悉腰椎的乳突、副突、锁骨下动静脉压迹等结构。

思 考 题

1. 骨按其形态可分为哪几类？各有何特征？
2. 什么叫胸骨角？有何意义？

(吴红年)

实验二 分离颅骨

【实验目的】

掌握脑颅诸骨的位置和分部，上、下颌骨的形态结构；掌握蝶骨的结构，颞骨的结构，额骨的分部；了解舌骨、腭骨、顶骨的结构；掌握筛骨的结构。

【实验教具】

1. 标本。整体颅骨标本，额骨、顶骨、枕骨、颞骨、蝶骨、上颌骨、下颌骨、颧骨、腭骨等标本，颅底标本。

2. 模型。筛骨模型、蝶骨模型、上颌骨模型、颅底模型、整体颅模型。

【实验内容与方法】

在整体颅骨的标本和分离颅骨上观察颅骨的位置和形态。

1. 额骨。分为额鳞、眶部和鼻部三部分。额鳞内有空腔称额窦，眶部构成眶上部。鼻部位于两侧眶部之间，呈马蹄铁形，缺口处为筛切迹。

2. 顶骨。为四边形，有顶结节、颗粒凹、血管压迹。

3. 枕骨。以枕骨大孔为中心分为基底部、枕鳞、侧部三部分。

(1) 基底部。斜坡、咽结节。

(2) 枕鳞。枕外隆凸、枕内粗隆、上矢状窦沟、枕内嵴、横窦沟、小脑窝。

(3) 侧部。枕髁、舌下神经管、髁管。

4. 颞骨。以外耳门为中心分为鳞部、鼓部、岩部三部分。

(1) 鳞部。内面有脑回压迹和脑膜中动脉沟，外面光滑，前下部有伸向前的颧突(与颧骨的颞突构成颧弓)，颧突根部下面的深窝为下颌窝，窝前缘特别突起，为关节结节。

(2) 鼓部。位于下颌窝后方，从前、下、后围外耳道。

(3) 岩部。前部朝向颅中窝，中央有弓状隆起，隆起外侧部较薄的部分称鼓室盖，近尖端处有光滑的三叉神经压迹，后面中央有一大孔，即内耳门，下面凹凸不平，中央有颈动脉管外口，向前内通颈动脉管，此管垂直上行，继而折向前内，开口于岩部尖的颈动脉管内口，颈动脉管外口后方的深窝为颈静脉窝，后外侧的细长骨突称茎突，岩部后份肥厚的突起位于外耳门后方称乳突，茎突根部后方的孔为茎乳孔。

5. 蝶骨。分为蝶骨体、蝶骨大翼、小翼、翼突四部分。

(1) 蝶骨体。为中间部的立方形骨块，内含蝶窦，窦分隔为左右两半，均向前开口于鼻腔，体上面呈马鞍状称蝶鞍，中央凹陷为垂体窝。

(2) 蝶骨大翼。由体两侧发出，向外上方扩展，分为凹陷的大脑面，前内的眶面和外下方的颞面，大翼根部从前向后外有圆孔、卵圆孔、棘孔。

(3) 小翼。为三角形薄板，上面构成颅前窝的后部，下面则构成眶上壁的后部，小翼与体的交界处有视神经管，小翼与大翼间的裂隙称眶上裂。

(4) 翼突。从体与大翼连接处下垂，向后敞开为内侧板和外侧板，根部矢状位的细管称翼管。

6. 筛骨。位于两眶之间，构成鼻腔上部和外侧壁，在额状切面呈“巾”字形，分为三部分。

(1) 筛板。构成鼻腔的顶，板的前份有向上伸出的骨突，称鸡冠，上面有筛孔。

(2) 垂直板。居正中矢状位，构成骨性鼻中隔上部。

(3) 筛骨迷路。位于垂直板两侧，由菲薄骨片围成许多小腔，称筛窦。迷路内侧壁具有上鼻甲和中鼻甲。迷路外侧壁骨质极薄，构成眶的内侧壁，称眶板。

7. 下颌骨。分为一体两支。

(1) 体。为弓状板，有上、下两缘和内、外两面。下缘圆钝，为下颌底，上缘构成下牙槽弓，体外面正中凸向前称颏隆凸，前外侧面有颏孔，内面正中有二对颏棘。其下外方有一椭圆形浅窝，为二腹肌窝。

(2) 下颌支。末端有两个突起，前方的称冠突，后方的称髁突，两突之间为下颌切迹，髁突上端为下颌头，头下方较细处是下颌颈，下颌支后缘与下颌底相交处为下颌角，下颌角外有咬肌粗隆。

8. 舌骨。居下颌骨下后方，呈马蹄铁形，中间部称体，向后外延伸的长突称大角，向上的短突为小角，大角和小角可在体表扪到。

9. 上颌骨。构成颜面的中央部，可分为 1 体、4 面和 4 突起。

(1) 上颌骨体。内含上颌窦，分前面、颞下面、眶面和鼻面。前面上份有眶下孔，孔的下方凹陷为尖牙窝，颞下面朝向后外，中部有几个小的牙上颌结节、上牙槽、鼻切迹、眶下沟、眶下管、泪沟、上颌窦裂口、切牙管。

(2) 上颌骨突起。额突、颧突、牙槽突、腭突。

10. 腭骨。“L”形，分为水平板、垂直板两部。

【实验小结】

本次实验要求熟练辨认如下结构：

1. 筛骨。筛板、鸡冠、筛骨迷路、筛窦、上鼻甲、中鼻甲、眶板。

2. 蝶骨。蝶骨体、蝶骨大翼、小翼、垂体窝、圆孔、卵圆孔、棘孔、视神经管、眶上裂、内侧板、外侧板。

3. 颞骨。脑膜中动脉沟、下颌窝、关节结节、弓状隆起、鼓室盖、内耳门、三叉神经压迹、颈动脉管外口和内口、颈静脉窝、茎突、茎乳孔。

4. 下颌骨。下颌底、牙槽弓、颏隆凸、颏孔、冠突、髁突、下颌切迹、下颌头、下颌颈、下颌角、下颌孔。

5. 上颌骨。眶下孔、尖牙窝、眶下沟、眶下管、额突、颧突、腭突、牙槽突。

另外，能够对照标本、模型熟悉额骨(额鳞、眶部、鼻部)、枕骨(枕骨大孔、枕髁)。

思 考 题

1. 脑颅、面颅各由哪些骨构成？
2. 蝶骨由哪几部分构成，各有何特征？

(吴红年)

实验三　颅的整体观

【实验目的】

掌握颅的顶面观、侧面观的形态结构；掌握眶、骨性鼻腔的位置和结构；掌握颅底内面观的主要结构，颅底外面观的主要结构；了解颅骨的骨性标志。

【实验教具】

1. 标本。整体颅标本、颅底水平面标本、颅顶标本、新生儿全颅标本。

2. 模型。整体颅模型、颅底模型、颅顶模型、新生儿全颅模型。

【实验内容与方法】

1. 整体颅标本和模型。

(1) 颅顶面观。呈卵圆形，前窄后宽，可见顶结节、冠状缝、矢状缝、人字缝、顶孔。

(2) 颅后面观。可见人字缝、枕鳞、枕外隆凸、上项线和下项线。

(3) 颅侧面观。可见由额骨、蝶骨、顶骨、颞骨、枕骨、颧骨、上颌骨、下颌骨构成。侧面中部有外耳门，后方有乳突，前方是颧弓(颧弓将颅侧面分为上方的颞窝和下方的颞下窝)，颞窝前下方为翼点(由额、顶、颞、蝶骨会合而成，常构成“H”形的缝，最为薄弱，内面有脑膜中动脉前支通过)。

① 颞下窝。是上颌骨体和颧骨后方的不规则间隙。向上通颞窝。前壁为上颌骨体和颧骨，内壁是翼突外侧板，外壁为下颌支，下壁与后壁空缺。借助细铁丝可发现向上借卵圆孔和棘孔与颅中窝相通，向前借眶下裂通眶，向内借上颌骨与蝶骨翼突之间的翼上颌裂通翼腭窝。

② 翼腭窝。位于上颌骨体、蝶骨翼突和腭骨之间，借助细铁丝可观察到向外通颞下窝，向前借眶下裂通眶，向内经蝶腭孔通鼻腔，向后借圆孔通颅中窝，借翼管通颅底外面，向下经腭大管、腭大孔通口腔。

(4) 颅前面观。分为额区、眶、骨性鼻腔和骨性口腔四个部分。

① 额区。可见额鳞、额结节、眉弓、眉间。

② 眶。可分底、尖及上、下、内侧、外侧四壁。底即眶口，可见眶上孔(眶上切迹)、眶下孔；尖指向后内，尖端有视神经管；上壁的前外侧份有泪腺窝；内侧壁由前向后为上颌骨额突、泪骨、筛骨眶板和蝶骨体，其前下份有泪囊窝，向下通鼻泪管；下壁可见眶下裂(通颞下窝和翼腭窝)、裂中部有眶下沟，沟向前通眶下管，管开口于眶下孔；外侧壁有眶上裂(向后通入颅中窝)。

③ 骨性鼻腔。观察犁骨和筛骨垂直板构成的鼻中隔将其分为左右两半。顶由筛骨筛板构成，有筛孔通颅前窝；底由骨腭构成，前端经切牙管通口腔；注意外侧壁由上而下

有上、中、下鼻甲，每个鼻甲下方为相应的鼻道。上鼻甲后上方与蝶骨之间为蝶筛隐窝，中鼻甲后方有蝶腭孔，鼻腔前方开口称梨状孔，后方开口称鼻后孔。

④ 鼻旁窦。

• 额窦。位于眉弓深面，开口于中鼻道前部。

• 筛窦。又称筛骨迷路，分前、中、后三群，前、中群开口于中鼻道，后群开口于上鼻道。

• 蝶窦。位于蝶骨体内，开口于蝶筛隐窝。

• 上颌窦。观察上颌窦位于上颌骨体内，开口于中鼻道(窦口高于窦底，直立位时不易引流)。顶为眶下壁，底为上颌骨牙槽突，前壁是尖牙窝，内侧壁即鼻腔外侧壁。

⑤ 骨性口腔。由上颌骨、腭骨及下颌骨围成。

2. 颅底标本和模型。

(1) 内面观。从内面观察颅底是呈阶梯状的窝，分别称颅前、中、后窝，并且窝中有很多孔、裂。

① 颅前窝。由额骨眶部、筛骨筛板和蝶骨小翼构成。可见额嵴、盲孔、鸡冠、筛孔等结构。

② 颅中窝。由蝶骨体及大翼、颞骨岩部等构成。观察中央是蝶骨体，上面有垂体窝(垂体窝和鞍背统称蝶鞍)，向前外侧通视神经管，于管口外侧有突向后方的前床突，垂体窝后方横位的骨隆起称鞍结节，鞍背两侧向上突起称后床突。注意蝶鞍两侧有颈动脉沟，沟后端有破裂孔，续颈内动脉管内口，蝶鞍两侧由前内向后外为圆孔、卵圆孔、棘孔。弓状隆起与颞鳞之间的薄骨板为鼓室盖，岩部尖端有三叉神经半月节压迹。

③ 颅后窝。由枕骨和颞骨岩部后面构成。窝中央有枕骨大孔，孔前上方有斜坡，孔前外缘上有舌下神经管内口，孔后上方有枕内隆凸，向中延续为上矢状窦沟，向下续为枕内嵴，向两侧续于横窦沟，横窦沟转向前下内续乙状窦沟，末端止于颈静脉孔。颞骨岩部后面中央有向前内的开口，即内耳门。

(2) 外面观。外面高低不平，神经、血管通过的孔裂很多。由前向后可见牙槽弓(两侧牙槽突合成)、骨腭(上颌骨的骨腭和腭骨的水平板构成)。骨腭正中的腭中缝、前端的切牙孔(通入切牙管)，近后缘的腭大孔。骨腭以上被鼻中隔后缘的梨骨分成左右两半的鼻后孔。鼻后孔两侧为翼突内侧板，后方中央可见枕骨大孔，孔前方为枕骨基底部，两侧为枕髁，髁前外侧稍上有舌下神经管外口，枕髁外侧有颈静脉孔，其前方为颈动脉管外口，颈静脉孔的后外侧有茎突，其根部有茎乳孔，颧弓根部后方有下颌窝，窝前缘有关节结节，蝶骨、枕骨基底部和颞骨岩部会合处围成破裂孔。

3. 颅顶标本和模型。观察颅顶内面观，可见内面凹陷，有许多与脑沟回相对应的压迹与骨嵴。正中线上有矢状窦沟，沟两侧有许多颗粒小凹。

4. 新生儿全颅标本。观察前囟(额囟)、后囟(枕囟)、蝶囟、乳突囟。

【实验小结】

本次实验要求熟练掌握如下内容：

1. 颅顶。人字缝、矢状缝、冠状缝、枕外隆凸。

2. 颅底。额嵴、鸡冠、盲孔、筛孔、垂体窝、视神经管、蝶鞍、颈动脉沟、眶上裂、破裂孔、颈动脉管内口和外口、圆孔、卵圆孔、棘孔、弓状隆起、鼓室盖、三叉神经压迹、枕骨大孔、枕内隆凸、横窦沟、乙状窦沟，颈静脉孔、颈静脉窝、舌下神经管内外口、内耳门、牙槽弓、骨腭、切牙孔、枕髁、茎突、茎乳孔、下颌窝、关节结节。

3. 全颅。颧弓、翼点、眶上孔(切迹)、眶下孔(切迹)、眉弓、泪腺窝、泪囊窝，上、中、下鼻甲，上、中、下鼻道，蝶筛隐窝、梨状孔、鼻后孔、额窦、筛窦、蝶窦、上颌窦。

另外，能够对照标本、模型熟悉新生儿颅(前囟、后囟、蝶囟、乳突囟)、腭中缝、蝶腭孔等结构。

思 考 题

1. 鼻腔外侧壁上有哪些主要结构?

2. 鼻旁窦有哪些？分别指出它们的位置和开口。

(吴红年)

实验四 上 肢 骨

【实验目的】

掌握上肢带骨的形态、位置和主要结构；掌握肱骨、前臂骨的形态、位置和主要结构；熟悉腕骨的排列顺序，上肢骨的骨性标志。

【实验教具】

全身骨架标本，锁骨、肩胛骨、肱骨、桡骨、尺骨、手骨标本。

【实验内容与方法】

1. 全身骨架标本。观察上肢骨的配布、位置和形态。

2. 锁骨标本。可见锁骨呈“~”形弯曲，内端粗大，为胸骨端，外端扁平，为肩峰端。内侧 2/3 凸向前，外侧 1/3 凸向后。注意锁骨骨折多在中、外 1/3 处。

3. 肩胛骨标本。可见肩胛骨为三角形扁骨，分二面、三缘和三个角。腹侧面为一大浅窝，称肩胛下窝，背侧面有肩胛冈，向外侧延伸为肩峰，注意冈上、下方均有浅窝分别称冈上窝和冈下窝，上缘外侧指状突起为喙突，内侧缘薄又称脊柱缘，外侧缘肥厚又称腋缘。上角平第 2 肋，下角平第 7 肋(为计数肋骨的标志)，外侧角最肥厚，外侧方梨形浅窝为关节盂，盂上下方的粗糙隆起分别称盂上结节和盂下结节。

4. 肱骨标本。观察肱骨为长骨，有一体及上、下两端。上端朝向上后内方呈半球形，为肱骨头，头周围的环状浅沟为解剖颈，肱骨头外侧和前方隆起有大结节和小结节，向下各延伸为大结节嵴和小结节嵴，两结节之间有一纵沟称结节间沟。上端与体交界处稍细称外科颈(较易发生骨折，骨折后往往需要外科治疗，所以称外科颈)。肱骨体中部外侧面有粗糙的三角肌粗隆，后面中部，有一自内上斜向外下的浅沟称桡神经沟(桡神经与肱深血管通过，肱骨中部骨折时容易伤及桡神经)。下端前面外侧部有半球状的肱骨小头，内侧部有滑车状的肱骨滑车，滑车前面有冠突窝(屈肘时尺骨冠突嵌入此窝)，肱骨小头前面上方有一窝称桡窝(肘关节全屈时桡骨小头的前缘与此窝相接)。滑车后面上方有一窝称鹰嘴窝(伸肘时容纳尺骨鹰嘴)。肱骨小头外侧和滑车内侧各有一突起分别称外上髁和内上髁。内上髁后方有一浅沟称尺神经沟(尺神经经过，此处为尺神经最容易受损的位置)。

5. 桡骨标本。观察桡骨也为长骨。注意其上端的膨大称桡骨头，头下面的关节凹与肱骨小头相关节，周围的环状关节面与尺骨相关节，头下方缩细称桡骨颈，颈的内下侧有突起称桡骨粗隆。桡骨体呈三棱柱形，内侧缘为骨间缘。桡骨下端观察可见下端外侧向下的突出称茎突，下端内面有关节面称尺切迹，下面有腕关节面与腕骨相关节。

6. 尺骨标本。上端粗大，前面有一半圆形深凹称滑车切迹，切迹后上方的突起称鹰嘴，前下方的突起称冠突，冠突外侧面有关节面称桡切迹，冠突下方的粗糙隆起称尺骨粗隆。尺骨体外侧锐利为骨间缘。注意其下端为尺骨头，头前、外、后有环状关节面与桡骨的尺切迹相关节，头内侧的锥状突起称尺骨茎突。

7. 手骨标本。包括腕骨、掌骨和指骨。

(1) 腕骨。8 块分成近远二列，近侧列由桡侧向尺侧为手舟骨、月骨、三角骨和豌豆骨(手舟骨、月骨和三角骨近端形成的椭圆关节面与桡骨腕关节面及尺骨一端的关节盘构成桡腕关节)。远侧列为大多角骨、小多角骨、头状骨和钩骨。8 块腕骨构成一腕骨沟(与上方的腕横韧带一起形成腕管)。

(2) 掌骨。5 块，由桡侧向尺侧为第 1~5 掌骨，近端为底(接腕骨)，远端为头(接指骨)，中间部为体。第 1 掌骨最短而粗，底有鞍状关节面，与大多角骨的鞍状关节面相关节。

(3) 指骨。属长骨，共 14 块。拇指为 2 节，其余各指为 3 节，分别称近节指骨、中节指骨、远节指骨。每节指骨的近端为底，中间为体，远端为滑车。

【实验小结】

本次实验要求熟练掌握如下内容：

1. 锁骨。胸骨端、肩峰端。

2. 肩胛骨。肩胛冈、肩峰、冈上窝、冈下窝、肩胛下窝、喙突、上角、下角、关节盂、盂上结节、盂下结节。

3. 肱骨。肱骨头、解剖颈、外科颈、大结节、大结节嵴、小结节嵴、结节间沟、三角肌粗隆、桡神经沟、肱骨小头、肱骨滑车、冠突窝、鹰嘴窝、外上髁、内上髁、尺神经沟。

4. 桡骨。桡骨头、桡骨颈、桡骨粗隆、茎突、腕关节面、尺切迹。

5. 尺骨。滑车切迹、鹰嘴、冠突、尺骨粗隆、骨间缘、茎突。

另外，能够对照标本、模型熟悉如下结构：手舟骨、月骨、三角骨、豌豆骨、大多角骨、小多角骨、头状骨、钩骨、掌骨、指骨。

思 考 题

1. 简述上肢骨的分部组成和排列。
2. 简述肩胛骨的形态。

(吴红年)

实验五　下　肢　骨

【实验目的】

掌握髋骨的位置、形态和各部的主要结构；掌握股骨的位置、形成和结构；了解髌骨的位置；掌握小腿骨的位置、形态和结构；了解跗骨的位置关系；熟悉下肢骨的骨性标志。

【实验教具】

全身骨架标本，髋骨、股骨、髌骨、胫骨、腓骨、足骨标本。

【实验内容与方法】

1. 全身骨架标本。观察下肢骨配布的位置、形态特点。

2. 髋骨标本。注意髋骨为不规则骨，由髂骨、坐骨和耻骨三骨组成。髋骨上部扁阔，中部窄厚，有朝向下外的深窝称髋臼，窝内半月形的关节面称月状面，边缘下部的缺口称髋臼切迹，窝的中央未形成关节面的部分称髋臼窝，窝下部有一大孔称闭孔。

(1) 髂骨。分为髂骨体和髂骨翼两部分。髂骨体占髋臼的上 2/5，髂骨翼形成弓形的髂嵴，嵴前端为髂前上棘，后端是髂后上棘，髂嵴外唇向外突起称髂结节，于髂前上棘和髂后上棘的下方各有一薄锐突起，分别称髂前下棘、髂后下棘。髂骨翼内面的浅窝为髂窝，窝的下界圆钝形的骨嵴为弓状线，髂翼后下方有粗糙的耳状面，其后上方有髂粗隆。髂骨翼外面称为臀面。

(2) 坐骨。分坐骨体和坐骨支。坐骨体占髋臼的后下 2/5，后缘有坐骨棘，棘下方为坐骨小切迹，坐骨棘与髂后下棘之间为坐骨大切迹。坐骨支为坐骨体下后部向前、上、内延伸而成，坐骨体与支移行处的后部粗糙的隆起即坐骨结节。

(3) 耻骨。分体和上下两支，耻骨体占髋臼的前下 1/5，与髂骨体的结合处骨面粗糙隆起称髂耻粗隆，由此向前内伸出耻骨上支，其末端急转向下成为耻骨下支，上支上面有一锐嵴称耻骨梳，耻骨梳向后移行于弓状线，向前终于耻骨结节，耻骨结节至中线的粗钝上缘称耻骨嵴，上下支相互移行处内侧的椭圆形粗糙面称耻骨联合面。

3. 股骨标本。观察股骨为长骨，分一体两端。上端朝向内上的为股骨头，头中央稍下有股骨头凹，头下外侧的狭细为股骨颈，颈与体连接处下外侧的隆起称大转子，内下方隆起为小转子，大小转子前面有转子间线，后面有转子间嵴。股骨体后面有纵行骨嵴为粗线，向上外延续于臀肌粗隆，向上内延续为耻骨肌线。下端两个向后的膨大分别为内侧髁和外侧髁，两髁前方的关节面相连形成髌面，两髁后份之间的深窝为髁间窝，两髁侧面上有内上髁和外上髁。内上髁上方小突起称收肌结节。

4. 髌骨标本。髌骨是人体最大的籽骨，上宽下尖，前面粗糙，后面光滑。

5. 胫骨。上端膨大向两侧突出形成内侧髁和外侧髁，两髁上的小隆起称髁间隆起，外侧髁后下方有腓关节面，上端前面的隆起称胫骨粗隆。胫骨体外侧缘为骨间缘，后面上份有比目鱼肌线。下端内侧突起称内踝，下面和内踝外面有关节面，外侧面有腓切迹。

6. 腓骨。细长，分一体两端。上端稍膨大，称腓骨头，头下方缩窄，称腓骨颈。体内侧缘称骨间缘。下端膨大，形成外踝。

7. 足骨。包括跗骨、跖骨和趾骨。

(1) 跗骨。7块，属短骨，分前、中、后三列。后列包括上方的距骨和下方的跟骨，中列为位于距骨前方的足舟骨，前列为内侧楔骨、中间楔骨、外侧楔骨和跟骨前方的骰骨。距骨上面有前宽后窄的关节面称距骨滑车，跟骨后端隆突为跟骨结节，距骨前接足舟骨，其内下方隆起为舟骨粗隆。

(2) 跖骨。5块，为第1~5跖骨，形状和排列大致与掌骨相当，但比掌骨粗大，每一跖骨近端为底，中间为体，远端为头，第5跖骨底向后突出称第5跖骨粗隆。

(3) 趾骨。共14块，形态和命名与指骨相同。

【实验小结】

本次实验要求熟练掌握以下内容：

1. 髋骨。髂嵴、髂结节、髂前上棘、髂后上棘、髂前下棘、髂后下棘、髂窝、弓状线、坐骨结节、坐骨支、耻骨上支、耻骨嵴、耻骨结节、闭孔、髋臼、髋臼切迹、髋臼窝、坐骨大切迹、坐骨小切迹、耻骨梳。

2. 股骨。股骨头、股骨头凹、股骨颈、大转子、小转子、转子间线、转子间嵴、臀肌粗隆、粗线、股骨内侧髁、股骨外侧髁、内上髁、外上髁、收肌结节。

3. 胫骨。内侧髁、外侧髁、胫骨粗隆、内踝。

4. 腓骨。外踝、腓骨头、腓骨颈。

另外，能够对照标本、模型熟悉如下结构：距骨、跟骨、足舟骨、内侧楔骨、中间楔骨、外侧楔骨、距骨滑车、跟骨结节、第5跖粗隆。

思考题

1. 简述下肢骨的分部组成和排列。

2. 在活体上能摸到上下肢骨哪些重要结构？

(吴红年)

实验六　关节总论

【实验目的】

了解关节的定义及分类：纤维连结、软骨和骨连结、滑膜关节(关节)；掌握滑膜关节的基本结构和辅助结构；了解滑膜关节分类；掌握滑膜关节运动形式。

【实验教具】

前臂骨间膜标本、全颅标本、膝关节整体标本、膝关节打开标本、髋关节整体标本、髋关节打开标本、踝关节标本、手的断面标本、肩关节标本、肩关节打开标本、桡尺连结标本、桡腕关节标本、新生儿全颅标本、髋骨标本。

【实验内容与方法】

1. 椎骨间连结标本、前臂骨间膜标本、全颅标本。观察骨的纤维连接形式和特点。

骨与骨之间借纤维组织相连，构成纤维连结，其间没有间隙，连结也比较牢固，不活动或仅有少许活动。这种连结可有韧带连结和缝两种形式。

(1) 韧带连结。指连结两骨的纤维结缔组织，可在椎骨间连结标本上观察，韧带连结比较长，富于弹性。前臂骨间膜标本上可见两骨之间呈膜状的结缔组织称骨间膜。

(2) 缝。可在全颅标本上观察。相邻颅骨的边缘借薄层纤维结缔组织相连称为缝，骨缘可呈锯齿状、鱼鳞状或平直状，有矢状缝和冠状缝等。

2. 新生儿全颅标本、椎骨间连结标本和髋骨标本。观察软骨和骨性结合的特点。

骨与骨之间借软骨相连，形成软骨连结，有弹性和韧性，可缓冲震荡，其强度不及纤维连结，这种连结可分为透明软骨结合、纤维软骨结合和骨性结合三种形式。

(1) 透明软骨结合。新生儿全颅标本上观察透明软骨结合，指两骨间借透明软骨连结。此种软骨发育到一定年龄即骨化，使软骨结合成为骨性结合。

(2) 纤维软骨结合。椎间盘即为纤维软骨连结，此软骨终生不骨化。

(3) 骨性结合。髋骨标本上可观察髋臼等骨性结合的特点。两骨之间借骨组织连结，此骨组织一般由纤维结缔组织或透明软骨骨化而成。

3. 膝关节打开标本、髋关节打开标本、踝关节标本、手的断面标本、肩关节标本、桡尺近侧关节标本、桡腕关节标本等。观察关节的基本构造，辅助结构和关节种类及运动特点。滑膜关节简称关节，是骨连结的最高分化形式，相对骨面间有滑液腔隙，充以滑液。

(1) 关节的基本构造。由关节面、关节囊和关节腔构成，并有韧带、关节内软骨和滑膜襞与滑膜囊等辅助结构。

① 关节面。是关节的各相关骨的接触面，每一关节至少包括两个关节面，通常一为凸一个为凹，凸者为关节头，凹者称关节窝，关节面表面均覆盖软骨，称关节软骨，表

面光滑，深部与关节面紧密相连，关节软骨使关节面之间更加适应。

② 关节囊。为纤维结缔组织膜构成的囊，附于关节面周缘及附近的骨面上，且与骨膜融合，密闭关节腔，可分为外面的纤维膜和内层的滑膜。纤维膜为致密结缔组织，其厚薄与韧带的强弱以及关节的运动和负重大小有关，负重大其关节囊的纤维膜坚厚而紧张，如关节运动灵活则纤维膜松弛。滑膜可产生滑液，滑液为关节提供液态环境，又保持了一定酸碱度，保证了关节软骨的新陈代谢，还可起滑润、减少摩擦、降低软骨的蚀损、促进关节的运动等作用。

③ 关节腔。为关节软骨和关节囊滑膜层共同围成的密闭腔隙，内为负压，对维持关节的稳定起一定作用。

④ 韧带。连于相邻两骨之间的致密纤维结缔组织束称为韧带，可加强关节的稳固性。位于关节囊外的称囊外韧带(如髋关节的髂股韧带)，位于关节囊内的称囊内韧带(膝关节的交叉韧带)。

⑤ 关节内软骨。存在于关节腔内的纤维软骨，有关节盘和关节唇两种形态。

关节盘居于两关节面之间的纤维软骨板，其周缘附着于关节囊内面，将关节腔分为两部(如颞下颌关节的关节盘)，使两关节面更为适合，并减少冲击和震荡，增加关节稳固性。此外，两个关节腔可产生不同的运动，从而增加了运动的形式和范围。

关节唇附着于关节窝周缘的纤维软骨环，加深关节窝，增大关节面，并增加关节的稳固性(如髋关节的髋臼唇和肩关节的关节盂唇)。

⑥ 滑膜襞与滑膜囊。关节的滑膜表面积大于纤维层，以致滑膜重叠卷摺突向关节腔而形成滑膜襞(如膝关节有一对翼状襞)，起调节或充填作用，同时还扩大了滑膜的面积，有利于滑液的分泌和吸收。

(2) 关节的运动。观察关节沿不同的轴的运动。关节沿冠状轴两骨之间的角度变小为屈，增大为伸，膝关节腿向后贴近大腿称屈，反之为伸。踝关节，足上抬，足背向小腿前面靠拢为伸(又称背屈)，足尖下垂为屈(也称跖屈)。关节沿矢状轴，骨向正中矢状面靠拢称收(内收)，远离身体正中矢状面为展(外展)，手指向中指靠拢为收，离开中指为展，足的收展是以第二趾为准的靠拢和散开运动。关节沿垂直轴，骨向前内侧旋转称旋内，向后外侧旋转为旋外(如肩关节等)，关节头在原位转动，如上肢的远侧端做圆周运动，称环转运动，即为关节的屈、外展、伸和内收的依次连续运动。

(3) 关节的分类。

① 单轴关节。包括屈戌关节和车轴关节两种。屈戌关节关节头呈滑车状，另一骨有与其相适应的关节窝，常只能在冠状轴上作屈伸运动，如手的断面标本上观察到的手指间关节。车轴关节关节头的关节面呈圆柱状，关节窝由骨和韧带连成的环构成，桡尺连结标本上观察到的桡尺近、远侧关节都为这类关节。

② 双轴关节。可沿两轴作两组运动，也可进行环转运动，包括椭圆关节和鞍状关节。桡腕关节观察椭圆关节，关节头呈椭圆形凸面，关节窝呈相应凹面，能沿冠状轴作屈、伸，沿矢状轴作收、展并可作环转运动。手断面标本拇指腕掌关节观察，鞍状关节相对两关节面都呈鞍状，互为头和窝，可沿两轴作屈、伸、收、展和环转运动。

③ 多轴关节。具有三个相互垂直的运动轴，可作各种方向的运动，包括球窝关节和平面关节。肩关节标本观察球窝关节，关节头呈球形、较大，关节窝浅小，其面积不及

关节头的 1/3。髋关节标本观察关节窝特深，包绕关节头的 1/2 以上，又称杵臼关节，球窝关节可作屈伸、收展、旋转和环转运动。腕骨间关节标本观察平面关节，关节窝接近平面，可作多轴性滑动。

【实验小结】

本次实验要求熟练掌握内容：

1. 关节的形式。骨间膜、缝、透明软骨、纤维软骨结合、骨性结合。

2. 关节的结构。关节面、关节腔、关节囊、韧带、关节盘、关节唇、滑膜襞与滑膜囊。

另外，能够对照标本、模型熟悉关节的运动及分类。

思 考 题

1. 滑膜关节的基本构造有哪些？各有什么作用？
2. 滑膜关节的辅助结构有哪些？各有什么作用？

（吴红年）

实验七 中轴骨连结

【实验目的】

了解椎骨的连结概况(椎体间、椎弓间的连结)；掌握椎间盘的形态结构、功能及其临床意义，黄韧带的位置和功能；掌握脊柱的组成功能；掌握脊柱整体观的形态与机能的特点；了解脊柱的运动；掌握胸廓的组成形态和功能；了解肋骨和椎骨、肋软骨与胸骨的连结概况；掌握骨性胸廓的运动；了解骨性胸廓的年龄、性别差异；了解颅骨的连结形式；掌握颞下颌关节的形态、结构及其运动。

【实验教具】

椎骨间连结标本、脊柱腰段矢状切面标本、脊柱标本、胸廓标本、下颌关节标本。

【实验内容与方法】

1. 椎骨间连结标本。观察椎体间的连接。

(1) 椎间盘。为连结相邻两个椎体的纤维软骨盘，由中央的髓核和周围的纤维环两部分组成，椎间盘具有“弹性垫”样缓冲作用，并允许脊柱作各个方向的运动。23个椎间盘的厚薄不同，中胸部最薄，颈部较厚，腰部最厚，因此颈、腰椎活动度大，颈腰部的纤维环前厚后薄，如纤维环破裂时，髓核容易向后外侧脱出，突入椎管或椎间孔，压迫脊髓和脊神经根，临床上称为椎间盘脱出症。

(2) 前纵韧带。位于椎体前面，上至枕骨大孔，下达第 1 或第 2 骶椎体，其纤维与椎体和椎间盘牢固连结，有防止脊柱过度后伸及椎间盘向前脱出的作用。

(3) 后纵韧带。位于椎体后面，起自枢椎，与覆盖在枢椎体的覆膜相续，下达骶管，与椎间盘纤维环及椎体上下缘紧密连结，与椎体结合较为疏松，有限制脊柱过度前屈的作用。

2. 脊柱腰段矢状切面标本。观察椎弓间的连接。

(1) 黄韧带。连结相邻两椎弓板间的韧带，由黄色的弹力纤维构成，将一系列叠瓦状椎板连为一体，一起围成椎管，并有限制脊柱过度前屈的作用。

(2) 棘间韧带。位于相邻各棘突之间，前续黄韧带，后方移行于棘上韧带和项韧带。

(3) 棘上韧带。连结胸、腰、骶椎各棘突尖之间的纵形韧带，前方与棘间韧带融合，有限制脊柱前屈的作用，在颈部从颈椎棘突尖向后扩展成三角形板状的弹性膜，称项韧带。

(4) 横突间韧带。连结相邻椎骨的横突之间的韧带。

(5) 关节突关节。由相邻椎骨的上、下关节突的关节面构成，属平面关节。

3. 脊柱标本。前面观察椎体向下逐渐增大，椎间盘增厚；后面观注意各部椎骨棘突特点；侧面观可见颈曲、胸曲、腰曲、骶曲四个生理弯曲。

4. 胸廓标本。由12块胸椎、12对肋、1块胸骨和它们之间的连结构成。

(1) 肋椎关节。肋后端和胸椎之间构成的关节，包括肋头关节和肋横突关节。

① 肋头关节。肋头的关节面和相应的胸椎体的肋凹构成。

② 肋横突关节。肋结节关节面与相应的横突肋凹构成。

肋头关节和肋横突关节是联合关节，运动时肋骨沿肋头至肋结节的轴线旋转，使肋的前部上升或者下降，以增大或缩小胸廓前后径和横径，从而改变了胸腔的容积。

(2) 胸肋关节。由第2~7肋软骨与胸骨相应的肋切迹构成，第8~10肋软骨的前端形成肋弓，第11和12肋的前端游离于腹壁肌肉中。

(3) 胸廓的整体观。近似圆锥形，前后径小于横径，上窄下宽。胸廓上口由胸骨柄上缘、第1肋和第1胸椎体围成，胸廓下口由第12胸椎，第12、11对肋前端，肋弓及剑突围成，两侧肋弓在中线构成向下开放的胸骨下角；胸廓前壁最短，由胸骨、肋软骨及肋骨前端构成；后壁较长，由胸椎和肋角内侧的肋骨部分构成；外侧壁则最长，由肋骨体构成，相邻两肋之间的间隙称肋间隙。

5. 颞下颌关节标本。由下颌骨的下颌头与颞骨的下颌窝和关节结节构成，关节囊松弛，上方附着于下颌窝和关节结节的周围，下方附着于下颌颈。观察囊外有颧弓根部至下颌颈的外侧韧带予以加强，囊内有纤维软骨构成的关节盘，注意关节盘呈椭圆形，上面如鞍状，前凹后凸，与关节结节和下颌窝的形态相对应。关节囊的前部较薄弱，因此下颌关节易向前脱位。

【实验小结】

本次实验要求熟练掌握以下内容：

1. 椎骨间连结。椎间盘、髓核、纤维环、前纵韧带、后纵韧带、黄韧带、棘间韧带、关节突关节。

2. 脊柱结构。颈曲、胸曲、腰曲、骶曲。

3. 胸廓。肋头关节、肋横突关节、肋弓、胸廓上口、胸廓下口、胸骨下角、肋间隙。

4. 颞下颌关节。下颌关节的关节盘、关节结节、下颌窝。

另外，能够对照标本、模型熟悉胸廓的整体观特点。

思 考 题

1. 简述椎间盘的连结。腰椎穿刺时经过哪些结构？

2. 试述颞下颌关节的组成、结构特点及运动。为什么该关节易向前方脱位？

(吴红年)

实验八　上肢骨的连结

【实验目的】

掌握肩关节的组成、形态、结构和功能特点；掌握肘关节的组成、形态结构和运动；掌握桡尺关节的组成及运动形式、功能意义；掌握桡腕关节形态、结构和运动；了解腕骨间关节、腕掌关节、掌指关节和指关节的运动；掌握拇指腕掌关节的构成与特殊运动形式、功能意义。

【实验教具】

胸锁关节标本、肩锁关节标本、肩关节整体标本、肩关节打开标本、肘关节整体标本、肘关节打开标本、前臂骨间膜标本、腕关节及手关节标本。

【实验内容与方法】

1. 胸锁关节标本。观察胸锁关节的组成和特点。

胸锁关节是上肢骨与躯干骨连结的唯一关节，由锁骨的胸骨端与胸骨的锁切迹及第1肋软骨的上面构成。关节囊坚韧，囊内有纤维软骨构成的关节盘将关节腔分为外上和内下两部分。由于关节盘下缘附着于第1肋软骨，所以能阻止锁骨向内上方脱位。

2. 肩锁关节标本。观察肩锁关节的构成。

肩锁关节由锁骨的肩峰端和肩峰的关节面构成。是肩胛骨活动的支点，关节的上方有肩锁韧带增强，囊和锁骨下面有喙锁韧带连于喙突。

3. 肩关节整体标本和肩关节打开标本。观察肩关节的构成和运动特点。

肩关节由肱骨头与肩胛骨关节盂构成，关节盂浅而小，周缘有纤维软骨构成的盂唇，但关节盂仅能容纳肱骨头的1/4~1/3，因此肩关节的运动幅度大。

关节囊薄而极松弛，肩胛骨端附着于关节盂周缘，肱骨端附着在肱骨解剖颈，其内侧可达外科颈，有些部位，滑膜层可形成滑液鞘或滑膜囊。关节囊的韧带少而弱，囊的上壁有喙肱韧带，前壁和后壁有很多肌腱的纤维编入关节囊的纤维层，因而增加关节的稳固性，囊的下壁没有肌腱和韧带加强，最为薄弱，故肩关节脱位时，肱骨头常从下壁脱出，发生前下方脱位。

肩关节为全身最灵活的关节，可作冠状轴上的屈、伸，矢状轴上的收、展，垂直轴上的旋内、旋外及环转运动。

4. 肘关节的整体和打开标本。观察肘关节的组成和特点。

肘关节是由肱骨下端与尺、桡骨上端构成的复关节，包括三个关节：肱尺关节由肱骨滑车和尺骨滑车切迹构成；肱桡关节由肱骨小头和桡骨关节凹构成；桡尺近侧关节由桡骨环状关节面和尺骨桡切迹组成。三个关节包在一个关节囊内。关节囊前后松弛，两侧厚而紧张，因此受暴力作用后常见桡、尺骨向后脱位，移向肱骨的后上方。

肘关节的韧带有：桡侧副韧带位于囊的外侧，由肱骨外上髁向下扩展，止于桡骨环状韧带；尺侧副韧带居于囊的尺侧，由肱骨内上髁向下止于尺骨滑车切迹；桡骨环状韧带居于桡骨环状关节面的周围，两端附于尺骨桡切迹的前、后缘，同尺骨桡切迹一起构成一个上口大而下口小的骨纤维环，能防止桡骨头脱出(注意幼儿4岁以前肘关节伸直位猛力拉前臂时可能发生桡骨小头半脱位)。

肘关节的运动以肱尺关节为主，主要为冠状轴上的屈、伸运动。请同学们体会提携角(伸前臂时，前臂偏向外侧，构成约 10°的外偏角)、肘后三角的位置关系(注意当肘关节发生后脱位时，三点位置关系发生改变；肱骨髁上骨折时，此三点位置关系不变)。

5. 肘关节打开标本、前臂骨间膜标本。观察桡尺连接的的特点。桡尺骨借桡尺近侧关节、桡尺远侧关节和前臂骨间膜相连。

前臂骨间膜连于尺骨和桡骨的骨间缘之间。当前臂处于半旋前时，骨间膜最紧张，注意前臂骨折时，应将前臂固定于半旋前或半旋后位，以防骨间膜挛缩。

6. 腕关节标本。观察腕关节的构成和特点。

腕关节又称桡腕关节，由桡骨的腕关节面、尺骨头下方的关节盘作成关节窝(注意尺骨下端不参与构成)，手舟骨、月骨和三角骨的近侧关节面构成关节头。桡腕关节可作屈、伸、收、展及环转运动。

7. 手关节标本。可观察腕骨间关节、腕掌关节、掌骨间关节、掌指关节和指骨间关节。

(1) 腕骨间关节。由相邻各骨之间构成，可分为近侧列腕骨间关节、远侧列腕骨间关节和近侧列与远侧列腕骨之间的腕中关节。

(2) 腕掌关节。由远侧列腕骨与5个掌骨底构成。

注意拇指腕掌关节由大多角骨与第1掌骨底构成，请同学们体会拇指在手掌平面上向示指靠拢为屈，离开示指为伸；在与手掌垂直的平面上离开示指为展，靠拢示指为收。请同学们自行体会对掌运动(拇指向掌心，拇指尖与其余四个指的掌侧面指尖相接触的运动)。

(3) 掌骨间关节。由第2~5掌骨底相互之间构成，为平面关节。

(4) 掌指关节。共 5 个，由掌骨头与近节指骨底构成。手指的收展是以通过中指的正中线为准，向中线靠拢为收，远离中线的运动是展。

(5) 指骨间关节。共9个，由各指相邻两节指骨的底与滑车构成。

【实验小结】

本次实验要求熟练掌握以下内容：

1. 胸锁关节。胸锁关节的关节面。
2. 肩锁关节。肩锁韧带、喙锁韧带、锁骨的肩锋端、肩峰的关节面。
3. 肩关节。肩关节的特点与运动形式。
4. 肘关节。肱桡关节、肱尺关节、桡尺近侧关节、桡侧副韧带、尺侧副韧带、桡骨环状韧带。
5. 前臂骨间膜。前臂骨间膜的位置与宽度的关系。
6. 桡腕关节。桡骨下端、手舟骨、月骨和三角骨形成的腕关节面。

7. 手关节。拇指腕掌关节，掌指关节。

另外，能够对照标本、模型熟悉指骨间关节、腕骨间关节等结构。

思 考 题

1. 肩关节和髋关节各由哪些结构组成？为什么肩关节脱位较髋关节多见？
2. 肘关节和膝关节各由哪些结构组成？各能作什么运动？
3. 儿童为什么易发生桡骨小头半脱位？

(吴红年)

实验九　下肢骨的连结

【实验目的】

了解骶髂关节的形态结构；了解耻骨联合的结构特点和功能意义；掌握骨盆的构成、形态、结构及大小骨盆分界线；掌握髋关节、膝关节的形态结构和功能，进一步了解下肢机能——稳固性的形态基础及其临床意义；掌握距骨小腿关节(踝关节)的组成、形态、结构及其运动；了解跗骨间关节、跗跖关节、跖骨间关节、跖趾关节的运动；了解距跟、距跟舟关节的运动；了解足弓的形态、组成和功能意义。

【实验教具】

骶髂关节标本、髋骨与脊柱间的韧带连结标本、骨盆标本、整体髋关节标本、髋关节打开标本、整体膝关节标本、膝关节打开标本、踝关节及足的连结标本。

【实验内容与方法】

1. 骶髂关节标本。观察骶髂关节的构成特点。

骶髂关节由骶骨和髂骨的耳状面构成，关节囊紧张，前面、后面分别有骶髂前、后韧带加强，骶髂粗隆之间有强厚的骶髂间韧带；同学们可体会骶髂关节结构牢固，活动性极小，适应下肢支持体重的功能，仅妊娠后期活动度可稍增大，以适应分娩功能。

2. 髋骨与脊柱间的韧带连结标本。观察髋骨与脊柱之间有下列韧带加固。

① 髂腰韧带。由第5腰椎横突横行至髂嵴的后上部。

② 骶结节韧带。起自骶、尾骨的外侧缘，止于坐骨结节的内侧缘。

③ 骶棘韧带。起自骶、尾骨侧缘，呈三角形，止于坐骨棘，居于骶结节韧带的前方。

注意观察骶棘韧带与坐骨大切迹围成坐骨大孔，骶结节韧带、骶棘韧带与坐骨小切迹围成坐骨小孔。有肌肉、血管和神经等从盆腔经此二孔至臀部和会阴。

3. 骨盆标本。

观察耻骨联合，髋骨的固有韧带，大、小骨盆间的界线和小骨盆的出口。两侧坐骨支和耻骨下支连成耻骨弓，它们之间的夹角为耻骨下角。骨盆上、下口之间的腔为骨盆腔，它是一前壁短、侧壁及后壁长的弯曲管道。

4. 整体髋关节标本和髋关节打开标本。

观察髋关节由髋臼与股骨头构成，髋臼的周缘有髋臼唇，髋臼切迹被髋臼横韧带封闭。髋臼窝内充填脂肪组织。

髋关节囊紧张、坚韧，向上附于髋臼周缘及横韧带，向下附着于股骨颈，前面达转子间线，后面仅包绕股骨颈的内侧2/3(故股骨颈的骨折可分为囊内和囊外骨折)。髋关节囊周围有韧带加强，其中以前方的髂股韧带最为强大。关节囊后下部较薄弱，故股骨头易向下方脱位。注意观察髂股韧带(起自髂前下棘，向下呈“人”字形，通过关节囊前方止于转子间线。增强了关节囊，限制大腿过伸，对维持人体直立姿势有很大作用)和股骨头韧带(连结于股骨头凹和髋臼横韧带之间，为滑膜所包被，内含营养股骨头的血管)。

髋关节可作三轴性运动，但由于股骨头深藏于髋臼内，关节囊紧张而坚韧，又受各种韧带的限制，故其运动幅度远不及肩关节，而具有较大的稳固性，以适应其支持和下肢行走的功能。

5. 整体膝关节标本。

观察膝关节由股骨下端、胫骨上端和髌骨构成，膝关节囊薄而松弛，外侧有腓侧副韧带，内侧有胫侧副韧带(两者在伸膝时紧张，屈膝时松弛，半屈膝时最松弛)，囊前壁有髌韧带，后壁有腘斜韧带。

6. 打开的膝关节标本。

观察关节内的前叉韧带和后交叉韧带，内侧半月板和外侧半月板，关节囊的滑膜层在髌骨上、下缘形成的髌上囊和髌下囊。

① 前交叉韧带。起于胫骨髁间隆起的前方，斜向后上外方，附着在股骨外侧髁的内侧面，于伸膝时最紧张，防止胫骨前移。

② 后交叉韧带。起于胫骨髁间隆起的后方，斜向前上内方，附着在股骨内侧髁的外侧面，在屈膝时最紧张，防止胫骨后移。

③ 内侧半月板。呈"C"形，外缘与关节囊及胫侧副韧带紧密相连。

④ 外侧半月板。呈"O"形。

7. 踝关节标本。

观察踝关节由胫、腓骨下端与距骨滑车构成，关节囊内侧有强大的三角韧带，外侧有三条独立的韧带：前为距腓前韧带，中为跟腓韧带，后为距腓后韧带。距骨滑车前宽后窄，当背屈时，较宽的滑车嵌入关节窝，关节较稳定，在跖屈时，则较窄的滑车后部进入关节窝，因此足能作轻微的侧方运动，此时关节不够稳定，所以踝关节扭伤多发生在跖屈时。

8. 足的连结标本。观察距小腿关节、跗骨间关节、跗跖关节、跖骨间关节、跖趾关节和趾骨间关节。

(1) 跗骨间关节。跗骨诸骨之间的关节，以距跟关节、距跟舟关节和跟骰关节最重要。距跟关节和距跟舟关节在机能上是联合关节。运动时，跟骨与舟骨连同其余的足骨对距骨作内翻或外翻运动，内外翻与踝关节协同运动。跟骰关节和距跟舟关节联合构成跗横关节(Chopart 关节)，两关节的关节腔互不相通，临床上常沿此线进行足离断术。

(2) 足弓。跗骨和跖骨借其连结而形成的凸向上的弓。由内侧纵弓，外侧纵弓和横弓组成。

内侧纵弓是由跟骨、距骨、舟骨、3 块楔骨以及内侧 3 个跖骨连结而成，弓的最高点为距骨头。外侧纵弓是由跟骨、骰骨和外侧 2 个跖骨构成，弓的最高点为骰骨，内侧纵弓较外侧纵弓为高。横弓由骰骨、3 块楔骨和跖骨构成，最高点在中间楔骨。

【实验小结】

本次实验要求熟练掌握以下结构：

1. 骶髂关节。骶髂关节的关节面、骶髂前、后韧带、髋骨与脊柱间的韧带连结(骼腰韧带、骶结节韧带、骶棘韧带、坐骨大孔、坐骨小孔)。

2. 骨盆。大骨盆、小盆骨、界线、耻骨弓、耻骨下角。

3. 髋关节。髋臼、股骨头、股骨头韧带、坐股韧带、耻股韧带、髂股韧带。

4. 膝关节。膝关节的关节面、髌韧带、腓侧副韧带、胫侧副韧带、前交叉韧带、后交叉韧带、内侧半月板、外侧半月板。

另外，能够对照标本、模型熟悉如下结构：踝关节(踝关节关节面、内侧韧带、距腓前韧带、跟腓韧带、距腓后韧带)、足关节(跗横关节、足弓)。

思考题

1. 骨盆由哪些结构组成？大、小骨盆由什么分界？
2. 足跖屈时为什么易发生踝关节扭伤？
3. 膝关节前、后交叉韧带的作用各是什么？半月板容易在什么情况受损，为什么？

(吴红年)

实验十 肌学总论

【实验目的】

了解肌的种类；掌握骨骼肌的形态、构造与起止点；掌握肌群配布与关节运动轴的关系；了解肌的命名；掌握肌的辅助装置。

【实验教具】

1. 标本。全身肌肉标本、全身骨架标本、大腿中部水平切面标本、手指腱鞘标本。

2. 模型。全身骨骼肌模型。

【实验内容与方法】

1. 全身肌肉标本和模型。观察骨骼肌的形态和构造。

(1) 骨骼肌的构造。在模型上观察、体会肌是由中间的肌性部分和两端的腱性部分构成。肌性部分主要由肌纤维组成，色红，具有收缩和舒张功能；腱性部分由平行致密的胶原纤维束构成，色白，强韧而无收缩功能，肌则借腱附着于骨骼。

(2) 肌的形态。按其外形可分长肌、短肌、阔肌和轮匝肌四种，观察其区别。

① 长肌。肌束通常与肌的长轴平行，收缩时肌显著缩短。

② 短肌。小而短，具有明显的节段性，收缩幅度较小，多见于躯干深层。

③ 阔肌。宽扁呈薄片状，多见于胸腹壁，除运动功能外还有保护内脏的作用。

④ 轮匝肌。环形的肌纤维构成，位于孔裂的周围，收缩时可以关闭孔裂。

2. 全身骨骼肌模型和全身骨架标本。观察骨骼肌的起止点、配布和作用。

肌通常以两端附着在两块或两块以上的骨面上，中间跨过一个或多个关节。我们可以体会通常把接近身体正中面或四肢部靠近侧的附着点看成肌肉的起点或定点；把另一端则看做为止点或动点，以背阔肌为例体会肌肉的定点和动点在一定条件下可以相互置换。

肌在关节周围配布的方式和多少与关节的运动轴一致，一般而言单轴关节通常配备两组肌，如肘关节，前方有屈肌，后方有伸肌，从而使这些关节完成屈和伸的运动。双轴关节通常有四组肌，如拇指掌指关节，除有屈肌和伸肌外，还有内收肌和外展肌。三轴关节有六组肌，如肩关节和髋关节。

3. 大腿中部水平切面标本和手指腱鞘标本。观察肌的周围有辅助装置，包括筋膜、滑膜囊和腱鞘。

(1) 筋膜。遍布全身，分浅筋膜和深筋膜两种。浅筋膜由疏松结缔组织构成，富有脂肪。浅动脉、皮下静脉、皮神经、淋巴管行走于浅筋膜内；深筋膜由致密结缔组织构成，位于浅筋膜深面，包被体壁、四肢的肌和血管神经等。在四肢，深筋膜插入肌群间，并附于骨，构成肌间隔，与包绕肌群的深筋膜构成筋膜鞘，可以保证肌的单独活动。但当一块肌肉由于水肿等原因肿胀时，由于筋膜鞘限制其体积膨胀，故出现疼痛症状。

(2) 滑膜囊。为封闭的结缔组织囊，壁薄，内有滑液，多位于腱与骨面相接触处，有的滑膜囊在关节附近和关节腔相通，滑膜囊炎症可影响肢体局部的运动功能。

(3) 腱鞘。指腱鞘标本上观察包围在肌腱外面的鞘管，可分为纤维层和滑膜层两部分。

【实验小结】

本次实验要求掌握的结构：

1. 肌。长肌、短肌、扁肌和轮匝肌的形态，肌腱和肌腹的结构，肌的起点、止点，关节和肌的关系。

2. 肌的辅助结构。浅筋膜、深筋膜、滑膜囊、腱鞘的位置和结构特点。

另外，能够对照标本、模型熟悉肌的命名原则。

思 考 题

1. 肌的分类有哪些？

2. 肌的辅助装置有哪些？

(吴红年)

实验十一 头颈、躯干肌

【实验目的】

掌握头肌的组成；掌握面肌的名称、分布特点、作用；掌握咀嚼肌的名称、位置和功能；掌握胸锁乳突肌的起止、作用；了解躯干肌的分布；掌握斜方肌、背阔肌、胸大肌、前锯肌、肋间肌、竖脊肌的位置和作用；了解腹前外侧壁肌群的层次；掌握膈肌的位置、形态结构及运动；了解舌骨上、下肌群的位置；掌握斜角肌间隙的构成及通过的结构；了解腹直肌鞘的概念。

【实验教具】

1. 标本。全身肌肉标本、暴露咀嚼肌群和面肌群的标本、去胸腹脏器保留膈肌结构的标本。

2. 模型。全身骨骼肌模型，头面、颈部深浅层肌模型。

【实验内容与方法】

1. 暴露咀嚼肌群和面肌群的标本、模型。头肌分为面肌和咀嚼肌，观察其名称、分布、起止点和功能。

(1) 面肌。分布于面部孔裂周围，牵动面部皮肤显示喜怒哀乐各种表情。

① 颅顶肌。由两个肌腹和中间的帽状腱膜组成，额腹位于额部皮下，止于眉部皮肤，枕腹位于枕部皮下，起自枕骨。

作用：枕腹可向后牵拉帽状腱膜，额腹收缩时可提眉并使额部皮肤出现皱纹。

② 眼轮匝肌。位于眼裂周围，作用：使眼裂闭合，少量肌束附着于泪囊后面，结合日常生活体会当肌收缩闭眼时，可同时扩张泪囊，促使泪液经鼻泪管流向鼻腔。

③ 口周围肌。位于口裂周围，有口轮匝肌、提口角肌、提上唇肌、降口角肌等。

④ 鼻肌。为几块扁薄小肌，分布在鼻孔周围，有开大或缩小鼻孔的作用。

(2) 咀嚼肌。均配布于下颌关节周围，参加咀嚼运动。

① 咬肌。起自颧弓的下缘和内面，止于下颌支和下颌角的外面。

② 颞肌。起自颞窝，止于下颌骨的冠突。

③ 翼内肌。起自翼窝，止于下颌角的内面。

④ 翼外肌。起自蝶骨大翼的下面和翼突的外侧，止于下颌颈。

咬肌、颞肌、翼内肌上提下颌骨，使上、下颌的牙齿互相咬合；两侧翼外肌同时收缩拉下颌关节盘连同下颌头向前至关节结节的下方，即翼外肌是张口肌。

2. 全身肌肉标本、暴露咀嚼肌群和面肌群的标本、颈部深浅层肌模型。颈肌分为颈浅肌群、舌骨上下肌群和颈深肌群三组。

(1) 颈浅肌群。

① 颈阔肌。为皮肌，起自胸大肌和三角肌表面的筋膜，止于口角。拉口角向下，并使颈部皮肤出现皱褶。

② 胸锁乳突肌。起自胸骨柄前面和锁骨的胸骨端，止于颞骨的乳突。一侧肌收缩使头向同侧倾斜，脸转向对侧；两侧同时收缩可使头后仰。

(2) 舌骨上肌。

① 二腹肌。前腹起自下颌骨二腹肌窝，后腹起自乳突内侧，两肌腹以中间腱相连，中间腱借筋膜形成滑车系于舌骨。

② 下颌舌骨肌。起自下颌骨，止于舌骨。

③ 茎突舌骨肌。起自茎突，止于舌骨。

④ 颏舌骨肌。起自颏棘，止于舌骨。

舌骨上肌的作用：吞咽时，下颌骨固定，可上提舌骨，并使舌升高，因而能协助推进食团入咽；当舌骨固定时，下颌舌骨肌、颏舌骨肌和二腹肌前腹均能拉下颌骨向下而张口。

(3) 舌骨下肌。位于颈前部，在舌骨下方正中线两旁，位于喉、气管、甲状腺的前方，每侧有 4 块肌。各肌均依起止点命名。作用：下降舌骨和喉。

① 胸骨舌骨肌。在颈部正中线的两侧。

② 肩胛舌骨肌。在胸骨舌骨肌外侧，分为上腹、下腹和中间腱。

③ 胸骨甲状肌。在胸骨舌骨肌深面。

④ 甲状舌骨肌。在胸骨甲状肌的上方，被胸骨舌骨肌遮盖。

(4) 颈深肌群。分内、外侧两群肌。

① 外侧群。有前斜角肌、中斜角肌和后斜角肌，各肌均起自于颈椎横突，前、中斜角肌止于第 1 肋，后斜角肌止于第 2 肋，前、中斜角肌与第 1 肋之间的间隙称斜角肌间隙(有锁骨下动脉和臂丛通过)。一侧肌收缩，使颈侧屈，两侧肌同时收缩上提第 1、2 肋，助深吸气。

② 内侧群。在脊柱颈段的前方，包括头长肌和颈长肌，合称椎前肌。能使头前俯，颈前屈。

3. 全身肌肉标本、全身骨骼肌模型。观察背肌为位于躯干后面的肌群，可分为浅、深两群。浅群主要为阔肌，起自脊柱的不同部位，止于上肢带骨或肱骨；深群位于棘突两侧的脊柱沟内。

(1) 斜方肌。起于上项线、枕外隆凸、项韧带、第 7 颈椎和全部胸椎的棘突，止于锁骨的外侧 1/3 部分、肩峰和肩胛冈。它能使肩胛骨向脊柱靠拢；上部肌束可上提肩胛骨；下部的肌束使肩胛骨下降；如肩胛骨固定，一侧肌收缩使颈向同侧屈、脸转向对侧，当两侧同时收缩可使头后仰。

(2) 背阔肌。起于下 6 个胸椎的棘突、全部腰椎的棘突、骶正中嵴及髂嵴后部，止于肱骨结节间沟底。它能使肱骨内收、旋内和后伸；当上肢上举并被固定时，可引体向上。

(3) 肩胛提肌。起自上 4 个颈椎的横突，止于肩胛骨的上角，能上提肩胛骨。

(4) 菱形肌。起自第 6、7 颈椎和第 1~4 胸椎的棘突，止于肩胛骨的内侧缘，能使肩胛骨向脊柱靠拢并略向上。

(5) 夹肌。起自项韧带下部、第 7 颈椎棘突和上部胸椎，止于颞骨乳突和第 1~3 颈椎横突。单侧收缩，使头转向同侧，两侧收缩，使头后仰。

(6) 竖脊肌。纵列于躯干的背面，脊柱两侧的沟内。起自骶骨背面和髂嵴的后部，沿途止于椎骨和肋骨，达颞骨乳突，能使脊柱后伸和仰头。

4. 全身肌肉标本、全身骨骼肌模型。观察胸肌可分为胸上肢肌和胸固有肌。

(1) 胸上肢肌。均起自胸廓外面，止于上肢带骨或肱骨。

① 胸大肌。起自锁骨内侧半、胸骨和第 1~6 肋软骨等处，止于肱骨大结节嵴。能使肱骨内收、旋内和前屈；上肢固定则可上提躯干，并可提肋助吸气。

② 胸小肌。起自第 3~5 肋骨，止于肩胛骨的喙突。拉肩胛骨向前下方，当肩胛骨固定时，可上提肋以助吸气。

③ 前锯肌。以肌齿起自上 8 或 9 个肋，止于肩胛骨内侧缘和下角。它能拉肩胛骨向前紧贴胸廓；下部肌束使肩胛骨下角旋外，助臂上举，当肩胛骨固定时，可提肋助深吸气。

(2) 胸固有肌。参与构成胸壁。

① 肋间外肌。起于上一肋骨下缘，止于下一肋骨的上缘，能提肋助吸气。

② 肋间内肌。起自下位肋骨上缘，止于上一位肋骨下缘，前部肌束达胸骨外侧缘，后部肌束到肋角，向后为肋间内膜代替，能降肋助呼气。

③ 肋间最内肌。位于肋间内肌的深层，肌束方向和作用与肋间内肌相同。

5. 去胸腹脏器保留膈肌的标本。观察膈肌的形态、三个裂孔及其通行结构。

位于胸腹腔之间，向上膨隆呈穹窿形，为胸腔的底和腹腔的顶，分为三部分：胸骨部起自剑突后面；肋部起于下 6 对肋骨和肋软骨；腰部以左右两个膈脚起于上 2 或 3 个腰椎。各部肌束止于中央的中心腱。膈为主要的呼吸肌，收缩时，膈穹窿下降，胸腔容积扩大，助吸气；松弛时，膈穹窿上升恢复至原位，胸腔容积减小，助呼气。膈与腹肌同时收缩，能增加腹压，协助排便。

膈上有三个裂孔：第 12 胸椎前方有主动脉裂孔(主动脉和胸导管通过)；第 10 胸椎水平有食管裂孔(食管和迷走神经通过)；第 8 胸椎水平有腔静脉裂孔(下腔静脉通过)。

6. 全身肌肉标本、全身骨骼肌模型。观察腹肌可分前外侧群和后群。

(1) 前外侧群。形成腹腔的前外侧壁，保护腹腔脏器及维持腹内压。腹肌收缩时，可增加腹压以助排便、分娩、咳嗽等功能，并可降肋助呼气，同时能使脊柱前屈、侧屈与旋转。

① 腹外斜肌。起自下位 8 个肋骨的外面，后部肌束止于髂嵴前部，上中部肌束向内移行为腱膜，经腹直肌的前面，参与构成腹直肌鞘的前层，到腹正中线终于白线。腹外斜肌腱膜的下缘卷曲增厚连在髂前上棘与耻骨结节之间，称为腹股沟韧带。腹股沟韧带的内侧端一小束腱纤维向下后方并向外侧转折形成腔隙韧带(陷窝韧带)。腔隙韧带向外侧延续附着于耻骨梳上称为耻骨梳韧带(Cooper 韧带)。腹外斜肌腱膜还在耻骨结节的外上方形成三角形裂隙，为腹股沟管浅环。

② 腹内斜肌。起自胸腰筋膜、髂嵴和腹股沟韧带的外侧 1/2 或 1/3，后部止于下位 3 个肋骨，大部分变成腱膜，止于白线。形成的结构有腹直肌鞘、腹股沟镰、提睾肌。

③ 腹横肌。起自下位 6 个肋软骨、胸腰筋膜、髂嵴和腹股沟韧带的外侧 1/3，止于

白线。腹内斜肌与腹横肌二者下缘均呈弓状，先越过精索的上内侧，在腹直肌外缘呈腱性融合，称腹股沟镰(联合腱)。腹内斜肌和腹横肌下缘的部分肌纤维，沿精索向下移行，成为菲薄的提睾肌。腱膜参与形成腹直肌鞘。

④ 腹直肌。起自耻骨联合和耻骨嵴，止于胸骨剑突和第 5~7 肋软骨的前面。腹直肌有 3 或 4 个腱划与腹直肌鞘的前层密切愈着，腱划内常有血管，经腹直肌切口分开腹直肌纤维，腱划处应注意止血。

(2) 后群。有腰大肌和腰方肌。

(1) 腰方肌。位于腹后壁，脊柱两侧。起自髂嵴的后部，止于第 12 肋和第 1~4 腰椎横突。作用：下降和固定第 12 肋，还使脊柱侧屈。

(2) 腰大肌。起自腰椎体侧面和横突，止于股骨小转子，与髂肌合称髂腰肌(见实验十三)。

(3) 腹直肌鞘。弓状线(脐下 4~5cm 以下后鞘凸向上方的弧形线)上下有区别。弓状线以上前层为腹外斜肌腱膜和腹内斜肌腱膜前层，后层为腹内斜肌腱膜后层和腹横肌腱膜；弓状线以下前层为腹外斜肌腱膜、腹内斜肌腱膜和腹横肌腱膜，后层缺如，紧贴腹横筋膜。

(4) 白线。位于腹前壁正中线上，介于左右腹直肌鞘间，由两侧的腹直肌鞘纤维彼此交织而成，起自剑突，止于耻骨联合(可发生脐疝)。

(5) 腹股沟管。内口为腹股沟管深环；外口为腹股沟管浅环(皮下环)；前壁为腹外斜肌腱膜和腹内斜肌；后壁为腹横筋膜和腹股沟镰；上壁为腹内斜肌和腹横肌的弓状下缘；下壁为腹股沟韧带。通过结构：精索(男性)或子宫圆韧带(女性)。

(6) 海氏三角。居于腹前壁下部，由腹直肌外侧缘、腹股沟韧带及腹壁下动脉围成的三角区。注意辨认腹壁下动脉(作为区分腹股沟直疝和斜疝的标志：腹腔内容物经腹股沟管腹环，进入腹股沟管，从皮下环突出下降入阴囊为斜疝，腹腔内容物不经腹环从海氏三角膨出为直疝)。

【实验小结】

本次实验需熟练掌握如下结构：

1. 咀嚼肌。咬肌、颞肌、翼内肌、翼外肌。

2. 颈部浅层肌。颈阔肌、胸锁乳突肌、舌骨上肌群(二腹肌、下颌舌骨肌、茎突舌骨肌、颏舌骨肌)、舌骨下肌群(胸骨舌骨肌、肩胛舌骨肌、胸骨甲状肌、甲状舌骨肌)。

3. 颈部深层肌。前斜角肌、中斜角肌、后斜角肌、斜角肌间隙。

4. 背肌。斜方肌、背阔肌、肩胛提肌、菱形肌、竖脊肌。

5. 胸肌。胸大肌、胸小肌、前锯肌、肋间内肌、肋间外肌。

6. 膈。肌性部(肋部、胸骨部、左右膈脚)、中心腱、主动脉裂孔、食管裂孔、腔静脉裂孔。

7. 腹前外侧群肌。腹外斜肌、腹内斜肌、腹横肌、皮下环、腹股沟韧带、腹直肌、白线、腹直肌鞘、腹股沟管。

另外，能够对照标本、模型熟悉面肌(额顶肌、眼轮匝肌、口轮匝肌、颊肌)、腰方肌、腰大肌等结构。

思 考 题

1. 膈肌的位置、功能和膈肌上三个裂孔的位置和通过的结构。
2. 腹外斜肌形成哪些结构?
3. 参与呼吸的肌有哪些?

(吴红年)

实验十二 上 肢 肌

【实验目的】

掌握肩带肌的配布、名称及各肌群的主要作用；掌握臂肌的分群、层次、名称及功能；掌握前臂肌的分群、分层排列和作用；了解手肌的名称和功能。

【实验教具】

上肢带肌标本、臂肌标本、前臂前群肌标本、前臂后群肌标本、手肌标本。

【实验内容与方法】

1. 上肢带肌标本。观察上肢带肌配布于肩关节周围，均起自上肢带骨，能运动肩关节，又能增强关节的稳固性。

(1) 三角肌。起自锁骨的外侧段、肩峰和肩胛冈，止于肱骨体外侧的三角肌粗隆，使上臂外展，前部肌束可以使上臂屈和旋内，后部肌束能使上臂伸和旋外。

(2) 冈上肌。起自肩胛骨的冈上窝，止于肱骨大结节的上部，使上臂外展。

(3) 冈下肌。起自冈下窝，止于肱骨大结节的中部，使上臂旋外。

(4) 小圆肌。起自肩胛骨外侧缘上 2/3 的背侧面，止于肱骨大结节的下部，使上臂旋外。

(5) 大圆肌。位于小圆肌下方。起自肩胛骨下角的背侧面，止于肱骨小结节嵴，使上臂内收和旋内。

(6) 肩胛下肌。起自肩胛下窝，止于肱骨小结节嵴，使上臂内收和旋内。

2. 臂肌标本。观察臂肌以内侧和外侧两个肌间膈相隔，形成前、后两群，前群为屈肌，后群为伸肌。

(1) 前群。包括浅层肱二头肌和深层的肱肌、喙肱肌。

① 肱二头肌。长头起自于肩胛骨盂上结节，短头起自于肩胛骨喙突，止于桡骨粗隆。屈肘关节，当前臂处于旋前位时，能使其旋后，还协助屈上臂。

② 喙肱肌。起自肩胛骨喙突，止于肱骨中部的内侧，能协助上臂前屈和内收。

③ 肱肌。起自肱骨下半的前面，止于尺骨粗隆，能屈肘关节。

(2) 后群。肱三头肌。长头起自肩胛骨盂下结节，外侧头起自肱骨后面桡神经沟的外上方的骨面，内侧头起于桡神经沟以下的骨面，止于尺骨鹰嘴。伸肘关节，长头尚可使上臂后伸和内收。

3. 前臂肌标本。观察前臂肌位于尺、桡骨周围，分为前、后两群，在大多数为长肌，肌腹位于近侧，腱位于远侧。前群肌有 9 块，分为四层；后群肌共 10 块，分为两层。

(1) 前群肌。

① 浅层。5 块，从桡侧向尺侧为肱桡肌、旋前圆肌、桡侧腕屈肌、掌长肌、尺侧腕

屈肌。除肱桡肌外其他四肌共同起自内上髁和前臂深筋膜。肱桡肌起自肱骨外上髁的上方，止于桡骨茎突，能屈肘关节；旋前圆肌止于桡骨外侧面的中部，能屈肘关节和使前臂旋前；桡侧腕屈肌止于第 2 掌骨底，能屈肘、屈腕和使腕关节外展；掌长肌止于掌腱膜，能屈腕和紧张掌腱膜；尺侧腕屈肌止于豌豆骨，能屈腕和使腕关节内收。

② 第二层。指浅屈肌，起自肱骨内上髁、尺骨和桡骨前面，止于 2~5 指中节指骨体的两侧。能屈近侧指间关节、屈掌指关节、屈腕和屈肘。

③ 第三层。桡侧的拇长屈肌和尺侧的指深屈肌。两肌起于桡、尺骨上端的前面和骨间膜。拇长屈肌止于拇指远节指骨底，能屈拇指指间关节和掌指关节；指深屈肌止于 2~5 指远节指骨底，能屈第 2~5 指的远侧指间关节、近侧指间关节、掌指关节和屈腕。

④ 第四层。旋前方肌起自尺骨，止于桡骨，能使前臂旋前。

(2) 后群肌。前臂后面，分两层。

① 浅层。有 5 块，自桡侧向尺侧为桡侧腕长伸肌、桡侧腕短伸肌、指伸肌、小指伸肌、尺侧腕伸肌。5 块肌以一个共同的腱起自肱骨外上髁。桡侧腕长伸肌和桡侧腕短伸肌分别止于第 2、3 掌骨底，作用：伸腕和腕的外展。指伸肌止于第 2~5 指中节和远节指骨底，作用：伸指和伸腕，协助伸肘。小指伸肌止于指背腱膜，作用：伸小指。尺侧腕伸肌止于第 5 掌骨底，作用：伸腕、腕内收。

② 深层。有 5 块肌，各肌按其作用命名，除旋后肌外其他均起自于桡骨和尺骨后面以及骨间膜。旋后肌起自肱骨外上髁和尺骨外侧缘的上部，止于桡骨前面的上部；拇长展肌止于第一掌骨底；拇短伸肌止于拇指近节指骨底；拇长伸肌止于拇指远节指骨底；示指伸肌止于示指的指背腱膜。

4. 手肌标本。手肌可分为外侧、中间和内侧三群。

(1) 外侧群。在手掌拇指侧形成一隆起称鱼际，有 4 块，分浅、深层排列。

① 拇短展肌。位于浅层外侧，能使拇指外展。

② 拇短屈肌。位于浅层内侧，能使拇指屈。

③ 拇对掌肌。位于拇短展肌的深面，能使拇指对掌。

④ 拇收肌。位于拇对掌肌的内侧，能使拇指内收。

(2) 内侧群。在小指侧，形成小鱼际，有 3 块，分浅、深两层。

① 小指展肌。位于浅层内侧，能使小指外展。

② 小指短屈肌。位于浅层外侧，能使小指屈。

③ 小指对掌肌。位于上两肌深面，能使小指对掌。

(3) 中间群。包括 4 块蚓状肌和 7 块骨间肌。

① 蚓状肌。起自指深屈肌腱桡侧，止于 2~5 指的指背腱膜，能屈掌指关节、伸指间关节。

② 骨间肌。包括 3 块骨间掌侧肌(2、4、5 指向中指靠拢)和 4 块骨间背侧肌(外展 2、3、4 指)。

【实验小结】

本次实验要求熟练掌握以下结构：

1. 上肢带肌。三角肌、冈上肌、冈下肌、小圆肌、大圆肌、肩胛下肌。

2. 臂肌。肱二头肌、肱肌、喙肱肌、肱三头肌。

3. 前臂肌。前群 9 块肌、后群 10 块肌。

另外，能够对照标本熟悉如下结构：拇短展肌、拇短屈肌、拇对掌肌、拇收肌、小指展肌、小指短屈肌、小指对掌肌、蚓状肌、骨间掌侧肌、骨间背侧肌。

思 考 题

1. 三角肌的位置及作用。
2. 对照标本简述屈、伸及收展肩关节的肌。

(吴红年)

实验十三 下 肢 肌

【实验目的】

掌握髋肌的分群、分层、名称及各肌群的功能；掌握大腿前、后、内三肌群的排列层次、名称及各肌群的功能；掌握小腿前、后、外三肌群的位置、层次、名称和功能。

【实验教具】

髋肌标本、大腿肌标本、小腿肌标本、足肌标本。

【实验内容与方法】

1. 髋肌标本。髋肌主要起自骨盆的内面和外面，跨过髋关节，止于股骨上部，按位置和作用可分为前、后群。

(1) 前群。有髂腰肌和阔筋膜张肌。

① 髂腰肌。由腰大肌和髂肌组成。腰大肌起自腰椎体侧面和横突，髂肌起自髂窝，止点为股骨小转子。作用：使大腿前屈和旋外，下肢固定时，可使躯干和骨盆前屈。髂腰肌被髂腰筋膜覆盖，筋膜与髂窝及脊柱腰部共同形成一骨性筋膜鞘，当患腰椎结核或腰大肌脓肿时，脓液能沿此鞘流入髂窝和大腿根部。

② 阔筋膜张肌。位于大腿上部前外侧。起自髂前上棘，止于胫骨外侧髁。作用：使阔筋膜紧张并且屈大腿。

(2) 后群。包括臀大肌、臀中肌、臀小肌和其他小肌。

① 臀大肌。位于臀部浅层。起自髂骨翼外面和骶骨背面，止于髂胫束和股骨的臀肌粗隆。能使大腿后伸和外旋，下肢固定时，能伸直躯干，防止躯干前倾，维持身体平衡。

② 臀中肌。臀大肌深面。起自髂骨翼外面，止于股骨大转子。

③ 臀小肌。位于臀中肌深面。起自髂骨翼外面，止于股骨大转子。

作用：共同使大腿外展，两肌的前部肌束能使大腿旋内，后部肌束使大腿旋外。

④ 梨状肌。起自骶骨前面骶前孔的外侧，止于股骨大转子，能使伸直的大腿旋外。梨状肌在出盆腔时穿过坐骨大孔，梨状肌上、下缘和坐骨大孔之间形成梨状肌上孔和梨状肌下孔。注意观察其中的穿行结构(臀上血管和神经通过梨状肌上孔；臀下血管和神经、坐骨神经、股后皮神经、阴部内血管和阴部神经通过梨状肌下孔)。

⑤ 闭孔内肌。起自闭孔膜内面及其周围骨面，止于转子窝，能使大腿旋外。

⑥ 股方肌。起自坐骨结节，止于转子间嵴，能使大腿旋外。

⑦ 闭孔外肌。起自闭孔膜外面及其周围骨面，止于转子窝，能使大腿旋外。

2. 大腿肌标本。大腿肌位于股骨周围，可分为前群、后群和内侧群。

(1) 前群。包括缝匠肌和股四头肌。

① 缝匠肌。起自髂前上棘，止于胫骨上端的内侧面，能屈大腿和屈膝关节，并使已

屈的膝关节旋内。

② 股四头肌。有四个头。股直肌起自髂前上棘，股内侧肌和股外侧肌分别起自股骨粗线内、外侧唇，股中间肌起自股骨体的前面，四个头向下形成一个腱继而下延为髌韧带，止于胫骨粗隆。能伸膝关节，股直肌屈大腿。

(2) 内侧群。共5块，位于大腿内侧，分三层。浅层从外向内侧有耻骨肌、长收肌、股薄肌，中层为短收肌，最深层为大收肌。内侧群均起于闭孔周围的耻骨支、坐骨支和坐骨结节等骨面，除股薄肌止于胫骨上端的内侧外，其他各肌止于股骨粗线；大收肌尚有一个腱止于股骨内上髁上方的收肌结节，与股骨之间有裂孔，称为收肌腱裂孔。作用：使大腿内收。

(3) 后群。位于大腿后面，共有3块。

① 股二头肌。位于股后的外侧。长头起自坐骨结节，短头起自股骨粗线，止于腓骨头。

② 半腱肌。位于股后的内侧。起自坐骨结节，止于胫骨上端的内侧。

③ 半膜肌。位于半腱肌深面。起自坐骨结节，止于胫骨内侧髁的后面。

作用：屈膝关节，伸大腿。屈膝时股二头肌可以使小腿旋外，半腱肌和半膜肌使小腿旋内。

3. 小腿肌标本。观察小腿肌分三群，前群在骨间膜的前面，后群在骨间膜的后面，外侧群在腓骨的外侧面。

(1) 前群肌。

① 胫骨前肌。起自胫骨外侧面，止于内侧楔骨和第一跖骨的足底面。

② 趾长伸肌。起自腓骨内侧面的上2/3和小腿骨间膜，至第2~5趾背移行为趾背腱膜，止于中节和远节趾骨底；其中分出一腱止于第5跖骨底，称为第三腓骨肌。

③ 拇长伸肌。起自腓骨内侧面的中份和骨间膜，止于拇趾远节趾骨底。

作用：前群各肌都伸踝关节，胫骨前肌可使足内翻，拇长伸肌能伸拇趾，趾长伸肌能伸2~5趾，而第三腓骨肌可使足外翻。

(2) 外侧群。有腓骨长肌和腓肌短肌。两肌均起自腓骨的外侧面，腓骨长肌覆盖短肌，长肌腱绕至足底止于内侧楔骨和第1跖骨；短肌止于第5跖骨粗隆。作用：使足外翻和屈踝关节。

(3) 后群。分浅、深两层。

① 浅层。小腿三头肌，两个头位于浅表称腓肠肌，另一个为比目鱼肌，三个头会合止于跟骨。作用：屈踝关节和屈膝关节，在站立时，能固定踝关节和膝关节，并防止身体向前倾斜。

② 深层。有4块，包括腘肌、趾长屈肌、拇长屈肌、胫骨后肌。

腘肌起自股骨外侧髁的外侧，止于胫骨比目鱼肌线以上的骨面，能屈膝关节并使小腿旋内。

趾长屈肌起自胫骨后面，止于第2~5趾的远节趾骨底，能屈踝关节和屈第2~5趾。

拇长屈肌起自腓骨后面，止于拇趾远节趾骨底，能屈踝关节和屈拇趾。

胫骨后肌起自胫骨、腓骨和小腿骨间膜的后面，止于舟骨粗隆和内侧、中间及外侧楔骨，能屈踝关节和使足内翻。

4. 足肌标本。观察足肌分为足背肌和足底肌。足底肌分为内侧群、中间群和外侧群。足背肌较薄弱，为 1~4 趾的伸肌。

【实验小结】

本次实验要求熟练掌握以下内容：

1. 髋肌。髂腰肌、臀大肌、臀中肌、臀小肌、梨状肌。

2. 大腿肌。缝匠肌、股四头肌、内收肌、股二头肌、半腱肌、半膜肌。

3. 小腿肌。小腿三头肌、腓骨长肌、腓骨短肌、胫骨前肌、趾长伸肌、拇长伸肌、腘肌、趾长屈肌、拇长屈肌、胫骨后肌。

另外，能够对照标本、模型熟悉如下结构：闭孔内肌、股方肌、闭孔外肌、足肌。

思 考 题

1. 梨状肌上、下孔位置及通过结构。

2. 屈膝关节的肌有哪些？

（吴红年）

实验十四　消　化　管

【实验目的】

掌握消化系统的组成，了解其功能；了解口腔的分部、境界及唇、颊、腭的形态结构；掌握乳牙和恒牙的牙式、牙的形态结构；掌握舌的形态结构及其黏膜结构；掌握颏舌肌的起止和作用；掌握三大唾液腺的位置和导管开口部位；掌握咽的位置、分部、各部的形态结构和交通，了解咽壁肌；掌握各扁桃体的位置和功能；掌握食管的起止、分段、位置、狭窄部位及临床意义，了解食管壁的结构；掌握胃的形态、分部及位置，了解胃壁的结构；掌握小肠的分部；掌握十二指肠的位置、分部及各部的结构；掌握空肠和回肠的位置、形态及肠壁的构造，了解美克尔憩室的位置形态及临床意义；掌握大肠的分部、各部的位置，结肠的结构特征，阑尾的位置、根部的体表投影；掌握直肠的位置、形态结构。

【实验教具】

1. 标本。保持腹腔脏器原位的尸体、头颈正中矢状切标本、带完整恒牙的整颅(包括下颌骨)、咽的后面观标本、游离食管标本、游离胃标本、离体十二指肠带胰腺标本、空回肠和结肠标本、回盲部游离标本、游离直肠标本、男女性盆腔正中矢状切标本。

2. 模型。头颈正中矢状切模型、牙的模型、游离食管模型、游离胃模型、离体十二指肠带胰腺模型、空回肠模型、回盲部模型、游离直肠模型、男女性盆腔正中矢状切模型。

【实验内容与方法】

1. 以活体为主观察口腔黏膜及其器官，辅以头颈部正中矢状切标本或者离体标本。先观察口腔的境界、分部，然后再观察口腔各器官的位置和形态。

(1) 口唇。人中、口角、鼻唇沟。

(2) 颊。在上颌第 2 磨牙牙冠相对的颊黏膜上有腮腺管乳头，有腮腺管的开口。

(3) 腭。位于口腔的顶，前 2/3 为硬腭，后 1/3 为软腭。软腭后部向后下方下垂的部分称腭帆，后缘的正中部有垂向下方的突起，称腭垂(或悬雍垂)。腭垂向两侧至舌根和咽部发出腭舌弓和腭咽弓。腭垂、腭帆游离缘、两侧的腭舌弓及舌根共同围成咽峡。

(4) 舌。在活体和标本上观察界沟、舌根、舌尖、舌体、舌乳头(丝状乳头、叶状乳头、轮廓乳头及菌状乳头)、舌扁桃体；在活体将舌尖轻轻上抬，观察舌系带、舌下阜、舌下襞。在头面部正中矢状切面、舌的冠状切面标本上观察舌内、外肌，舌外肌起自舌周围各骨，止于舌内，共有四对。其中以颏舌肌在临床上较为重要，两侧颏舌肌同时收缩，拉舌向前下方，即伸舌；单侧收缩使舌尖伸向对侧。

2. 带完整恒牙的整颅和离体牙的标本及模型。观察牙的排列，计数牙的名称及数目

(正常时恒牙 28~32 个，乳牙 20 个)；观察牙冠、牙根和牙颈的形态特点；观察各类牙的形态特点及牙龈的位置、色泽；分辨牙本质、牙釉质和牙骨质；观察牙内部的牙腔和牙根管。

3. 头部正中矢状切标本和模型。观察咽为前后略扁的漏斗形的肌性管道，上端附着于颅底，下端于第 6 颈椎下缘连于食管；向前经鼻后孔、咽峡、喉口分别与鼻腔、口腔和喉腔相通；借软腭和会厌上缘分为鼻咽、口咽和喉咽 3 部。

(1) 鼻咽。介于颅底与腭帆游离缘之间，经鼻后孔与鼻腔相通。在鼻咽的两侧壁距下鼻甲后方约 1cm 处，有咽鼓管咽口，与中耳鼓室相通。咽口的前、上、后方的半环形隆起称咽鼓管圆枕，咽鼓管圆枕后方与咽后壁之间有一纵行凹陷为咽隐窝，是鼻咽癌的好发部位。在咽鼓管咽口附近的黏膜内的淋巴组织称咽鼓管扁桃体；在鼻咽后壁上部的黏膜内有丰富的淋巴组织称咽扁桃体。

(2) 口咽。口咽介于腭帆游离缘与会厌上缘平面之间。舌会厌正中襞两侧的凹陷称会厌谷。侧壁上，腭舌弓与腭咽弓之间有一凹陷称扁桃体窝，容纳腭扁桃体。咽鼓管扁桃体、咽扁桃体、腭扁桃体、舌扁桃体共称咽淋巴环。

(3) 喉咽。在喉口两侧各有一凹陷称梨状隐窝，为异物易滞留处。

4. 游离食管标本、模型，去胸腹腔前壁、保持腹腔脏器原位的标本。

(1) 食管的位置与分部。食管上端在第 6 颈椎体下缘与咽相接，穿膈的食管裂孔入腹腔，下端平第 11 胸椎体高度与胃的贲门连接。分为颈部、胸部和腹部。

(2) 食管的狭窄部位。食管有 3 个狭窄部，第一狭窄为食管的起始处，距上颌中切牙 15cm(阻止吸气时空气进入食管)；第二狭窄为食管与左主支气管交叉处，距中切牙 25cm(为异物滞留和食管癌好发部位)；第三狭窄为食管通过膈的食管裂孔处，距中切牙 40cm(可防止胃内容物逆流入食管)。

5. 游离胃的标本、模型，切开胸腹腔前壁、保持腹腔脏器原位的尸体。

(1) 胃的形态和分部。胃分前、后壁，大、小两弯，上、下两口，并可分为 4 部，贲门部、胃底、胃体与幽门部(幽门窦、幽门管)。胃的入口称贲门，出口称幽门。

(2) 胃的位置和毗邻。胃大部分位于左季肋区，小部分位于腹上区。对照教材在尸体上观察胃的位置与毗邻。

(3) 胃壁黏膜皱襞和肌层。在切开胃壁的标本上观察胃的黏膜皱襞和胃的肌层(外纵中环内斜)，观察环行平滑肌在幽门处增厚形成的幽门括约肌，注意幽门括约肌的作用。胃黏膜在幽门形成环形皱襞，突向腔内形成幽门瓣。

6. 离体十二指肠带胰腺标本、模型，切开胸腹腔前壁、保持腹腔脏器原位的标本。观察十二指肠的位置、分部。十二指肠呈“C”形，包绕胰头，可分上部、降部、水平部和升部四部。注意观察四个部分里面的特征性结构。

(1) 上部。近幽门约 2.5cm 的一段肠管称十二指肠球部。此处壁较薄，黏膜面较光滑，没有或甚少环状襞，是十二指肠溃疡的好发部位。上部与降部转折处形成的弯曲为十二指肠上曲。

(2) 降部。后内侧壁上有十二指肠大乳头，是胆总管和胰管的共同开口。大乳头稍上方，有时可见十二指肠小乳头，是副胰管的开口之处。降部与水平部转折处形成的弯曲称十二指肠下曲。

(3) 水平部。自十二指肠下曲，横过下腔静脉和第 3 腰椎体，在腹主动脉前面移行于升部，注意跨过水平部前方的肠系膜上动脉、静脉。

(4) 升部。长 2~3cm，自腹主动脉前方斜向左上方，至第 2 腰椎体的左侧弯曲向前下续空肠。此弯曲称十二指肠空肠曲，被十二指肠悬肌(Treitz 韧带)连于腹后壁，该韧带是确定空肠起始的标志。

7. 空回肠标本、模型，切开胸腹腔前壁、保持腹腔脏器原位的尸体。在尸体上观察空、回肠的大致位置，观察切开后的空回肠标本，注意两者的的异同(表 1-1)。距回肠末端 0.3~1m 范围的回肠壁上，约 2%%的成人有 Meckel 憩室。

表 1-1　空肠与回肠的异同

	空肠	回肠
长度	占空回肠近侧 2/5	占远侧 3/5
位置	腹腔的左上部	腹腔的右下部
环状襞	密而高	疏而低
淋巴滤泡	只有孤立淋巴滤泡	孤立淋巴滤泡 集合淋巴滤泡
管径	粗	细
管壁	厚	薄
颜色	较红	较浅
肠系膜	薄、脂肪少	厚、脂肪多
动脉弓	级数少	级数多

8. 空回肠和结肠标本、回盲部游离标本和模型、游离直肠标本、直肠矢状切标本和模型以及男女性盆腔正中矢状切标本。大肠分为盲肠、阑尾、结肠、直肠和肛管。注意观察除直肠、肛管及阑尾外，结肠和盲肠具有的三种特征结构，即结肠带、结肠袋和肠脂垂。

(1) 盲肠。位于右髂窝内，下端为盲端，向上续升结肠，左侧接回肠。借回盲瓣阻止盲肠内容物逆流回小肠；控制小肠内容物流入大肠的速度。在沿盲肠长轴切开的回盲部标本上，观察回盲口、回盲瓣及盲肠内腔与阑尾开口的位置关系。

(2) 阑尾。形似蚯蚓，其根部连于盲肠后内侧壁，远端游离为盲端。在尸体上沿结肠带找到阑尾，学会如何确定阑尾根部的体表投影(McBurney 点或 Lanz 点)。

(3) 结肠。首先辨认结肠的 3 种特征性结构。在完整尸体上向盲肠方向追踪三条结肠带，找到它们在盲肠盲端的汇合点，注意与阑尾根部的关系。观察结肠分为升结肠、横结肠、降结肠、乙状结肠。

(4) 直肠。在男女性盆腔正中矢状切标本上观察，位于盆腔后部，向下沿骶、尾骨前方下降，穿盆膈移行为肛管。直肠矢状面上有 2 个弯曲，上方的弯曲凸向后名骶曲，下方的弯曲凸向前称会阴曲；下段的膨大称直肠壶腹。注意观察中直肠横襞的位置及其与肛门间的距离。注意观察男、女性直肠前面的毗邻关系：男性直肠前邻膀胱底、精囊、输精管壶腹、前列腺等；女性直肠前邻子宫、阴道上部。

(5) 肛管。长约 3~4cm，上端在盆膈平面接直肠，下端终于肛门。肛管被肛门括约肌所包绕，平时处于收缩状态，有控制排便的作用。在直肠矢状切标本上观察直肠黏膜纵襞、肛柱、肛窦、肛瓣、齿状线等形态结构。根据教材比较齿状线上下的区别，观察肛门内括约肌和肛门外括约肌的位置并注意其临床意义。

【实验小结】

本次实验要求熟练辨认如下结构：

1. 舌。界沟、舌根、舌尖、舌体、舌乳头(丝状乳头、叶状乳头、轮廓乳头及菌状乳头)、舌系带、舌下阜、舌下襞、颏舌肌。

2. 牙。牙本质、牙釉质、牙骨质、牙冠、牙根、牙颈、牙髓腔、牙根管。

3. 咽。鼻咽、口咽、喉咽、咽鼓管咽口、咽鼓管圆枕、咽隐窝、咽鼓管扁桃体、腭扁桃体、梨状隐窝、舌会厌正中襞、会厌谷。

4. 食管。食管颈部、胸部、腹部，食管的三个狭窄部位。

5. 胃。贲门部、胃底、胃体、幽门部(幽门窦、幽门管)、贲门、幽门、胃大弯、胃小弯、角切迹、贲门切迹、幽门括约肌、幽门瓣。

6. 小肠。十二指肠上部、降部、水平部、升部、十二指肠球、十二指肠大乳头、Treitz韧带、十二指肠上曲、十二指肠下曲、十二指肠空肠曲、空肠、回肠。

7. 大肠。盲肠、阑尾、结肠带、结肠袋、肠脂垂、升结肠、横结肠、降结肠、乙状结肠、直肠、肛管、直肠横襞、直肠壶腹、肛柱、肛窦、肛瓣、齿状线。

另外，能够对照标本、模型熟悉如下结构：口角、鼻唇沟、硬腭、软腭、腭帆、腭垂(悬雍垂)、腭舌弓、腭咽弓、咽峡、尖牙、切牙、磨牙、集合淋巴滤泡、孤立淋巴滤泡。

思 考 题

1. 简述进食到食物在体内形成粪便残渣的过程。

2. 请绘出胃的简笔图，并表明各部分的名称。

3. 在尸体标本上如何区分大肠和小肠，如何区分空肠和回肠？

(余　方)

实验十五 消 化 腺

【实验目的】

掌握三大唾液腺的位置形态和导管开口部位；掌握肝的形态、位置、体表投影；掌握肝蒂的组成及各结构的位置关系；了解肝段的概念及肝的主要功能；掌握输胆管道的组成；掌握胆囊的形态、位置、功能及胆囊底的体表投影、胆囊三角的组成；掌握胆总管及胰管的位置、开口部位及胆汁排出途径；掌握胰的位置、形态和分部；掌握胰头的毗邻，了解胰的功能。

【实验教具】

1. 标本。保持腹腔脏器原位的尸体、显露腮腺和下颌下腺的头颈部标本、游离肝、胰连十二指肠标本、肝外胆道标本。

2. 模型。游离肝模型、胰连十二指肠模型、肝内管道模型、肝外胆道模型。

【实验内容与方法】

1. 显露腮腺、下颌下腺的头颈部标本和模型。观察腮腺、下颌下腺、舌下腺的位置、形态，并尽可能观察其导管的开口部位。腮腺开口于上颌第2磨牙相对的颊黏膜上的腮腺管乳头；下颌下腺导管开口于舌下阜；舌下腺大管与下颌下腺管共同开口于舌下阜，小管开口于舌下襞表面。

2. 去胸腹腔前壁、保持腹腔脏器原位的尸体，游离肝脏标本、模型。

在尸体上观察肝脏位置，肝脏大部分位于右季肋区和腹上区，小部分位于左季肋区。在肝的离体标本或模型上观察肝外形、分叶，进出肝门的主要结构。

(1) 膈面(上面)。隆凸光滑，位于膈下。有前后走向的肝镰状韧带，将肝分为较大的肝右叶和较小的肝左叶。注意观察镰状韧带、冠状韧带、无腹膜覆盖的肝裸区等结构。

(2) 脏面(下面)。朝向下后方邻接腹腔若干重要脏器。有“H”形的左、右纵沟和横沟，将肝分成为左叶、右叶、前方的方叶和后方的尾状叶。

① 横沟。为肝门，内有肝蒂通过。肝蒂是由结缔组织及其包绕的肝固有动脉左、右支，肝左、右管，门静脉左、右支以及淋巴管、神经等组成。注意肝蒂内结构的位置关系。

② 左纵沟。沟前段有肝圆韧带(胎儿时期脐静脉出生后闭锁而成)，后段有静脉韧带(胎儿时静脉导管的遗迹)。

③ 右纵沟。前半部有一浅凹，容纳胆囊，称胆囊窝；后半部有下腔静脉通过的深沟，称腔静脉沟。肝左、中、右静脉，在腔静脉沟的上端注入下腔静脉，故临床上常称此沟上端为第二肝门。

3. 肝外胆道标本、模型和游离肝脏(带胆囊)模型。

在尸体上观察输胆管道的组成，输胆管道包括肝左管、肝右管、肝总管、胆囊管、胆囊与胆总管。

(1) 肝管。左右半肝内的毛细胆管逐渐汇合形成左右肝管。

(2) 肝总管。由肝左管与肝右管汇合而成。在肝十二指肠韧带内的右侧下行，与胆囊管锐角会合成胆总管。

(3) 胆囊。胆囊有贮存和浓缩胆汁的作用，位于肝脏面的胆囊窝内，分底、体、颈 3 部分。其中胆囊底的体表投影位置在右锁骨中线与右侧肋弓交点处。胆囊管、肝总管和肝的脏面围成的三角形区域称胆囊三角(Calot 三角)，是临床上胆囊手术中寻找胆囊动脉的标志。

(4) 胆总管。由肝总管与胆囊管汇合而成，向下与胰管会合形成肝胰壶腹(Vater 壶腹)，开口于十二指肠大乳头。十二指肠大乳头周围缠绕有环行平滑肌，称为肝胰壶腹括约肌(Oddi 括约肌)；肝胰壶腹括约肌未进食时保持收缩状态。

胆汁排泄途径见图 1-1。

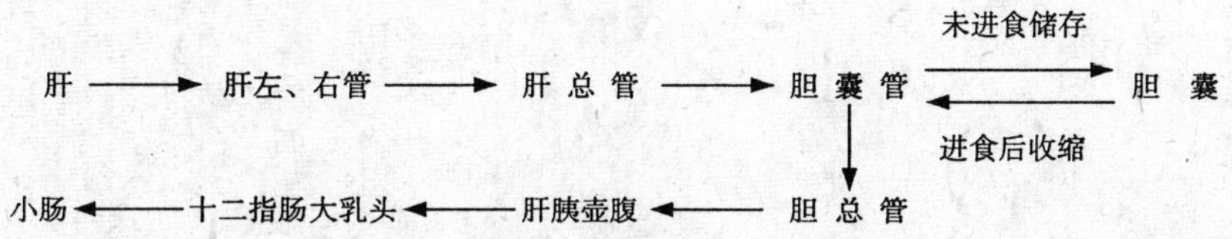

图 1-1　胆汁排泄途径

4. 去胸腹腔前壁、保持腹腔脏器原位的尸体，游离胰腺带十二指肠模型。

胰呈长三棱柱形，活体上色灰红，质柔软，表面成分叶状。在尸体上观察胰腺的位置，胰横贴于腹后壁，在网膜囊的后方，横过第 1、2 腰椎体前方，右侧被十二指肠包绕，左侧靠近脾门。可分为头、体、尾三部，各部之间没有明显界限。

(1) 胰头。为右端膨大部，位于第 2 腰椎体右侧，上、下方和右侧被十二指肠包绕，贴于下腔静脉前面，其下份有向左突出的钩突，将肠系膜上动、静脉夹在胰头和钩突之间。胰头后面与十二指肠降部之间有胆总管经过，胰头癌因肿块压迫胆总管而出现阻塞性黄疸。

(2) 胰体。为胰头、尾之间的大部分，前面隔网膜囊与胃相邻，后面横过第 1 腰椎体，位于肠系膜上动、静脉，门静脉，腹主动脉，左肾上腺和左肾等的前面。

(3) 胰尾。较细，伸向左上，达脾门后下方。

(4) 胰管。位于胰腺实质内，横贯胰长轴全长，沿途接受许多小叶间导管。胰管自胰头后面穿出与胆总管会合于肝胰壶腹，开口于十二指肠大乳头。在胰头上部常有副胰管，较小，位于胰管上方，向上方开口于十二指肠小乳头。

【实验小结】

本次实验要求熟练辨认如下结构：

1. 唾液腺。腮腺、下颌下腺、舌下腺、腮腺导管。

2. 肝。镰状韧带、冠状韧带、肝裸区、方叶、尾状叶、左叶、右叶、肝固有动脉、门静脉、肝圆韧带、静脉韧带、胆囊窝、腔静脉沟。

3. 输胆管道。肝管、肝总管、胆囊、胆囊底、胆囊体、胆囊颈、胆囊管、胆总管、胆囊三角、十二指肠纵襞、十二指肠大乳头、肝胰壶腹。

4. 胰。胰头、胰体、胰尾、胰管、副胰管。

另外，能够对照标本、模型熟悉第二肝门、三角韧带等结构。

思考题

1. 简述胆囊的形态及胆囊底的体表投影。
2. 结合标本说明肝的位置、形态。
3. 试述胆汁的产生与排放途径。

（余　方）

实验十六　呼　吸　道

【实验目的】

掌握呼吸系统的组成与功能，上、下呼吸道的概念；了解外鼻的形态结构，掌握鼻腔分部及各部的结构、形态特点；掌握鼻旁窦的名称、位置及开口部位，了解上颌窦的形态特点；了解鼻腔黏膜的分区及其功能；掌握喉的位置和组成；掌握喉软骨的名称，了解喉软骨的连结及喉肌的组成和作用；掌握喉腔的分部和各部的形态结构；掌握气管的位置、形态；了解气管的主要构造；掌握左、右主支气管的区别及临床意义。

【实验教具】

1. 标本。头颈部正中矢状断面标本、颅骨正中矢状断面标本、游离颅骨标本，头部除去鼻甲、显露鼻道的标本，离体喉标本、气管和主支气管标本、支气管标本，保持胸腔脏器原位标本。

2. 模型。头颈部正中矢状断面模型、颅骨正中矢状断面模型、游离颅骨模型、喉软骨模型，显示喉软骨、喉连结、喉肌和喉腔模型，气管支气管模型。

【实验内容及方法】

1. 活体主要观察外鼻，辅以头颈部正中矢状切标本或者模型。认清鼻根、鼻背、鼻尖、鼻翼、鼻孔和鼻唇沟的位置、形态。

2. 头部正中矢状断面标本和模型，颅骨正中矢状断面标本和头部除去鼻甲、显露鼻道的标本。鼻腔由骨和软骨作支架，内面覆以黏膜，被鼻中隔分为左、右两个鼻腔。前以鼻前孔通外界，向后经鼻后孔通鼻咽部。每侧鼻腔以鼻阈为界分为鼻前庭和固有鼻腔两部。

(1) 鼻前庭。为鼻翼所围成的空腔，有皮肤覆盖，长有鼻毛。

(2) 固有鼻腔。由四个壁组成。

内侧壁即鼻中隔由筛骨垂直板、犁骨及鼻中隔软骨构成，被覆黏膜。一般不完全居正中矢状位，常偏向一侧，使两侧鼻腔不对称。注意在鼻中隔的前下份黏膜内，具有丰富的血管吻合丛，是鼻出血的好发部位，称易出血区(又称 Little 区)。

外侧壁上可见有上鼻甲、中鼻甲和下鼻甲，以及三个鼻甲下方的裂隙空间，分别称上鼻道、中鼻道和下鼻道。在上鼻甲后上方有时可见最上鼻甲。中鼻甲切除后，可在中鼻道中部见到有一凹向上的弧形裂隙，名半月裂孔，裂孔前端通向前上方的漏斗形管道为筛漏斗，半月裂孔上方的圆隆起即筛泡。在上鼻甲后上方有蝶筛隐窝，下鼻道的前部有鼻泪管的开口。

鼻腔顶壁的上方为颅前窝，下壁为口腔顶。

(3) 黏膜。位于上鼻甲内侧面以及与其相对的鼻中隔部分的鼻黏膜为嗅区，富有嗅细胞，活体呈淡黄色，可感受嗅觉刺激。鼻腔其余部分黏膜称为呼吸部黏膜，在活体呈红色或淡红色，有丰富的毛细血管和大量黏液腺，可调节吸入气体的温度与湿度。

3. 头部正中矢状断面标本和模型、颅骨正中矢状断面标本、游离颅骨标本。观察鼻旁窦的位置、形态及开口部位。鼻旁窦为鼻腔周围颅骨内一些开口于鼻腔的含气腔隙，共 4 对(上颌窦、额窦、筛窦和蝶窦)，窦腔内衬有黏膜并与鼻腔黏膜相延续，因此鼻腔炎症容易同时引起鼻旁窦炎。

(1) 额窦。位于额骨眉弓深面，向下开口于筛漏斗。

(2) 上颌窦。是鼻旁窦中最大的一对，位于上颌骨体内，开口于中鼻道。由于上颌窦开口位于其内侧壁最高处，分泌物常引流不畅。

(3) 筛窦。分为前、中、后三群。前群位于筛骨迷路前部。开口于中鼻道；中群位于筛骨迷路中部，开口于中鼻道；后群位于筛骨迷路后部，开口于上鼻道。

(4) 蝶窦。位于蝶骨体内，开口于蝶筛隐窝。

4. 头部正中矢状断面标本、离体喉标本。观察喉的位置，位于颈前正中。上以喉口通喉咽部，下连于气管。上界平对第 3 颈椎体，下界平对第 6 颈椎体，两侧为颈部的大血管、神经及甲状腺侧叶。注意配合活体观察喉的位置及吞咽时喉的运动。女性喉的位置比男性喉稍高，小孩高于成年的，老年人的则稍低。

5. 离体喉标本、喉软骨模型。喉软骨是组成喉的支架，主要包括甲状软骨、环状软骨、杓状软骨和会厌软骨。

(1) 甲状软骨。是最大的喉软骨，形似盾牌，组成喉的前外侧壁，由左、右两个四边形的软骨板连合而成。连合处形成前角(男性呈直角，女性呈钝角)。前角上端向前突出，成年男性特别明显，称喉结。软骨板的后缘向上、下伸出长的突起，分别称为上角和下角。上角较长，借韧带连于舌骨。下角较短粗，有关节面，与环状软骨相关节。

(2) 环状软骨。在甲状软骨下方，形如戒指，是呼吸道中唯一完整的软骨环，对于保持呼吸道通畅有极为重要的作用。前部低窄，称为环状软骨弓，后部高阔，称环状软骨板。环状软骨弓平对第 6 颈椎，是颈部的重要标志之一。板上缘有一对小关节面，与杓状软骨组成环杓关节。板、弓交界处侧面有与甲状软骨下角相关节的关节面，构成环甲关节。下缘借韧带与气管软骨环相连。

(3) 杓状软骨。一对呈三棱锥体形的软骨，尖朝上，底朝下，位于环状软骨板的上缘上。底的前角向前突出称声带突，有声韧带附着；后外侧角向外钝突称肌突，有喉肌附着。

(4) 会厌软骨。位于喉口的前上方，形如树叶，上宽下窄。尖端借韧带连于甲状软骨中线的后下方，前面对向舌根。

6. 离体喉标本、模型和显示喉软骨、喉连结的模型。注意在模型上体会喉的连结。

(1) 环甲关节。由甲状软骨下角与环状软骨侧方关节面构成关节，属联合关节。甲状软骨沿冠状轴作前倾和复位运动，使声带紧张或松弛。

(2) 环杓关节。由杓状软骨底和环状软骨板上缘的关节面构成。杓状软骨在此可沿垂直轴作旋转运动，使声带突转至外侧或内侧以开大或缩小声门。杓状软骨也可作左右滑动。

(3) 弹性圆锥。主要由弹性纤维构成的膜状结构，自甲状软骨前角的后面，向下向后附着于环状软骨上缘和杓状软骨声带突。上缘游离，紧张于甲状软骨前角与杓状软骨声带突之间，称声韧带，是发声的主要结构。弹性圆锥在前部中间纵行增厚，称环甲正中韧带。急性喉阻塞来不及气管切开时，可切开此韧带或穿刺，建立暂时的呼吸通道，抢救病人生命。

(4) 方形膜。结缔组织膜，略呈方形，附于会厌软骨侧缘、杓状软骨前缘和甲状软骨前角上份之间，下缘游离增厚，称前庭韧带。

(5) 甲状舌骨膜。连于甲状软骨上缘与舌骨之间的结缔组织膜。正中部和两侧缘较厚，分别称为甲状舌骨中韧带和甲状舌骨侧韧带。

(6) 环状软骨气管韧带。连于环状软骨下缘与第一气管软骨环之间。

7. 头颈部正中矢状断面标本、模型和显示喉肌的标本、模型。喉肌为横纹肌，主要作用是紧张或松弛声韧带，扩大或缩小声门裂和喉口。在标本、模型上重点体会环甲肌和环杓后肌的作用。

(1) 环甲肌。起于环状软骨弓前外侧面，止于甲状软骨下缘和下角，能紧张声带。

(2) 环杓后肌。起于环状软骨板后面，止于杓状软骨的肌突，能开大声门、紧张声带。

8. 头颈部正中矢状断面标本、模型和显示喉肌的标本、模型。观察喉腔的形态结构。喉腔是由喉软骨为支架围成的腔隙，腔壁覆以黏膜。喉的入口称喉口，朝后上方，由会厌上缘、两侧的杓状会厌襞和杓间切迹围成。

(1) 喉的黏膜皱襞。喉腔中部的外侧壁上，有上、下两对呈矢状位的黏膜皱襞突入腔内：上方的一对称前庭襞(假声带)，活体呈粉红色，由喉黏膜覆盖前庭韧带而成，自甲状软骨前角后面中部连至杓状软骨声带突上方。左右前庭襞之间的裂隙，称前庭裂；下方的一对称声襞，活体色白，较前庭襞更为突向喉腔，由喉黏膜覆盖声韧带而成，自甲状软骨前角后面中部连至杓状软骨声带突。左右声襞及杓状软骨底之间的裂隙，称声门裂，是喉腔最狭窄的部位。声门裂前 3/5 为声襞的游离缘之间，称膜间部，与发声有关。后 2/5 为两侧杓状软骨之间，叫软骨间部。

(2) 喉腔。借前庭襞和声襞分为上、中、下三部分。喉前庭为喉口至前庭裂平面之间的部分，上宽下窄，前壁中央有隆起的会厌结节。前庭裂平面至声门裂平面之间的部分为喉中间腔，容积最小，其向两侧延伸至前庭襞与声襞之间的裂隙，称喉室。声门下腔为声门裂平面至环状软骨下缘平面之间的喉腔，上窄下宽，略呈圆锥形。

9. 气管、主支气管标本和模型，支气管树标本、肺段模型、去胸前壁保持胸腔脏器原位标本。利用胸腔脏器原位标本观察气管、支气管位置及毗邻结构。注意气管和支气管是连接在喉与肺之间的管道，均以“C”形的透明软骨为支架，以保持管腔通畅。

(1) 气管。气管位于食管前方，上端起自环状软骨下缘(平第 6 颈椎下缘)，向下经胸廓上口入胸腔至胸骨角平面(相当于第 4、5 胸椎体交界处)，分为左、右主支气管。分杈处称气管杈，观察其内面有一向上凸偏左侧的纵嵴，呈半月状，称气管隆嵴，是气管镜检查的重要标志。在去胸壁保持胸腔脏器原位标本上观察气管的颈、胸两部(以胸廓上口为界)。注意气管切开术常在第 3~5 气管软骨处施行。

(2) 主支气管。由气管分出后，斜行向外下，进入肺门。观察左、右支气管的形态异同：左主支气管细而长，平均长 4~5cm，走行比较倾斜，通常有 7~8 个软骨环，男性左嵴下角(气管中线与主支气管下缘间夹角)为 36.4°，女性为 39.3°。右主支气管粗而短，平均长 2~3cm,走行较陡直,通常有 3~4 个软骨环,男性右嵴下角为 21.96°,女性为 24.7°。故临床上气管内异物多堕入右主支气管。

【实验小结】

本次实验要求熟练辨认如下结构：

1. 鼻。鼻阈、鼻前庭、固有鼻腔、上鼻甲、中鼻甲、下鼻甲、上鼻道、中鼻道、下鼻道、蝶筛隐窝、筛漏斗。

2. 鼻旁窦。额窦、上颌窦、蝶窦、筛窦。

3. 喉。甲状软骨、会厌软骨、环状软骨、杓状软骨、喉结、甲状软骨上角、甲状软骨下角、环状软骨弓、环状软骨板、前庭襞、前庭裂、声襞、声门裂、喉前庭、喉中间腔、声门下腔、喉室。

4. 气管与支气管。气管颈部、气管胸部、气管环、气管隆嵴、气管杈、左支气管、右支气管。

另外，能够对照标本、模型熟悉如下结构：鼻根、鼻背、鼻尖、鼻翼、鼻孔、鼻唇沟、嗅区、环甲肌、环杓后肌、环杓侧肌、甲杓肌、杓横肌、杓斜肌。

思 考 题

1. 简述鼻旁窦的位置、开口部位。
2. 结合标本说明左右主支气管的特点，并说明气管异物多发生在右侧的原因。

（余 方）

实验十七 肺、胸膜、纵隔

【实验目的】

掌握肺的形态，位置和分叶；了解肺段的概念；掌握胸膜的分部、胸膜腔的概念及胸膜隐窝的临床意义；掌握肺与胸膜的体表投影；掌握纵隔的概念；了解纵隔的境界和分区；了解纵隔内的结构。

【实验教具】

1. 标本。头颈部正中矢状切面标本、保持胸腔脏器原位标本、游离肺标本、支气管树标本。

2. 模型。头颈部正中矢状断面模型、游离肺模型、支气管模型、气管树和肺段模型、胸膜模型、纵隔模型。

【实验内容及方法】

1. 游离肺标本、去胸前壁保持胸腔脏器原位标本。观察肺的位置、形态，注意正常肺与被保存标本的区别。正常肺呈浅红色，质柔软呈海绵状，富有弹性。幼儿肺呈淡红色，随年龄增长，吸入空气中尘埃和碳粒的沉积，颜色逐渐变为暗红色或深灰色。胎儿和未曾呼吸的新生儿肺不含空气，比重比较大，可沉于水底。呼吸者肺含空气，比重较小，能浮于水面。

(1) 位置。位于胸腔内，纵隔两侧，膈肌的上方，左、右各一。注意右肺由于肝脏的影响较左肺短而宽，左肺外形扁窄而略长。

(2) 形态。肺一般呈圆锥形，有一尖、一底、两面和三缘。肺尖呈钝圆形，经胸廓上口突向颈根部，在锁骨中内 1/3 交界处向上突至锁骨上方达 2.5cm。肺底又称膈面，位于膈上面，略向上凹。外侧面(肋面)隆凸，与胸廓的外侧壁和前、后壁相邻。内侧面(纵隔面)邻贴纵隔，此面中央有椭圆形凹陷，称肺门，是主支气管、肺动脉、肺静脉、淋巴管和神经等进出之处。这些进出肺门的结构被结缔组织包绕在一起，构成肺根。两肺根内结构由前向后依次为肺静脉、肺动脉、支气管。左肺根的结构由上向下为肺动脉、左主支气管、下肺静脉；右肺根内的结构由上向下依次为上叶支气管、肺动脉、肺静脉。前缘薄锐，左肺前缘下部有心切迹，切迹下方有左肺小舌突出；后缘位于脊柱两侧的肺沟中；下缘锐利，位置随呼吸运动显著变化。

2. 支气管树标本、气管树和肺段模型。在肺门附近左、右主支气管分出肺叶支气管，肺叶支气管入肺叶后继续再分为肺段支气管。全部各级支气管在肺内反复分支，形成支气管树。其中称主支气管为一级支气管，肺叶支气管为二级支气管，肺段支气管为三级支气管。每一肺段支气管及其分支分布区域的全部肺组织的总称支气管肺段(简称肺段)。通常右肺有 10 个肺段。左肺由于上叶尖段和后段及下叶的内侧底段和前底段等支气管都常发于一个干，故左肺只 8 个肺段。

3. 胸腔脏器原位标本、胸膜模型。

胸膜为一层薄而光滑的浆膜，被覆于胸壁内面、膈上面、纵隔两侧面和肺表面。可分为脏、壁两层。脏层胸膜被覆在肺的表面；壁层胸膜可分为：膈胸膜、胸膜顶、肋胸膜和纵膈胸膜。胸膜顶为突出于胸廓上口，包围肺尖上方的部分。在胸锁关节和锁骨中、内 1/3 交界处之间，胸膜顶高出锁骨上缘 2~3cm。肋胸膜衬于胸壁的内面，较厚，易剥离。膈胸膜为盖在膈肌上面的部分，不易剥离。纵隔胸膜贴于纵隔侧面，中部包绕肺根并移行于胸膜脏层。纵隔胸膜向上移行为胸膜顶，下缘连接膈胸膜，前后缘连接肋胸膜。

脏壁两层胸膜之间完全封闭、呈负压的腔隙称胸膜腔，内含少量浆液。不同部分的壁胸膜转折并相互移行处的胸膜腔，即使在深吸气时，肺缘也不能伸入其间，称胸膜隐窝。主要有：肋膈隐窝左右各一，由肋胸膜与膈胸膜移行返折形成，是胸膜隐窝中位置最低、容量最大的部位，深度可达两个肋间隙，胸膜炎症时，渗出液常先积聚于此；肋纵隔隐窝位于心包处的纵隔胸膜与肋胸膜移行处，左侧较大；膈纵隔隐窝位于膈胸膜与纵隔胸膜之间，由心尖向左侧突出形成，仅存在于左侧胸膜腔。

4. 胸腔脏器原位标本。对照尸体，在活体上指出胸膜和肺的体表投影。

(1) 胸膜的体表投影。胸膜前界是肋胸膜与纵隔胸膜的返折线。上端起自锁骨内侧 1/3 上方约 2~3cm 处的胸膜顶。右侧在第 6 胸肋关节处右转，与胸膜下界相移行；左侧在第 4 胸肋关节处斜向外下，沿胸骨的侧缘约 2~2.5cm 处下行，至第 6 肋软骨后方与胸膜下界相移行。胸膜在胸骨柄后面和胸骨体下份以及左第 5、6 肋软骨后方，由于左、右胸膜前界上下两端相互分开，形成上、下两个无胸膜的三角形区。上方的间隙在第 2 胸肋关节平面以上胸骨柄后方，称胸腺区，内有胸腺遗迹和结缔组织；下方的间隙在第 4 胸肋关节平面以下称心包区(由于心包前方无胸膜覆盖，左剑肋角处是临床进行心包穿刺术的安全区)。胸膜下界是肋胸膜与膈胸膜的返折线。右侧起自第 6 胸肋关节后面，左侧起自第 6 肋软骨后方，在锁骨中线与第 8 肋相交，在腋中线与第 10 肋相交，在肩胛线与第 11 肋相交，最终止于第 12 胸椎高度。

(2) 肺的体表投影。肺下界体表投影比胸膜下界的返折线高出约两个肋，即在锁骨中线处与第 6 肋相交，在腋中线与第 8 肋相交，在肩胛线与第 10 肋相交，向内于第 11 胸椎棘突外侧 2cm 左右向上与后缘相移行(表 1-2)。

表 1-2　肺下界与胸膜下界的体表投影比较

	锁骨中线	腋中线	肩胛线
肺下界	第 6 肋	第 8 肋	第 10 肋
胸膜下界	第 8 肋	第 10 肋	第 11 肋

5. 胸腔脏器原位标本和纵隔模型。

纵隔是左右纵隔胸膜之间的全部器官、结构与结缔组织的总称。前界为胸骨，后界是脊柱胸段，两侧界为纵隔胸膜，上达胸廓上口，下界为膈。通常以胸骨角至第 4 胸椎体下缘的平面，将纵隔分为上纵隔和下纵隔两部分。下纵隔再以心包为界分为前、中、后三部：

上纵隔内主要含有胸腺、左右头臂静脉、上腔静脉、主动脉弓及其三大分支、迷走神经、膈神经、食管胸部、气管胸部及胸导管等。前纵隔在心包之前，内含有少量淋巴结和疏松结缔组织。中纵隔容纳心脏及出入心的大血管，如升主动脉、肺动脉干等。后纵隔容纳气管杈、左右主支气管、食管、胸主动脉、奇静脉、半奇静脉、交感干胸段、胸导管和淋巴结等。详细内容见实验四十三。

【实验小结】

本次实验要求熟练辨认如下结构：

1. 肺。肺尖、肺底、肋面、纵隔面、肺门、肺叶支气管、肺根、肺静脉、肺动脉、支气管、心切迹、左肺小舌、斜裂、水平裂、左肺上叶、左肺下叶、右肺上叶、右肺中叶、右肺下叶。

2. 胸膜。壁胸膜、脏胸膜、肋胸膜、纵隔胸膜、胸膜腔、胸膜顶、肋膈隐窝、肋纵隔隐窝。

另外，能够对照标本、模型熟悉如下结构：上纵隔、下纵隔、前纵隔、后纵隔、中纵隔。

思 考 题

1. 小明与同学发生争吵时，被同学用小刀戳穿胸壁。小刀经右侧第 4 肋间隙从胸壁外侧直接插进肺部，经诊断为气胸(胸膜腔内有气体积聚)。请指出小刀从皮肤表面到深层所经过的各层结构。

2. 根据标本指出肋膈隐窝的位置并说明其临床意义。

（余 方）

实验十八 泌尿系统

【实验目的】

掌握泌尿系统的组成及功能；掌握肾的位置、形态及宏观结构；掌握肾的被膜、肾的固定装置；了解肾的毗邻，肾段的概念及肾的异常；掌握输尿管的形态、位置和分段；掌握输尿管的狭窄位置及临床意义；掌握女性输尿管盆部的主要毗邻；掌握膀胱的形态、分部；了解膀胱壁的年龄变化，膀胱与腹膜的关系及临床意义；掌握膀胱三角的位置、结构特点；掌握女性尿道的形态结构特点和开口位置。

【实验教具】

1. 标本。保留腹腔及腹后壁脏器的大体标本、腹后壁解剖标本、男(女)性泌尿系统标本、游离的肾标本、游离的肾冠状切标本、完整膀胱游离标本、膀胱离体切开标本、男(女)性盆部正中矢状切标本。

2. 模型。男(女)性泌尿系统模型、游离的肾模型、游离的肾冠状切模型、完整膀胱游离模型、膀胱切开模型、男(女)性盆部正中矢状切模型。

【实验内容及方法】

1. 男、女性泌尿系统标本和模型。观察泌尿系统各器官完整的标本和模型，理解泌尿系统的组成及由肾产生尿液，经由输尿管输送至膀胱贮存，最后经由尿道排出体外的生理过程，理解泌尿系统的主要功能。

2. 游离肾标本和模型、游离肾冠状切标本和模型。

肾是实质性器官，形似蚕豆，左、右各一，分为内、外两缘，前、后两面及上、下两端。内侧缘中部的凹陷称肾门，是肾的血管、神经、淋巴管及肾盂出入之门户。观察进出肾门的结构，肾门诸结构为结缔组织包裹称肾蒂。注意由于下腔静脉靠近右肾的缘故，右肾蒂较左肾蒂短。肾蒂内各结构的排列关系，自前向后顺序为肾静脉、肾动脉和肾盂，自上而下顺序为肾动脉、肾静脉和肾盂。由肾门伸入肾实质的凹陷称肾窦，肾门是肾窦的开口。

3. 保留腹腔及腹后壁脏器的大体标本、腹后壁解剖标本。观察肾的位置、毗邻及被膜。

(1) 位置。肾位于脊柱的两侧，腹膜后间隙内，属于腹膜外位器官。左肾位于第 11 胸椎体下缘至第 2 和第 3 腰椎间盘之间；右肾在第 12 胸椎体上缘至第 3 腰椎体上缘之间。两肾上端相距较近，距正中线平均 3.8cm；而下端相距较远，距正中线平均 7.2cm。左右第 12 肋分别斜过左肾后面中部和右肾后面上部。肾门大约位于第 1 腰椎体平面，相当于第 9 肋软骨前端附近，在正中线外侧约 5cm。肾门的体表投影点在竖脊肌外缘与第 12 肋的夹角处，称肾区。

(2) 毗邻。上方有肾上腺。左肾前上部邻接胃底后面，中部与胰尾和脾血管相接触，下部邻接空肠和结肠左曲；右肾前上部与肝相邻，下部与结肠右曲相接触，内侧缘前方有十二指肠降部。左右肾后面的上 1/3 与膈相邻，下部自内向外与腰大肌、腰方肌及腹横肌相邻。

(3) 被膜。由内向外为肾纤维膜、肾脂肪囊、肾筋膜三层。

① 肾纤维膜。紧贴肾实质表面，正常肾容易剥离。

② 肾脂肪囊。包裹在肾纤维膜和肾上腺周围的脂肪层，在肾门处与肾窦内脂肪连续，对肾起弹性垫的保护作用。临床上的肾囊封闭就是将药液注入肾脂肪囊内。

③ 肾筋膜。位于脂肪囊外面，包被肾上腺和肾的周围，并以结缔组织小梁穿过脂肪囊与纤维膜相连，对肾脏起固定作用。肾筋膜分前、后层(肾前、后筋膜)，两层在肾的外侧缘和上方处相互融合，在肾下方相互分离，并续于髂筋膜及腹膜外结缔组织，其间有输尿管通过。在肾内侧，前层被覆肾血管的表面，越过腹主动脉和下腔静脉与对侧相移行。肾后筋膜向内侧经肾血管和输尿管的后方，与腰大肌及其筋膜汇合并向内附于椎前筋膜。特别注意肾筋膜前、后两层在肾下方不相融合的情况及其意义。

4. 游离肾标本和模型、游离肾冠状切标本和模型。仔细观察肾实质的构成，分清楚皮质及髓质，认清肾锥体、肾乳头、肾柱。理解尿液由肾实质产生，经过排出管道系统(肾小盏、肾大盏、肾盂)排出肾的过程。

观察肾的冠状切面，可见肾实质分为两个部分，位于表层的肾皮质和深层的肾髓质。肾皮质由肾小体和肾小管组成，在新鲜标本上为红褐色，富含血管并可见许多红色点状细小颗粒；肾髓质色淡红，约占肾实质厚度的 2/3。在肾髓质内可见 15~20 个呈圆锥形、底朝皮质、尖向肾窦、有许多颜色较深放射状条纹的肾锥体。2 或 3 个肾锥体尖端合并成肾乳头，并突入肾小盏。仔细观察可见肾乳头端有许多小孔称乳头孔。观察伸入肾锥体之间的皮质即肾柱。每个肾有 7 或 8 个肾小盏(呈漏斗形)，其边缘包绕肾乳头，承接排出的尿液。在肾窦内，2 或 3 个肾小盏合成一个肾大盏，再由 2 或 3 个肾大盏汇合形成肾盂，容量约 3~10ml。肾盂出肾门约在第 2 腰椎上缘水平移行为输尿管。

5. 保留腹腔及腹后壁脏器的大体标本，男、女性泌尿系统标本和模型。输尿管是成对的、位于腹膜外位的肌性管道。约平第 2 腰椎上缘起自肾盂末端，终于膀胱。注意观察输尿管的分段、三个狭窄、三个交叉部位及临床意义。

(1) 腹部。输尿管起自肾盂下端，沿腰大肌前面下降，至小骨盆入口处，右侧者越过右髂外动脉起始部前方，左侧越过左髂总动脉末端前方，而入盆腔。观察在腰大肌前面中点附近，输尿管与睾丸血管(男性)或卵巢血管(女性)交叉，通常血管在前方。

(2) 盆部。自小骨盆入口处，先沿盆壁向后下，继而转向前内侧至膀胱底。注意在女性尸体上观察输尿管在子宫颈外侧约 2.5cm 处，有子宫动脉横过其前上方。在男性尸体上观察直肠前外侧壁与膀胱后壁之间，输尿管在输精管后方并与之交叉。

(3) 输尿管壁内部。输尿管向下内侧斜穿膀胱壁，开口于膀胱内面的输尿管口。长约 1.5cm，在膀胱空虚时，膀胱三角区的两输尿管口间距约 2.5cm。

输尿管全程的三处狭窄：上狭窄位于肾盂、输尿管移行处；中狭窄位于骨盆上口，输尿管跨过髂血管处；下狭窄在输尿管的壁内部。这些狭窄处常是输尿管结石滞留的部位。

6. 完整膀胱游离标本和模型、膀胱离体切开标本和模型。观察膀胱形态及内部结构。

(1) 形态。空虚的膀胱呈三棱锥体形，分尖、体、底和颈四部。膀胱尖朝向前上方；膀胱底朝向后下方，呈三角形；膀胱尖与底之间为膀胱体；膀胱的最下部称膀胱颈，与前列腺底(男性)或与盆隔(女性)相接。

(2) 内部结构。膀胱内面被覆黏膜，当膀胱壁收缩时，黏膜形成许多皱襞称膀胱襞。在膀胱离体切开的标本和模型上观察膀胱三角(在膀胱底内面由两个输尿管口和尿道内口形成的三角区)。此处膀胱黏膜与肌层紧密连接，缺少黏膜下层组织，无论膀胱充盈或空虚，始终保持平滑状态。膀胱三角是膀胱肿瘤和结核的好发部位。两个输尿管口之间的皱襞称输尿管间襞，膀胱镜下所见为一苍白带，是临床寻找输尿管口的标志。膀胱三角的尿道内口后方，可观察到受前列腺中叶推挤形成纵的嵴状隆起即膀胱垂。

7. 男、女性泌尿系统标本和模型，男、女性盆部正中矢状切标本和模型。观察膀胱的位置及毗邻。在模型上体会空虚时膀胱全部位于盆腔内，充盈时膀胱腹膜返折线可上移至耻骨联合上方，此时在耻骨联合上方行穿刺术，不会伤及腹膜和污染腹膜腔。注意新生儿膀胱的位置高于成年人，尿道内口在耻骨联合上缘水平。

膀胱前方为耻骨联合，其间有结缔组织及密布的静脉丛；后方与男性的精囊、输精管壶腹和直肠以及女性的子宫和阴道相毗邻；下方男性邻接前列腺，女性邻接尿生殖隔；上方有腹膜遮盖，男性邻接小肠，女性有子宫覆于其上。

8. 女性泌尿系统标本、盆部正中矢状切标本。观察女性尿道起自膀胱的尿道内口，经耻骨联合与尿道之间下行，穿过尿生殖膈，以尿道外口开口于阴道前庭。注意女性尿道较男性尿道短、宽、直的特点。

【实验小结】

本次实验要求熟练辨认如下结构：

1. 肾。肾门、肾蒂、肾动脉、肾静脉、肾柱、肾锥体、肾乳头、肾小盏、肾大盏、肾盂、肾纤维囊、肾脂肪囊、肾筋膜。

2. 输尿管。输尿管腹部、盆部、三个狭窄、三个交叉。

3. 膀胱。膀胱尖、膀胱体、膀胱底、膀胱颈、膀胱三角、输尿管口、尿道内口、输尿管间襞、膀胱垂。

另外，能够对照标本、模型熟悉如下结构：肾上段、上前段、下前段、下段和后段。

思 考 题

1. 在标本上指出输尿管的三个狭窄与三个交叉部位，并说明其临床意义。

2. 简述尿液的产生及排出途径。

(余　方)

实验十九　男性生殖系统

【实验目的】

掌握生殖系统的组成及机能；掌握睾丸的位置及形态；掌握睾丸的结构及其机能；了解附睾的位置、结构及机能；掌握输精管的行程、分部及精索部的临床意义；了解射精管的合成和开口；掌握精索的概念、位置和内容；了解精囊腺、尿道球腺的形态、位置和开口；掌握前列腺的形态、位置及主要毗邻；了解阴茎的形态、分部及组成；了解阴囊的位置、构造、形态和机能；了解阴茎海绵体和尿道海绵体的形态和构造，阴茎皮肤的特点及临床意义；掌握男性尿道的分部、各部的结构特点，三个狭窄以及两个弯曲的临床意义。

【实验教具】

1. 标本。男性盆腔正中矢状切标本、男性生殖系统全貌标本、男性盆腔标本、离体的睾丸和精索标本、睾丸(带附睾)矢状切开标本、男性外生殖器标本。

2. 模型。男性盆腔正中矢状切模型、男性生殖系统全貌模型、男性盆腔模型、离体的睾丸和精索模型、睾丸(带附睾)矢状切开模型、男性外生殖器模型、阴茎模型及阴茎横切面模型。

【实验内容及方法】

1. 男性生殖系统全貌标本。观察男性生殖系统各器官完整的标本和模型，理解生殖系统的组成及各部分的主要功能，理解精子的产生及排出体外的过程。

2. 男性盆腔正中矢状切标本和模型、睾丸标本及模型。

睾丸和附睾位于阴囊内，左、右各一。睾丸呈微扁的椭圆体，表面光滑，分内、外两面，前、后两缘，上、下两端。内面较平，外侧面稍隆凸，与阴囊壁相贴；前缘游离，后缘有血管、神经和淋巴管出入，并与附睾和输精管睾丸部相接触；上端有附睾头遮盖，下端游离。

3. 睾丸(带附睾)矢状切开标本及模型。

在剖开的标本上观察睾丸白膜、睾丸纵隔、睾丸小隔和睾丸小叶，观察睾丸小叶内的曲精小管。睾丸表面的被膜为白膜，白膜在睾丸后缘增厚并突入睾丸实质内形成睾丸纵隔。由纵隔发出许多睾九小隔呈放射状，把睾丸实质分隔成 100~200 个睾丸小叶，每个小叶内含 2~4 条精曲小管(上皮可产生精子)。精曲小管在睾丸小叶的尖端处汇合成精直小管进入睾九纵隔内交织成睾丸网，从睾丸网发出 12~15 条睾丸输出小管，出睾丸后缘上部入附睾。睾丸鞘膜分脏层和壁层，两层之间的间隙即鞘膜腔。

4. 男性生殖系统全貌标本、睾丸(带附睾)矢状切开标本及模型。

附睾紧贴睾丸的上端和后缘，可分为头、体、尾三部。上端膨大为附睾头，中部为附睾体，下端为附睾尾。附睾除贮存精子外，还能分泌附睾液，有助于精子的成熟。在剖开的标本观察盘曲的附睾管及其与输精管的连续。

5. 离体的睾丸和精索标本及模型。

(1) 输精管。连于附睾尾的下端。长约 50cm，管径约 3mm，于活体触摸时，由于输精管的肌层特别厚之故，呈坚实的圆索状。根据行程和部位，分为四部：睾丸部最短，始于附睾尾，在睾丸后缘上升至睾丸上端；精索部在睾丸上端与腹股沟管皮下环之间，位于皮下，易于触诊，又称皮下部，是输精管结扎的良好部位；腹股沟管部位于腹股沟管内的部分；盆部最长，穿过腹股沟管腹环，沿盆侧壁行向后下，经输尿管末端前内方转至膀胱底的后面，在此处两侧逐渐接近并扩大形成输精管壶腹。

(2) 射精管。由输精管变细的末端与精囊的排泄管汇合而成，长约 2cm，向前下穿前列腺实质，开口于尿道的前列腺部。

(3) 精索。在男性盆腔标本上观察，在睾丸和附睾的上方的扁圆形条索状结构为精索，由腹股沟管深环延至睾九上端。由输精管、睾丸血管、输精管血管、神经、淋巴管和腹膜鞘突的残余(鞘韧带)等，外包三层被膜构成。由外向内，依次包有精索外筋膜、提睾肌、精索内筋膜。

6. 男性泌尿生殖器模型、游离男性泌尿生殖器标本、男性盆腔正中矢状切标本和模型。

(1) 精囊腺。在膀胱底的后面，输精管壶腹的下外侧可见一个表面凹凸不平的长椭圆形结构即为精囊腺。其排泄管与输精管末端合成射精管，分泌的液体参与构成精液。

(2) 前列腺。位于膀胱颈的下方，呈前后稍扁的栗子形。上端宽大叫前列腺底，与膀胱颈邻接；下端尖细，称前列腺尖，朝向前下，位于尿生殖膈上；底与尖之间的部分叫前列腺体。前列腺的后面较平坦，正中线上有一纵行的浅沟，叫前列腺沟，前列腺增生时可消失或变浅。前列腺一般分为 5 个叶：前叶、中叶、后叶和两侧叶。前列腺肥大常发生于中叶和侧叶，后叶是前列腺肿瘤的易发部位。

注意观察前列腺的位置及毗邻。前列腺位于膀胱颈和尿生殖膈之间。前列腺底和膀胱颈、精囊腺和输精管壶腹相邻。前方为耻骨联合，后方为直肠壶腹。

(3) 尿道球腺。男性盆腔正中矢状切标本和模型上观察尿生殖膈内的尿道球腺，注意其排泄管的开口。尿道球腺是埋藏在尿生殖膈内的一对豌豆形小腺体，导管开口于尿道球部，其分泌物参与精液的组成。

7. 男性外生殖器标本及模型、男性盆腔正中矢状切标本和模型。

阴囊是位于阴茎后下方的皮肤囊袋，囊壁由皮肤和肉膜构成。在切开的阴囊标本上观察，阴囊壁有两层，即皮肤和深面的浅筋膜。阴囊的皮下组织(浅筋膜)内含有大量平滑肌纤维，故名肉膜。肉膜在正中线上形成阴囊中隔将两侧睾丸和附睾隔开。注意观察由于附有浆膜之故，肉膜内面和睾丸、附睾的表面都很光滑，这层浆膜叫睾丸鞘膜。附于睾丸和附睾表面的是睾丸鞘膜的脏层，贴附于精索内筋膜内面是睾丸鞘膜的壁层。脏层和壁层在睾丸后缘互相移行，两层之间的腔叫鞘膜腔，内有少量浆液。

8. 男性外生殖器标本及模型、阴茎的解剖模型及阴茎横切面模型。

阴茎可分为阴茎头、阴茎体和阴茎根三部分。前端膨大叫阴茎头，其顶端是尿道外口，头后方略细的部分为阴茎颈，阴茎的后端叫阴茎根，根、颈之间的部分为阴茎体。

阴茎由两个阴茎海绵体和一个尿道海绵体构成，外面包以筋膜和皮肤。观察阴茎海绵体的形态，为两端细的圆柱体，左右各一，位于阴茎的背侧。前端嵌入阴茎头内面的凹陷中，后端分离，称阴茎脚，分别附于耻骨下支和坐骨支。尿道海绵体中部呈圆柱状，前端膨大形成阴茎头，后端膨大为尿道球，位于双侧阴茎脚之间，附于尿生殖隔的下面。三个海绵体的外面各自包有一层致密的结缔组织膜，分别称为阴茎海绵体白膜和尿道海绵体白膜。

皮肤在阴茎颈处游离向前延伸，形成双层皮肤的环形皱襞，叫包皮。在阴茎头腹侧正中线上，包皮与尿道外口相连的皮肤皱襞称包皮系带，包皮环切术时注意勿损伤此系带。

9. 男性外生殖器标本及模型、男性盆腔正中矢状切标本和模型。

男性尿道分为三部分：前列腺部、膜部和海绵体部。前列腺部位于前列腺实质内，后壁上的一纵行的隆起叫尿道嵴，嵴中部隆起称精阜，其上有双侧射精管的开口。尿道嵴两侧的尿道黏膜上有许多前列腺排泄管的开口。膜部是尿道穿过尿生殖膈的一段，周围有尿道膜部括约肌环绕，是男性尿道最短的一段。海绵体部为穿过尿道海绵体的部分，是尿道最长的一段。后端又称尿道球部，有尿道球腺开口于此。在前端，阴茎头内的尿道扩大成尿道舟状窝。

注意观察男性尿道三个狭窄部位：尿道内口、膜部、尿道外口。三个扩大处：前列腺部、尿道球部、尿道舟状窝。两个弯曲：一个弯曲为凸向后下方的耻骨下弯，位于耻骨联合下方 2cm 处，包括前列腺部、膜部和海绵体部的起始部，此弯恒定；另一个弯曲为凸向上前方的耻骨前弯，位于阴茎根和体之间。如将阴茎向上提起，此弯曲可以消失。

【实验小结】

本次实验要求熟练辨认如下结构：

1. 睾丸。白膜、精曲小管、睾丸纵隔、鞘膜腔、精索外筋膜、提睾肌、精索内筋膜。

2. 输精管。输精管壶腹、输精管睾丸部、输精管精索部、输精管腹股沟部、输精管盆部、精索、射精管。

3. 前列腺。底、体、尖、前列腺沟。

4. 男性尿道。前列腺部、膜部、海绵体部、尿道内外口、尿道球部、尿道舟状窝。

另外，能够对照标本、模型熟悉如下结构：附睾头、附睾体、附睾尾、阴茎球海绵体、尿道海绵体、阴茎头、包皮、包皮系带、阴囊、阴囊中隔、精囊腺、尿道球腺。

思 考 题

1. 简述精子产生及排出的过程。

2. 简述输精管的行程与分部，并指出输精管的结扎部位。

（余　方）

实验二十　女性生殖系统

【实验目的】

了解女性生殖器的分部、各部所包括的器官及其机能；掌握卵巢的形态、位置、固定装置，了解卵巢的构造及年龄变化；掌握输卵管的位置、分部及各部的形态特点；掌握子宫的形态、位置及固定装置，掌握子宫内腔的分部；掌握阴道的形态和位置；了解女性外生殖器(女阴)的形态结构；了解前庭大腺的位置及其开口；掌握乳房的形态和结构。

【实验教具】

1. 标本。女性内生殖器全貌标本、女性骨盆矢状断面标本、子宫的固定装置标本、女阴标本、女性盆腔标本、女性乳房标本、女性盆部正中矢状切标本。

2. 模型。女性内生殖器全貌模型、女性骨盆矢状断面标本模型、子宫固定装置模型、女性盆腔模型、女性乳房模型、女性盆部正中矢状切模型。

【实验内容及方法】

1. 女性盆部正中矢状切标本、女性内生殖器全貌标本。

观察女性生殖系统的组成。内生殖器由生殖腺(卵巢)、输送管道(输卵管、子宫和阴道)及附属腺(前庭大腺)组成；外生殖器即女阴。注意各部分的连续关系，并了解其功能。

2. 女性内生殖器全貌模型、女性骨盆矢状断面标本及模型。

(1) 卵巢。观察卵巢呈扁卵圆形，注意成人卵巢由于排卵的原因，表面有瘢痕，凹凸不平。分内、外两面，前、后两缘和上、下两端。结合女性骨盆矢状断面标本及模型观察：卵巢外侧面靠骨盆侧壁；内侧面朝向盆腔；后缘(独立缘)游离；前缘(系膜缘)借卵巢系膜连于子宫阔韧带，其中部有血管、神经等出入，称卵巢门；上端(输卵管端)与输卵管伞相接触，并有卵巢悬韧带相连；下端(子宫端)借卵巢固有韧带连于子宫。

在女性骨盆矢状断面标本及模型辨认卵巢的位置，位于小骨盆侧壁相当于髂内、外动脉夹角处的卵巢窝内。注意观察卵巢的固定装置即卵巢悬韧带和卵巢固有韧带的位置和组成。卵巢悬韧带(骨盆漏斗韧带)是由腹膜形成的皱襞，自小骨盆侧缘连到卵巢的上端，其内含有卵巢动、静脉等结构，是寻找卵巢动、静脉的标志。卵巢固有韧带(卵巢子宫索)由结缔组织和平滑肌纤维构成，表面覆以构成子宫阔韧带后层的腹膜，自卵巢下端连至输卵管与子宫结合处的后下方。

(2) 输卵管。是位于子宫两侧、子宫阔韧带游离缘内的一对弯曲的肌性管道，其内侧端连结子宫，外侧端邻近卵巢。由内侧向外侧，在标本上辨认输卵管的分部。输卵管子宫部在子宫的冠状切面上，贯穿子宫壁，以输卵管子宫口通子宫腔；输卵管峡位于子宫底的两侧，短而直，管壁较厚，输卵管结扎术常在此部进行；输卵管壶腹由峡部水平向外延伸的部分，粗而弯曲，占输卵管全长的 2/3，是卵子与精子结合成受精卵的部位；输卵管漏斗为最外端呈漏斗状膨大的部分。漏斗末端的中央有输卵管腹腔口，注意观察和体会该口与腹膜腔的通连关系。在腹腔口的周围有许多细长的指状突起，称输卵管伞。

3. 女性内生殖器全貌模型、女性盆腔模型、子宫的固定装置标本。观察子宫的形态、位置及固定装置。

(1) 形态。成人未孕的子宫呈前后稍扁、倒置的梨形，长 7~9cm，最宽径约 4~5cm，壁厚 2~3cm。分为底、体、颈三部。子宫底为输卵管子宫口以上的部分。子宫颈是子宫下部狭窄呈圆柱状的部分，由突入阴道的子宫颈阴道部和阴道以上的子宫颈阴道上部组成。子宫颈为肿瘤的好发部位。子宫体为子宫底与子宫颈之间的大部分。子宫与输卵管相接处称子宫角。子宫体与子宫颈之间较为狭细的部分称子宫峡。在非妊娠时，子宫峡长约 1cm，不明显；妊娠期子宫峡伸展变长，形成“子宫下段”；至妊娠末期可延长至 7~11cm，且壁变薄，产科常在此进行剖宫产，可避免进入腹膜腔，减少感染的机会。

子宫内腔狭窄，分为在子宫体内的子宫腔和在子宫颈内的子宫颈管两部分。子宫颈管的下口为子宫口，在模型上观察未产妇和经产妇的子宫口的形态区别。

(2) 位置。子宫位于盆腔中部，膀胱和直肠之间，两侧有输卵管、卵巢及子宫阔韧带，下端接阴道。膀胱空虚时，成年正常女性子宫呈轻度的前倾前屈位。前倾指子宫向前倾斜，子宫的长轴与阴道的长轴形成一个向前开放的钝角稍大于 90°；前屈指子宫体与子宫颈之间形成一个向前开放的钝角，约为 170°。在女性骨盆矢状断面标本及模型上观察未妊娠时子宫底位于骨盆上口平面以下，子宫颈下端在坐骨棘平面稍上方。

(3) 固定装置。子宫借韧带、阴道、尿生殖膈和盆底肌等保持其正常位置。在标本和模型上观察主要韧带的位置。子宫阔韧带位于子宫两侧，由双层腹膜构成，略呈冠状位，由子宫前、后面的腹膜自子宫侧缘向两侧延伸至盆侧壁和盆底，可限制子宫向两侧倾倒。子宫圆韧带是由结缔组织和平滑肌构成的一对扁索状韧带，起于子宫体前面的上外侧，子宫角的下方，经由腹股沟管深环进入腹股沟管，止于阴阜和大阴唇皮下，对维持子宫的前倾位有一定作用。子宫主韧带由子宫阔韧带下部两层间的结缔组织和平滑肌纤维构成，从子宫颈两侧连至盆侧壁，是维持子宫颈正常位置，防止子宫向下脱垂的重要结构。子宫骶韧带从子宫颈向后绕过直肠的两侧，止于第 2、3 骶椎前面的筋膜，向后上牵引子宫颈，与子宫圆韧带协同，维持子宫的前屈位有重要作用。在观察中注意子宫圆韧带位置并与输卵管鉴别。

4. 女性骨盆矢状断面标本及模型。观察阴道的位置、形态特点与阴道穹，特别注意阴道穹后部与直肠子宫陷凹的关系，理解其临床意义。

阴道位于盆腔中央，前有膀胱和尿道，后邻直肠，是由黏膜、肌层和外膜构成的肌性管道。有前、后壁和侧壁，前后壁相互靠近。下部较窄，以阴道口开口于阴道前庭。上端宽，包绕子宫颈阴道部，二者之间形成的环形凹陷，称阴道穹，其中阴道穹后部最深，与直肠子宫陷凹之间只有阴道后壁和覆盖其上的腹膜相隔。临床上可经阴道后穹穿刺，引流直肠子宫陷凹内的积血或积液，进行诊断和治疗。

5. 女阴标本。在标本上辨认阴阜、大阴唇、小阴唇、阴蒂和阴道前庭等结构。

阴阜在耻骨联合的前方，皮下脂肪较多，皮肤稍隆起，生有阴毛。在外生殖器的外侧部分，大阴唇为一对纵行的皮肤隆起，双侧大阴唇的前端和后端左右连合形成唇前连合和唇后连合。小阴唇位于大阴唇的内侧，为一对较薄的皮肤皱襞。小阴唇前端包于阴蒂周围形成阴蒂包皮，在阴蒂的腹侧形成阴蒂系带，后端形成阴唇系带。阴道前庭是双侧小阴唇之间的间隙，前方有尿道外口，后方是阴道口，仔细观察尿道外口和阴道口的位置关系。在阴道口的周缘附有处女膜(或处女膜痕)。阴蒂由两条阴蒂海绵体构成，分脚、体、头三部。前庭球中间部位于尿道外口和阴蒂体之间的皮下，外侧部位于大阴唇皮下。在前庭球后端的深面有前庭大腺(Bartholin 腺)，其导管向内侧开口于阴道前庭。

6. 乳房的标本及模型。观察乳房的位置、形态、结构。

(1) 位置。位于胸前部，胸大肌和胸筋膜的表面。上方起自第 2~第 3 肋，下方到达第 6~第 7 肋，内侧至胸骨旁线，外侧至腋中线。

(2) 形态。成年妇女的乳房呈半球形，紧张而富有弹性。乳房中央部的突起为乳头，其周缘和表面有许多小的隆起，叫乳晕腺。环绕乳头周围、皮肤颜色较深的区域即乳晕。

(3) 结构。乳房的表面为皮肤，内部主要由乳腺和脂肪组织构成。观察模型上乳房的结构，辨认乳腺叶及输乳管，注意观察乳腺叶和输乳管的排列方式并理解其临床意义，输乳管是以乳头为中心呈放射状排列的。乳房悬韧带(Cooper 韧带)是乳腺周围的纤维组织发出的结缔组织小束，连接皮肤和深面胸筋膜，注意观察它们的位置并理解其临床意义。

【实验小结】

本次实验要求熟练辨认如下结构：

1. 卵巢。卵巢门、卵巢悬韧带、卵巢固有韧带。

2. 输卵管。子宫部、峡部、壶腹部、漏斗部、输卵管伞、输卵管腹腔口。

3. 子宫。子宫底、子宫体、子宫颈、子宫腔、子宫峡、子宫颈管、子宫阔韧带、子宫圆韧带、子宫主韧带、子宫骶韧带、子宫口、子宫颈阴道部、子宫颈阴道上部。

4. 阴道。阴道口、前庭大腺、阴道前穹、阴道后穹、前唇、后唇。

另外，能够对照标本、模型熟悉如下结构：阴阜、大阴唇、小阴唇、阴蒂、阴道前庭、尿道外口。

思 考 题

1. 简述卵子产生及排出的过程。

2. 简述输卵管的行程与分部，并指出输卵管的结扎部位。

(余 方)

实验二十一 会阴、腹膜

【实验目的】

认识会阴的区分范围及界限；了解肛提肌、肛门外括约肌的位置及作用；了解尿生殖三角肌群的分层、名称、位置及作用；掌握腹膜壁层、脏层、腹膜腔及腹腔的概念；掌握腹膜与脏器的关系及临床意义；了解男、女性腹膜腔的特点与腹膜的功能；掌握小网膜的构成及位置；掌握大网膜的形态构成位置及临床意义；掌握网膜囊的形态、构成、位置及临床意义；掌握系膜、系膜根的名称、特点以及由腹膜皱襞形成的隐窝和陷窝；掌握直肠膀胱陷凹和直肠子宫陷凹、膀胱子宫陷凹的位置及临床意义；了解由腹膜形成的肝、脾、胃的韧带的位置和名称；了解腹膜腔的分区及临床意义。

【实验教具】

1. 标本。骨盆标本、男(女)性盆腔正中矢状切面标本、男(女)性盆腔冠状切面标本、显示男(女)会阴肌的标本、会阴(示肛提肌和肛门外括约肌)标本、暴露腹盆腔内脏标本、大网膜和小网膜标本、腹后壁腹膜标本。

2. 模型。男(女)性盆腔矢状切面模型；男(女)性盆腔冠状面模型、显示男(女)会阴肌的模型、会阴(示肛提肌和肛门外括约肌)标本、腹膜与内脏关系模型、腹膜(矢状切面)模型、腹腔横断面模型。

【实验内容及方法】

1. 显示男、女会阴肌的标本和模型。

在标本或模型上确认广义会阴与狭义会阴的范围。常将肛门与外生殖器之间狭小的软组织称为会阴，即狭义会阴。广义的会阴是指封闭小骨盆下口的所有软组织，呈菱形，前界为耻骨联合下缘，后界为尾骨尖，两侧自前向后为耻骨下支、坐骨支、坐骨结节以及骶结节韧带。以两侧坐骨结节间的连线可分为前、后两个三角区。前为尿生殖区，男性有尿道通过，女性有尿道和阴道通过；后方为肛区，有肛管通过。辨认穿过两区的器官，并注意其性别差异。

2. 会阴(示肛提肌和肛门外括约肌)标本和模型、骨盆模型、男(女)性盆腔冠状面标本和模型。

肛区的肌肉有肛提肌、尾骨肌和肛门外括约肌。在标本和模型上辨认位置，并体会其作用。肛提肌封闭骨盆下口，肌束起自骨盆前壁和侧壁的筋膜，两侧肛提肌的内侧缘之间在直肠前方形成盆膈裂孔，由尿生殖膈从下方封闭。肛提肌的作用主要是托起盆底，承托盆腔脏器及固定骶、尾骨。尾骨肌贴附于骶棘韧带上面，相当薄弱。起自坐骨棘，是扇形向后内侧止于骶、尾骨侧缘。肛门外括约肌围绕肛门，有随意括约肛门的作用。

确定肌肉的位置后，在男(女)性盆腔冠状面标本和模型上找出盆隔肌，并观察位于肛提肌和尾骨肌上面的盆隔上筋膜和位于肛提肌和尾骨肌下面的盆隔下筋膜，注意体会盆隔的组成及作用(封闭骨盆下口的大部分，中央有直肠经过，对承托盆腔脏器起重要作用)。

3. 显示男(女)会阴肌的标本及模型、男(女)性盆腔冠状切面标本及模型。尿生殖区的肌肉位于肛提肌前部的下方，封闭盆膈裂孔，分为浅、深两层。

浅层肌有会阴浅横肌、球海绵体肌和坐骨海绵体肌。会阴浅横肌起自两侧的坐骨结节，止于会阴中心腱；球海绵体肌在男性包绕尿道球，女性覆盖在前庭球表面，称阴道括约肌，收缩时使阴道口缩小；坐骨海绵体肌起自坐骨结节，止于阴茎脚下面。注意体会会阴中心腱(会阴中心体)的位置和作用。会阴中心腱是狭义会阴深面的腱性结构，长约 1.3cm，有多条会阴肌附着。在女性此腱较大，并具有韧性和弹性，在分娩时应注意保护。

深层肌包括会阴深横肌和尿道括约肌。会阴深横肌张于左右两侧坐骨支之间，肌纤维在中线上交织，部分止于会阴中心腱。尿道膜部括约肌在会阴深横肌前方，围绕尿道膜部，可随意紧缩尿道。在女性同时包绕阴道，称尿道阴道括约肌。会阴深横肌和尿道括约肌被上下两层筋膜覆盖，组成尿生殖隔，上、下的筋膜称为尿生殖隔上、下筋膜。

4. 腹膜(矢状切面)模型、暴露腹盆腔内脏标本。

在腹膜模型上先弄清楚腹膜的概念，模型上的布表示腹膜。腹膜是被覆在腹、盆腔壁内和腹、盆腔脏器表面的一层薄而光滑的浆膜。衬于腹、盆腔壁内的腹膜称为壁腹膜；覆盖于腹、盆腔脏器表面的称脏腹膜。脏、壁腹膜之间共同围成不规则的潜在腔隙，称为腹膜腔，腔内有少量浆液。在观察时注意，腹腔和腹膜腔是两个不同的概念。前者是指骨盆上口以上，腹前外侧壁和腹后壁围成的腔；后者是指脏、壁腹膜之间的潜在性的腔隙。腹、盆腔脏器等均位于腹腔之内，但在腹膜腔之外。

在标本和模型上注意男、女性腹膜腔的区别：男性腹膜腔为一密闭的腔隙，女性腹膜腔可经输卵管、子宫、阴道与外界相通。

5. 腹膜与内脏关系模型、暴露腹盆腔内脏标本。观察腹腔内器官与腹膜的关系。

根据被腹膜所覆盖的程度，腹盆腔脏器大致可分为三类，即腹膜内位、间位和外位器官。表面几乎全部覆盖腹膜的器官属于腹膜内位器官，如胃、空回肠、阑尾等；仅一面覆盖腹膜的属于腹膜外位器官，如肾、肾上腺、输尿管、空虚的膀胱；表面大部分被腹膜覆盖的为腹膜间位器官，如肝、充盈的膀胱、升结肠、降结肠、子宫。了解脏器与腹膜的关系，有着重要的临床意义，在尸体上指出各器官分别属于那种类型。

6. 暴露腹盆腔内脏标本、大网膜和小网膜标本。

(1) 小网膜。从肝门向下移行于胃小弯和十二指肠上部的双层腹膜。其中连于肝门和胃小弯之间的部分，称肝胃韧带；从肝门连于十二指肠上部的部分，称肝十二指肠韧带，内有胆总管、肝固有动脉和肝门静脉三个重要结构通过。注意三种结构的位置关系：胆总管位于右前方、肝固有动脉位于左前方，门静脉最粗在最后方。小网膜右缘游离，经网膜孔通网膜囊。

(2) 网膜囊。是位于小网膜和胃后壁与腹后壁之间的腹膜之间的扁窄间隙，又称小腹膜腔。前壁是小网膜、胃后壁的腹膜和胃结肠韧带；后壁为横结肠及其系膜以及覆盖在胰、左肾、左肾上腺等处的腹膜。左侧为脾和胃脾韧带、脾肾韧带；右侧经网膜孔与腹膜腔相通。上壁为肝尾叶和膈下方的腹膜；下壁为大网膜前后层的愈合处。网膜孔大约在第 12 胸椎至第 2 腰椎的前方，前界为肝十二指肠韧带，后界是覆盖下腔静脉前面的腹膜，上界为肝尾状叶，下界为十二指肠上部。在暴露腹盆腔内脏标本上找到网膜孔的位置，探查网膜孔和网膜囊的境界，体会在临床上进行暂时性止血的方法。

(3) 大网膜。覆盖在空、回肠和横结肠的前方，由四层腹膜组成的围裙状结构。前两层由胃前、后壁的脏腹膜在胃大弯下方愈合后下垂，降至脐平面稍下方的高度，然后向后返折向上形成大网膜的后两层，连于横结肠并形成横结肠系膜。大网膜前、后两层之间的潜在性腔隙是网膜囊的下部。在成人大网膜四层常融合在一起，很难分清，连于胃大弯和横结肠之间的大网膜前两层形成胃结肠韧带。

7. 暴露腹盆腔内脏标本、腹膜与内脏关系模型。

(1) 系膜。在标本上观察小肠系膜根的位置及小肠系膜的形态特点，并追踪小肠系膜内的血管走行。小肠系膜是将空、回肠连到腹后壁的双层腹膜结构，呈扇形。附着于腹后壁的部分称为肠系膜根，从第 2 腰椎左侧斜向右下，止于右骶髂关节前面，长约 15cm。肠系膜内含有肠系膜上血管及其分支、淋巴管、肠系膜淋巴结和神经丛等。在盲肠的末端找到阑尾，提起阑尾观察其系膜的形态位置。阑尾系膜是阑尾与肠系膜下端之间的三角形系膜，系膜的游离缘有阑尾的血管。再从标本上找到横结肠系膜和乙状结肠系膜。横结肠系膜是横结肠连于腹后壁的横位双层腹膜结构，内含有中结肠血管及其分支等。乙状结肠系膜是将乙状结肠固定于左下腹的双层腹膜结构，其内有乙状结肠血管、直肠上血管等结构。

(2) 韧带。在肝的矢状面上，由腹前壁及膈下面连于肝上面的双层腹膜为镰状韧带。镰状韧带下缘游离并增厚，内含肝圆韧带。由膈下面的腹膜返折至肝膈面所形成的呈冠状位双层腹膜，称为冠状韧带。该韧带向前与镰状韧带相延续；左、右两端，前、后两层粘合增厚形成左、右三角韧带。在标本上找到由胃贲门左侧和食管腹段连至膈的胃膈韧带；在模型上找到从脾门连至胃底的胃脾韧带、从脾门连至左肾前面的脾肾韧带、从脾门连至隔的脾膈韧带。

8. 男(女)性盆腔正中矢状切面标本及模型、腹膜(矢状切面)模型。

男性盆腔正中矢状切面标本及模型上辨认直肠膀胱陷凹，为腹膜在膀胱和直肠之间形成的，是坐、立位时腹膜腔的最低处。在女性，腹膜在膀胱和子宫之间形成膀胱子宫陷凹，在直肠与子宫之间形成直肠子宫陷凹，其中直肠子宫陷凹是坐、立位时腹膜腔的最低处，注意观察直肠子宫陷凹与阴道后穹的关系，体会其临床意义。在肝右叶下面与右肾之间有肝肾隐窝，是仰卧位腹膜腔的最低部位，探查该隐窝并体会其临床意义。

9. 暴露腹盆腔内脏标本。观察腹膜腔的分区和间隙。

腹膜腔借横结肠及其系膜分为结肠上区和结肠下区。结肠上区(膈下间隙)为膈与横结肠及其系膜之间的区域，以肝为界分为肝上间隙和肝下间隙。注意区分左肝上间隙(左肝上前间隙、左肝上后间隙)、右肝上间隙(右肝上前间隙、右肝上后间隙和肝裸区)、左肝下间隙(左肝下前间隙、左肝下后间隙即网膜囊)和右肝下间隙(肝肾隐窝)。详细内容见实验四十五、四十六。

结肠下区为横结肠及其系膜与盆底上面之间的区域，常以小肠系膜根和升、降结肠为标志分为 4 个间隙。在标本上观察右结肠旁沟(升结肠与右腹侧壁之间的裂隙，向上直通肝肾隐窝，向下经右髂窝通盆腔)和左结肠旁沟(降结肠与左腹侧壁之间的裂隙，向下可通盆腔)的位置及交通，并理解其临床意义。观察位于小肠系膜根与升、降结肠之间的肠系膜窦，辨认左、右肠系膜窦的位置并考虑其临床意义。

【实验小结】

本次实验要求熟练辨认如下结构：

1. 会阴。尿生殖区、肛区、会阴中心腱。

2. 腹膜。腹膜腔、脏腹膜、壁腹膜、小网膜、肝胃韧带、肝十二指肠韧带、网膜孔、网膜囊、大网膜、胃结肠韧带、肠系膜根、阑尾系膜、乙状结肠系膜、横结肠系膜、肝肾隐窝、膀胱直肠陷凹(女性：膀胱子宫陷凹，直肠子宫陷凹)。

另外，能够对照标本、模型熟悉如下结构：肛提肌、肛门外括约肌、坐骨直肠窝、盆隔、尿生殖隔、镰状韧带、冠状韧带、肝圆韧带、三角韧带、胃脾韧带、脾肾韧带、左右结肠旁沟、左右肠系膜窦。

思　考　题

1. 在标本上简述网膜孔的位置、毗邻及临床意义。

2. 根据腹膜标本，列举几个腹膜间位器官的名称。

(余　方)

实验二十二　脉管系统总论及心脏

【实验目的】

掌握心血管系统的组成；掌握大、小循环的定义；了解血管吻合及其功能意义；掌握心脏的外形及四个心腔内的结构；熟悉心的构造；掌握心传导系的组成，窦房结和房室结的位置，房室束及其分支的走行；掌握冠状动脉的分支及分布；了解心包腔及心包窦。

【实验教具】

1. 标本。尸体标本、心脏标本、心脏打开标本、全身骨架标本。

2. 模型。大循环和小循环的电动模型、心脏的模型、心构造模型、心传导系电动模型。

【实验内容与方法】

1. 尸体标本。观察心脏的位置、外形、动脉、静脉和心包的特点。

(1) 心脏。心脏位于中纵隔内，约 1/3 在身体正中面右侧，2/3 在正中面左方，前方为胸骨体和第 2~6 肋软骨；后方对第 5~8 胸椎；两侧与胸膜腔和肺相邻；上连出入心的大血管；下方邻近膈肌。其大小与本人握拳相似，外层裹有心包。

心外形可分一底、一尖、两面、三缘和四条沟。心脏内部被房间隔和室间隔分为互不相通的左、右两半，每半又分为心房和心室，因此心有四个腔：左心房、左心室、右心房、右心室。同侧心房和心室借房室口相通。心房接受静脉，心室发出动脉。在房室口和动脉口处均有瓣膜。心的沟内可见黄色的脂肪。

(2) 动脉。是运血离心的管道，在行程中不断分支，愈分愈细，最后移行为毛细血管。

(3) 静脉。是运血回心的管道，由毛细血管汇合而成，在向心回流过程中不断接受属支，逐级汇合，愈合愈粗，最后注入心房。与相应的动脉相比，静脉管壁较薄，管腔较大，弹性小，因此血容量较大。

(4) 毛细血管。是连接动脉和静脉末梢的管道，彼此吻合成网，除有些部位外，遍布全身各处。一般在代谢旺盛的器官或组织中毛细血管网密，在代谢较低的结构中则较稀疏。毛细血管数量多，是血液与血管外组织液进行物质交换的场所。

(5) 心包。在标本上可以观察到心包为锥形纤维浆膜囊，包裹着心脏和出入心的大血管根部，分为二层，外层称纤维心包，内层称浆膜心包。纤维心包为坚韧的结缔组织囊，上方与出入心的大血管的外膜相续，下方与膈肌的中心腱愈着。浆膜心包可分壁脏二层，紧贴心和大血管根部表面的为脏层，其在大血管根部移行为壁层，贴衬于纤维心包内面。壁、脏二层之间的腔隙称心包腔，内含少量浆液(起润滑作用，减少心脏舒缩时的磨擦)。在心包腔内，浆膜心包脏、壁层折转处的间隙称心包窦。在肺动脉干、升主动脉后方与上腔静脉、左心房前方之间的间隙称心包横窦。于左心房后方与心包后壁之间的间隙称心包斜窦，它两侧界是左肺静脉、右肺静脉和下腔静脉。心包横窦和斜窦在心外科中有实用意义。此外，心包腔前下部也就是心包的胸肋部与膈部转折处的间隙叫心包前下窦，在直立位置较低(心包积液最早积聚的位置，经左剑肋角行心包穿刺可较安全地进入此窦)。

2. 心脏标本和模型。观察心的外形、心的血管。

(1) 心的外形。分为一尖、一底、二面、三缘、四沟。

心尖朝向左前下方，心底朝向右后上方，即心纵轴呈斜行，约与身体正中面和水平面呈 45°角。心底大部分由左心房，小部分由右心房构成。上、下腔静脉分别从上、下注入右心房；而左、右肺静脉分别从两侧注入左心房。

心底后面隔心包后壁与食管、迷走神经和胸主动脉等邻近。

心尖游离，由左心室构成，朝向左前下方，与左胸前壁接近，因此在左侧第 5 肋间隙锁骨中线内侧 1~2cm 处可扪及心尖搏动。

胸肋面朝向前上方，约 3/4 由右心室和右心房，1/4 由左心室构成。其大部分隔心包由胸膜和肺遮盖；小部分隔心包与胸骨体下部及左侧第 4~6 肋软骨邻近(故在左侧第 4 肋间隙旁胸骨左侧缘处进行心内注射，一般不会伤及胸膜和肺)。同学们在标本模型上见上部有起自于右心室的肺动脉干和起于左心室的升主动脉。

膈面约呈水平位，约 2/3 由左心室，1/3 由右心室构成。

下缘接近水平位，由右心室和心尖构成。

右缘由右心房构成。

左缘大部分由左心室构成，小部分由左心耳参与。心左、右缘隔心包分别与左、右膈神经和心包膈血管以及左、右纵隔胸膜和肺相邻。

四沟：冠状沟约呈额状位，近似环形，前方被肺动脉干所中断，前室间沟和后室间沟分别在心室的胸肋面和膈面，与室间隔的前、下缘一致，是左、右心室在心表面的分界。前、后室间沟在心尖右侧的会合处称心尖切迹。同学们应注意体会上述三沟被冠状血管、脂肪等充填，故标本上轮廓不清。在心底，右上、下肺静脉与右心房交界处的浅沟称房间沟，和房间隔后缘一致，为左、右心房在心表面的分界。房间沟、后室间沟和冠状沟的交叉处称房室交点，是解剖和临床上重要的标志。

(2) 心的血管。心的动脉供应主要来自冠状动脉；心的静脉血大部分经冠状窦回流至右心房，少量主要经右心房直接进入心腔。

① 动脉。

右冠状动脉起于主动脉的右冠状动脉窦，行于冠状沟，于房室交点处形成一倒“U”形弯曲并分为后室间支和右旋支。右冠状动脉分布于右心房、右心室、室间隔后 1/3 部及部分左心室膈壁(在室间隔后 1/3 部有房室束左后下支通行)。

后室间支沿后室间沟走行，发分支分布于后室间沟两侧的心室壁和室间隔后面的 1/3。其重要的分支为左室后支，分布于左心室膈壁。

左冠状动脉起于主动脉左冠状动脉窦，在肺动脉干和左心耳之间左行，分为前室间支和旋支。

·前室间支在前室间沟走行，绕心尖切迹至后室间沟。分布于左心室前壁、部分右心室前壁以及室间隔前 2/3 部(其中有右束支和左束支的左前上支通过)，因此当前室间支闭塞时，发生左室前壁和室间隔前部心肌梗死，同时可发生束支传导阻滞。50%以上的心肌梗死系前室间支闭塞所致，因此常将该支称为“猝死动脉”。

·旋支沿冠状沟左行，绕过心左缘至左心室膈面，分布于左心房、左心室左侧面和膈面。当旋支闭塞时，常常引起左室侧壁或膈壁心肌梗死。

② 左、右冠状动脉的重要分支。

窦房结支近 60%起于右冠状动脉，40%起自左冠状动脉旋支。分布于窦房结和心房壁。

动脉圆锥支左、右各一。分别由左冠状动脉前室间支和右冠状动脉发出，相互吻合形成 Vieussen 环。该环是左、右冠状动脉之间的重要侧支循环通路之一。

左缘支和右缘支左右缘支分别起于左、右冠状动脉，较恒定、粗大，是冠状动脉造影辨识血管分支的标志之一。

房室结支 90%的起于右冠状动脉“U”形弯曲的顶端，8.41%起于左冠状动脉旋支。分布于房室结区(90%的房室结支起自右冠状动脉，因此当急性心肌梗死伴有房室传导阻滞时，常首先考虑右冠状动脉闭塞)。

③ 静脉。心的静脉经三条途径回心。

心最小静脉又称 Thebesian 静脉，直接开口于各心室。

心前静脉有 2 或 3 支，起于右心室前壁，开口于右心房。

冠状窦位于心膈面的冠状沟内，大部分静脉血回流到冠状窦。其主要属支有心大静脉、心中静脉和心小静脉。心大静脉在前室间沟内与前室间支伴行；心中静脉与后室间支伴行；心小静脉在冠状沟内与右冠状动脉伴行。

3. 心脏打开标本。观察心腔内结构，心脏可分为四个腔，即右心房、右心室、左心房、左心室。

(1) 右心房分前、后二部。

① 固有心房。其前上部为右心耳；与后部在心表面以界沟为界，在腔面以界沟相对应的界嵴为界。腔面有由界嵴发出的梳状肌，向前与右心耳腔内交织成网的肌梁相延续。固有心房左前下方有右房室口通向右心室。

② 腔静脉窦。腔面光滑，有上腔静脉口、下腔静脉口和冠状窦口三个入口。上腔静脉口位于上方，下腔静脉口位于下方，冠状窦口下缘有冠状窦瓣。右心房后内侧壁主要由房间隔形成。房间隔下部有卵圆窝，房间隔缺损多在此处发生。卵圆窝边缘有卵圆窝缘，其前上方有主动脉隆凸(因此主动脉窦动脉瘤可向右心房穿破)。冠状窦口前侧缘、三尖瓣隔侧尖附着缘和 Todaro 腱之间的三角区称为 Koch 三角。

(2) 右心室。呈尖端向下的锥体形，被位于后上方的右房室口和左上方的肺动脉口所占据。右心室被室上嵴分为流入道(窦部)和流出道(漏斗部)。

① 窦部。由右房室口至右心室尖，窦部室壁有肉柱，可见由室壁突入室腔的锥体状肌，称乳头肌，根据乳头肌所在的位置可分为前乳头肌、后乳头肌和隔侧乳头肌。右房室口周缘有三尖瓣环围绕。

同学们注意三尖瓣环、三尖瓣尖、腱索和乳头肌合称为三尖瓣复合体，四者在结构和功能上密切相关。

② 漏斗部。又称动脉圆锥，位于窦部左上方，上端借肺动脉口通肺动脉干。肺动脉口周缘有三个彼此相连的半环形的肺动脉环，环上附有肺动脉瓣(保证血液定向流动)。当心室收缩时，血液冲开肺动脉瓣进入肺动脉；心室舒张时，三个瓣膜被倒流血液充盈而关闭，阻止血液返流入心室。

(3) 左心房。分为前、后二部。前部即左心耳，腔面肌小梁交织成网，当心功能障碍时，心内血流缓慢容易导致血栓形成。左心房后部腔面光滑，有5个开口，即左肺上、下静脉，右肺上、下静脉开口和左房室口。肺静脉开口处无瓣膜，心房肌围绕肺静脉延伸1~2cm，具有括约肌样作用。

(4) 左心室。形似细长的圆锥体，底被彼此靠近的左房室口和主动脉口所占据。左心腔以二尖瓣前瓣为界分为窦部和主动脉前庭。

① 窦部。入口为左房室口，其周缘有二尖瓣环，瓣膜分为前尖和后尖，前、后尖融合，称前外侧连合和后内侧连合。内有前乳头肌和后乳头肌：前乳头肌对向二尖瓣前外侧连合；后乳头肌指向后内侧连合。每一乳头肌尖部发出腱索至两个相邻瓣膜。

对照三尖瓣复合体体会二尖瓣环、二尖瓣、腱索和乳头肌在功能和结构上密切关联，故称二尖瓣复合体。

② 主动脉前庭。是左心室前内侧部分。此部腔壁光滑无肉柱，其出口称主动脉口。口周缘有主动脉环，瓣环附有瓣膜，称主动脉瓣。根据瓣的位置分别称主动脉左、右、后半月瓣，与每瓣相对的主动脉壁向外膨出，称主动脉窦，分别称左、右、后三个窦，其中左、右窦分别是左、右冠状动脉的开口。

4. 电动模型。观察大循环和小循环。注意观察血液流动的起点、行程、止点。

大循环血液由左心室搏出，经主动脉及各级分支到达全身毛细血管，血液在毛细血管中与周围的组织、细胞进行物质和气体交换，再通过各级静脉，最后经上、下腔静脉及心冠状窦返回右心房，这一循环称为体循环，又叫大循环。

小循环血液由右心室搏出，经肺动脉干及各级分支进入肺泡毛细血管进行气体交换，再经肺静脉流入左心房，这一循环途径称为肺循环(小循环)。

5. 心的构造模型。体会心的构造的位置和结构特点。

(1) 心的纤维骨骼。心肌和瓣膜附着处的纤维性支架称心纤维骨骼，包括左纤维三角、右纤维三角、四个瓣膜纤维环、圆锥韧带、室间隔膜部和瓣膜间隔。

① 右纤维三角。位于二尖瓣环、三尖瓣环和主动脉后瓣环之间，又称中心纤维体。向后发出一圆形纤维束称Todaro腱，位于右心房心内膜深面。

② 左纤维三角。位于主动脉左瓣环外侧与二尖瓣环连接处。

③ 圆锥韧带。连接肺动脉瓣环与主动脉瓣环。

④ 主动脉瓣环和肺动脉瓣环。均由三个半环形的纤维束构成，位于三个半月瓣的基底部。

⑤ 瓣膜间隔。主动脉左瓣环和后瓣环相对缘之间的膜性结构为瓣膜间隔，或称主动脉下隔。

(2) 心壁。心壁由心内膜、心肌层和心外膜组成。

(3) 房间隔和室间隔。

① 房间隔。由双层心内膜夹以结缔组织和少量心肌所构成，其前缘对向升主动脉中央，后缘与房间沟一致，于卵圆窝处薄，房间隔缺损多发生在此处。

② 室间隔。大部分由心肌构成称肌部，其上方中部有一不规则形的膜性结构，称膜部。膜部后上部介于右心房与左心室之间，称房室部；前下部介于左、右心室之间，称室间部。室间部是室间隔缺损的常见部位。

6. 心的传导系模型。观察心的传导系的组成和传导方式。心的传导系位于心壁内，包括窦房结、房室结、房室束及其分支。

(1) 窦房结。为心的正常起搏点。约呈长椭圆形，位于上腔静脉与右心房交界处的心外膜深面。

(2) 房室结。扁椭圆形，位于右心房 Koch 三角的心内膜深面，其前端发出房室束。功能是将窦房结传来的兴奋进行短暂延搁再传向心室，保证心房收缩后再开始心室收缩。

(3) 结间束。包括前结间束、中结间束和后结间束，将窦房结产生的兴奋传导至心房肌和房室结。

① 前结间束。由窦房结前缘发出，向左分为上房间束和降支二束；

② 中结间束。自窦房结后缘发出，经卵圆窝前方止于房室结上缘；

③ 后结间束。由窦房结后缘发出，经界嵴、下腔静脉瓣和冠状窦口上方进入房室结后缘。

(4) 房室束。又称 His 束，从房室结前端向前行，穿过右纤维三角，沿室间隔膜部后下缘前行，在室间隔肌部上缘分为左、右束支。

(5) 束支。分为左束支和右束支。

① 右束支。沿室间隔右侧面下行至右室前乳头肌根部，发分支分布于右心室壁。右束支是单一的细支，行程较长，小的局灶性损伤易伤及该支。

② 左束支。呈扁带状，沿室间隔左侧心内膜深面走行，约在室间隔上、中 1/3 交界处分为前组、后组和间隔组。分支分布到整个左心室内面，并相互吻合成 Purkinje 纤维网。

(6) Purkinje 纤维网。左右束支的分支在心内膜深面交织成心内膜下 Purkinje 纤维网，由该网发出的纤维进入心肌，在心肌内形成肌内 Purkinje 纤维网。

房室束、束支和 Purkinje 纤维网的功能是将心房传来的兴奋迅速传播到整个心室。

7. 全身骨架标本。观察心在胸前壁的体表投影。

(1) 左上点。在左侧第 2 肋软骨下缘，距胸骨左缘约 1.2cm。

(2) 右上点。在右侧第 3 肋软骨上缘，距胸骨右缘约 1cm。

(3) 左下点。在左侧第 5 肋间，左锁骨中线内侧 1~2cm。

(4) 右下点。在右侧第 6 胸肋关节处。

左、右上点连线为心上界；左、右下点连线为心下界；右上、下点连线为心右缘，略向右凸，左上、下点连线是心左界，略向左凸。

【实验小结】

本次实验要求熟练辨认如下结构：

1. 心的外形。心尖、心底、胸肋面、膈面、左缘、右缘、下缘、房间沟、前室间沟、后室间沟、冠状沟、心的位置。

2. 右心房。右心耳、界嵴、梳状肌、上腔静脉口、下腔静脉口、下腔静脉瓣、冠状窦口、冠壮窦瓣、卵圆窝。

3. 右心室。室上嵴、肉柱、乳头肌(前乳头肌、后乳头肌、节制索)、三尖瓣、腱索、肺动脉口、肺动脉瓣。

4. 左心房。左心耳，左肺上、下静脉口，右肺上、下静脉口，左房室口。

5. 左心室。二尖瓣、乳头肌、主动脉口、主动脉瓣。

6. 心的构造。左纤维三角、右纤维三角(中央纤维体)、四个瓣膜纤维环、室间隔膜部、卵圆窝。

7. 心的传导系。窦房结、房室结房室束及其分支。

8. 心的血管。右冠状动脉的起点(主动脉右窦)、后室间支、左室后支、左冠状动脉的起点(主动脉左窦)、前室间支、旋支、心前静脉、冠状窦、心大静脉、心中静脉、心小静脉。

另外，对着标本和模型了解心外膜、心肌、心内膜、室间隔肌部、前尖、后尖、前外侧连合、后内侧连合、前尖、后尖、隔尖。

思 考 题

1. 大循环和小循环的起止点和行程是怎样的？它们是同时进行的吗？

2. 什么是二尖瓣和三尖瓣复合体？它们在血液流动过程中起什么作用？

3. 房间隔和室间隔缺损的好发部位在什么地方？你认为发生缺损后会导致什么后果？

(李应续)

实验二十三　头、颈、胸、上肢动脉

【实验目的】

掌握主动脉的起止、行程及分部；掌握主动脉弓的行程、分支(头臂干、左颈总动脉、左锁骨下动脉)；掌握左、右颈总动脉的起始、位置和行程，颈动脉窦、颈动脉小球的形态位置与功能概念；掌握颈外动脉的行程及甲状腺动脉、面动脉、颞浅动脉、上颌动脉、脑膜中动脉的行程、分布及其临床意义；掌握锁骨下动脉的起止、行程、主要分支分布；掌握腋动脉、肱动脉、桡动脉、尺动脉的起止、行程、主要分支分布；掌握掌浅弓的组成、分支及体表投影；掌握胸主动脉的起止、行程及分布；了解肋间动脉前支行程、分支。

【实验教具】

1. 标本。心脏连升主动脉、主动脉弓和肺动脉的标本，主动脉及其分支标本、头颈部的动脉标本、锁骨下动脉标本、腋动脉和肱动脉的标本、上肢的动脉标本、桡动脉和尺动脉标本、掌深弓和掌浅弓及其分支标本、胸壁的动脉标本。

2. 模型。连主动脉弓及肺动脉的心脏模型、全身血液循环模型。

【实验内容与方法】

1. 心脏连升主动脉和主动脉弓、肺动脉及上、下腔静脉标本。观察升主动脉连于心脏，续于主动脉弓，主动脉弓发出头臂干、左颈总动脉、左锁骨下动脉；肺动脉干连于右心室分为左肺动脉和右肺动脉，肺动脉干分叉处有动脉韧带。

(1) 升主动脉。左心室发出升主动脉，升主动脉弯向左后方，跨左肺根，于第 4 胸椎下缘左侧移行为胸主动脉。

(2) 肺动脉干和左右肺动脉。右心室发出肺动脉干，在升主动脉前方向左后方斜行，至主动脉弓下方分为左、右肺动脉。

(3) 动脉韧带。在肺动脉干分叉处稍左侧，连于主动脉弓下缘，是动脉导管闭合的遗迹(如出生后 6 个月尚未闭锁，称动脉导管未闭，是最常见的先天性心脏病之一)。

2. 主动脉及其分支标本。观察升主动脉及分支、主动脉弓分支，降主动脉分为胸主动脉和腹主动脉。

(1) 主动脉。左心室发出升主动脉，先斜向右上，再弯向左后形成主动脉弓，于第 4 胸椎高度移名为胸主动脉，穿膈的主动脉裂孔入腹腔称为腹主动脉，至第 4 腰椎下缘处分为左、右髂总动脉。

(2) 主动脉弓。壁外膜下有压力感受器，于弓下方有主动脉小球；主动脉弓凸侧从左向右发出左锁骨下动脉、左颈总动脉和头臂干。头臂干于右胸锁关节后方又分为右颈总动脉和右锁骨下动脉。

3. 头颈部的动脉标本。观察颈总动脉分为颈内动脉和颈外动脉。颈外动脉发出甲状腺上动脉、舌动脉、面动脉、颞浅动脉、上颌动脉、脑膜中动脉、枕动脉、耳后动脉等8条分支，颈总动脉分叉处有颈动脉窦和颈动脉小球。

(1) 颈总动脉。左侧发自主动脉弓，右侧起于头臂干，两侧颈总动脉均在胸锁关节后方入颈部，至甲状软骨上缘高度分为颈内动脉和颈外动脉。颈总动脉末端和颈内动脉起始部外膜下有压力感受器，颈动脉杈的后方有化学感受器。

(2) 颈外动脉。平甲状软骨高度发自于颈总动脉，向上穿腮腺于下颌颈处分为颞浅动脉和上颌动脉，沿途发出如下分支：

① 甲状腺上动脉。从颈外动脉或颈总动脉发出，行向前下方至甲状腺侧叶上端；营养甲状腺和喉。

② 舌动脉。平舌骨大角处发自颈外动脉，经舌骨舌肌深面至舌；营养舌、口底结构和腭扁桃体。

③ 面动脉。在舌动脉的上方发自颈外动脉，经下颌下腺深面，绕下颌骨下缘咬肌前缘到面部，沿口角及鼻翼外侧，上行至内眦，改称为内眦动脉；营养下颌下腺、面部和腭扁桃体(面动脉在咬肌前缘处位置表浅，同学们可以自己摸到动脉搏动，如头前外侧部出血时可在此处进行压迫止血)。

④ 颞浅动脉。在外耳门前方上行，越颧弓根至颞部皮下，在眶上缘水平分为额支和顶支；营养腮腺和额、颞、顶部软组织(同学们可以自己在外耳门前上方颧弓根部可摸到颞浅动脉搏动，前外侧部出血时可在此处进行止血。另外，额、顶支是临床施行带血管皮瓣移植的常用血管)。

⑤ 上颌动脉。平下颌颈深面入颞下窝，在翼内、外肌之间向前内走行至翼腭窝；发出脑膜中动脉(脑膜中动脉前支经过颅骨翼点内面，颞部骨折时易受损伤，引起硬膜外血肿)。

⑥ 枕动脉。营养枕顶部皮肤。

⑦ 耳后动脉。营养耳后皮肤。

⑧ 咽升动脉。沿咽侧壁上升至颅底，营养咽和颅底。

(3) 颈内动脉。由颈总动脉发出后，垂直上升至颅底，经颈动脉管入颅腔，分支分布于视器和脑。请注意颈内动脉于颈部没有分支。

4. 锁骨下动脉标本。观察锁骨下动脉的行程和分支的分布。左侧起于主动脉弓，右侧起于头臂干，从胸锁关节后方斜向外至颈根部，呈弓状经胸膜顶前方，穿斜角肌间隙至第1肋外缘延续为腋动脉。锁骨下动脉以前斜角肌为标志分为三段，发出如下分支：

(1) 椎动脉。在前斜肌内侧发出，向上穿第 6~1 颈椎横突孔，经枕骨大孔入颅腔，左右合成基底动脉，分布至颅。

(2) 胸廓内动脉。在椎动脉起始部的相对侧发出，向下入胸腔(详见后面胸壁动脉标本)。

(3) 甲状颈干。前斜角肌内侧缘附近起始，主要分支有甲状腺下动脉、肩胛上动脉。分支营养甲状腺、咽和食管、喉和气管及冈上肌、冈下肌。

(4) 肋颈干。营养颈深肌和1、2肋间隙后部。

(5) 肩胛背动脉。至背部。

5. 腋动脉、肱动脉标本和尸体。在标本和尸体上观察腋动脉和肱动脉的行程及分支的分布。腋动脉行于腋窝至大圆肌下缘移行为肱动脉，肱动脉下行平桡骨颈高度分为桡动脉和尺动脉。

(1) 腋动脉。以胸小肌为标志可分为三段，第一段位于第 1 肋与胸小肌上缘之间，发出胸上动脉和胸肩峰动脉；第二段位于胸小肌后面，发出胸外侧动脉；第三段位于胸小肌与大圆肌下缘之间，发出肩胛下动脉和旋肱前、后动脉。

① 胸上动脉。分支分布至第 1、2 肋间隙。

② 胸肩峰动脉。于第一段发出，穿出锁胸筋膜，分支至三角肌、胸大肌、胸小肌和肩关节。

③ 胸外侧动脉。沿胸小肌下缘走行，分布到前锯肌、胸大肌、胸小肌和乳房。

④ 肩胛下动脉。肩胛下肌下缘附近发出，分为胸背动脉和旋肩胛动脉；胸背动脉至背阔肌和前锯肌；旋肩胛动脉营养冈下窝附近肌肉。

⑤ 旋肱后动脉。穿四边孔绕肱骨外科颈的后外侧至三角肌和肩关节。

⑥ 旋肱前动脉。分支营养肩关节和附近诸肌。

(2) 肱动脉。沿肱二头肌内侧下行至肘窝，分为桡动脉和尺动脉(肱动脉位置表浅，能触知其搏动，临床上可用于测量血压；当前臂和手部出血时，可在臂中部将该动脉压向肱骨以暂时止血)。肱动脉的分支有肱深动脉(分布于肱三头肌和肱骨，终支参与肘关节网)、尺侧上副动脉、尺侧下副动脉、肱骨滋养动脉和肌支(分布至臂肌和肱骨)等。

6. 上肢的动脉标本。观察上肢的动脉有腋动脉、肱动脉及其分支、桡动脉及其分支、尺动脉及其分支。

(1) 桡动脉。请注意桡动脉的行程及分支以及与伴行神经等之间的关系。经肱桡肌与旋前圆肌之间，继而在肱桡肌腱与桡侧腕屈肌腱之间下行，绕桡骨茎突至手背(此处桡动脉仅被皮肤和筋膜遮盖，是临床触摸脉搏的部位)，穿第 1 掌骨间隙到手掌，与尺动脉掌深支吻合成掌深弓；主要分支有掌浅支、拇主要动脉。

(2) 尺动脉。于尺侧腕屈肌与指浅屈肌之间下行，经豌豆骨桡侧到手掌，与桡动脉掌浅支吻合成掌浅弓，主要分支有骨间总动脉、掌深支。

7. 掌深弓和掌浅弓标本。观察掌深弓与掌浅弓的组成及其分支。

(1) 掌浅弓。由尺动脉末端与桡动脉掌浅支吻合而成；位于掌腱膜深面，弓的凸侧约平掌骨中部，从掌浅弓发出三条指掌侧总动脉和一条小指尺掌侧动脉；指掌侧总动脉发出指掌侧固有动脉至第 2~5 指相对缘。

(2) 掌深弓。由桡动脉末端和尺动脉的掌深支吻合而成；位于屈指肌腱深面，平腕掌关节高度，弓的凸缘在掌浅弓近侧。掌深弓发出三条掌心动脉，分别注入相应的指掌侧总动脉。

8. 胸壁动脉标本。观察胸主动脉及其分支：9 支肋间后动脉、肋下动脉、膈上动脉、胸廓内动脉。

(1) 肋间后动脉和肋下动脉。胸主动脉发出第 3~11 肋间后动脉和肋下动脉，肋间后动脉分为前、后支，前支在相应肋骨下缘的肋沟内前行，分布到第 3 肋间以下的胸壁和腹壁上部；后支分布于脊髓及其被膜、背部皮肤和肌肉。

(2) 胸廓内动脉。由锁骨下动脉发出，沿第 1~6 肋软骨后面下降，平第 6 肋软骨下缘分为腹壁上动脉和肌膈动脉两终支。腹壁上动脉分支营养腹直肌；肌膈动脉分布至下5个肋间隙。

【实验小结】

本次实验要求掌握以下内容：

1. 肺循环的动脉。肺动脉干、左右肺动脉、动脉韧带。

2. 主动脉及其分支。升主动脉、颈总动脉、颈外动脉、面动脉、颞浅动脉、上颌动脉、锁骨下动脉、腋动脉、肱动脉、桡动脉、尺动脉、掌浅弓和掌深弓。

另外，能够对照标本、模型熟悉如下结构：椎动脉、甲状颈干、肋间后动脉、肋下动脉、膈上动脉、食管支、支气管支、胸廓内动脉。

思 考 题

1. 什么叫掌浅弓和掌深弓？
2. 颈外动脉有哪些分支，各分布至何部位？
3. 什么叫颈动脉窦，什么叫颈动脉小球，各有何作用？

(吴红年)

实验二十四　腹、盆、下肢动脉

【实验目的】

掌握腹主动脉的起止、行程和分支；掌握腹腔动脉、肠系膜上动脉、肠系膜下动脉以及它们分支的行程和分布；掌握髂总动脉的起止和行程；掌握子宫动脉的走行、分布及子宫动脉与输尿管的关系的临床意义；掌握髂外动脉、股动脉、股深动脉、胫前动脉、胫后动脉、足背动脉的起止、行程和分布。

【实验教具】

腹后壁的动脉标本(男性和女性)、腹腔干及其分支标本、肠系膜上动脉及其分支标本、肠系膜下动脉及其分支标本、男性盆部的动脉标本、女性盆部的动脉标本、阴部内动脉及其分支的标本、下肢的动脉标本、足部的动脉标本。

【实验内容与方法】

1. 腹后壁的动脉标本。观察腹主动脉及其分支。

(1) 腹主动脉。沿脊柱左前方下降，于第 4 腰椎体下缘处分为左、右髂总动脉，分支分壁支和脏支。壁支细小，有腰动脉、膈下动脉、骶正中动脉；脏支有肾上腺中动脉、肾动脉、睾丸动脉(卵巢动脉)、腹腔干、肠系膜上动脉和肠系膜下动脉。

(2) 膈下动脉。于膈的主动脉裂孔处发出，分支到膈下面，并发出肾上腺上动脉到肾上腺。

(3) 腰动脉。腹主动脉后壁发出左右各 4 条，分布于腹后壁、脊髓及其被膜。

(4) 骶正中动脉。于腹主动脉分叉处后壁发出，沿骶骨前面下降，分支分布于盆腔后壁。

(5) 肾上腺中动脉。约平第 1 腰椎高度起自腹主动脉，分布于肾上腺。

(6) 肾动脉。平第 1~2 腰椎椎间盘高度起自于腹主动脉，到肾门附近分为前、后干入肾，分布于肾组织(在入肾门前发出肾上腺下动脉至肾上腺)。

(7) 睾丸动脉。在肾动脉起始处稍下方自腹主动脉前壁发出，沿腰大肌前面斜向外下方，穿入腹股沟管至阴囊，分布到睾丸和附睾。

2. 腹腔干及其分支标本。观察腹腔干及其分支。腹腔干在动脉裂孔稍下方起自腹主动脉前壁，立即分为胃左动脉、肝总动脉和脾动脉。

(1) 胃左动脉。向左上方走行到胃贲门附近转向右，沿胃小弯走行于小网膜两层之间，分支至食管腹段、贲门和胃小弯附近的胃壁。

(2) 肝总动脉。沿胰头上缘行向右前方，到十二指肠上部的上缘入肝十二指肠韧带。分为肝固有动脉和胃十二指肠动脉。

① 肝固有动脉。行于肝十二指肠韧带内，于肝门处分为左右支，分别进入肝左、右

叶，右支在入肝门之前发出一支胆囊动脉，经胆囊三角分布于胆囊；肝固有动脉还发出胃右动脉，于小网膜内行到幽门上缘，再沿胃小弯向左，发分支分布于十二指肠上部和胃小弯附近的胃壁。

② 胃十二指肠动脉。于幽门下缘分为胃网膜右动脉和胰十二指肠上动脉，前者分出胃支和网膜支到胃和大网膜，后者分布于胰头和十二指肠。

(3) 脾动脉。沿胰上缘左行到脾门，分为数条脾支入脾，并且发出胰支至胰体和胰尾，发出胃后动脉至胃体后壁上部，发胃网膜左动脉沿胃大弯右行，分支营养胃和大网膜，还发出 3~5 条胃短动脉至胃底。

3. 肠系膜上动脉及其分支的标本。观察肠系膜上动脉的分支及其分布。

(1) 肠系膜上动脉。平第 1 腰椎高度起自腹主动脉前壁，经胰头与胰体交界处后方下行，继而经十二指肠水平部前面进入小肠系膜根，向右髂窝方向走行，发出胰十二指肠下动脉、空肠动脉、回肠动脉、回结肠动脉、右结肠动脉和中结肠动脉。

(2) 空肠动脉和回肠动脉。发自肠系膜上动脉的左侧壁，13~18 支，行于小肠系膜内，反复分支并相互吻合形成多级动脉弓，自最后一级动脉弓发出直行小支进入肠壁。

(3) 回结肠动脉。由肠系膜右侧壁发出，到盲肠附近分数支至回肠末端、盲肠、阑尾和升结肠。回结肠动脉发出阑尾动脉入阑尾系膜到阑尾。

(4) 右结肠动脉。于回结肠动脉上方发出，右行，分升、降支与中结肠动脉和回结肠动脉吻合，分支到升结肠。

(5) 中结肠动脉。在胰下缘附近起自肠系膜上动脉，向前右入横结肠系膜，分支营养横结肠。

(6) 胰十二指肠下动脉。行于胰与十二指肠之间，分支营养胰和十二指肠。

4. 肠系膜下动脉及其分支标本。在尸体上及游离肠系膜下动脉的标本上观察肠系膜下动脉的起始及其分支和分布。

(1) 肠系膜下动脉。平第 3 腰椎高度起自腹主动脉前壁，沿腹后壁向左下方走行，分支为左结肠动脉、乙状结肠动脉和直肠上动脉。

(2) 左结肠动脉。横行向左至降结肠附近分升、降支，与中结肠动脉和乙状结肠动脉吻合，分支营养降结肠。

(3) 乙状结肠动脉。2~3 支，分支营养乙状结肠。

(4) 直肠上动脉。肠系膜下动脉的直接延续，于第 3 骶椎处分为两支，沿直肠两侧分布于直肠上部。

5. 男性盆部的动脉标本。

(1) 髂总动脉。平第 4 腰椎体下缘由腹主动脉发出，左右各一，沿腰大肌内侧下行，至骶髂关节处分为髂内动脉和髂外动脉。

(2) 髂内动脉。沿盆腔侧壁下行，发出壁支和脏支。壁支有闭孔动脉、臀上动脉、臀下动脉、髂腰动脉和骶外侧动脉；脏支有脐动脉、膀胱下动脉、直肠下动脉、阴部内动脉。

① 闭孔动脉。沿骨盆侧壁行向前下，穿闭膜管到大腿内侧，分布于大腿内侧群肌和髋关节。

② 臀上动脉和臀下动脉。分别经梨状肌上、下孔穿出到臀部，分布于臀肌和髋关节。

③ 髂腰动脉和骶外侧动脉。分布于髂腰肌、盆腔后壁及骶管内结构。

④ 脐动脉。近侧段与髂内动脉起始段相连，发出2~3支膀胱上动脉至膀胱中、上部。

⑤ 膀胱下动脉。分布于膀胱底、精囊腺和前列腺。

⑥ 直肠下动脉。分布于直肠下部、前列腺。

⑦ 阴部内动脉。在臀下动脉前方下行，穿梨状肌下孔出盆腔，经坐骨小孔到坐骨直肠窝，发分支：肛动脉、会阴动脉和阴茎动脉等到肛门、会阴部和外生殖器(见7阴部内动脉的标本)。

(3) 髂外动脉。沿腰大肌内侧缘下降，继经腹股沟韧带中点深面到股前部。在腹股沟韧带稍上方发出腹壁下动脉分布到腹直肌并在腹直肌鞘内与腹壁上动脉吻合；另外发出旋髂深动脉沿腹没沟韧带外侧半的后方斜向外上，分支营养髂嵴及邻近肌(临床上常用于游离髂骨移植的重要血管)。

6. 女性盆部的动脉标本。观察女性盆腔内动脉除子宫动脉和卵巢动脉不同外，其他分支与男性相同。

(1) 子宫动脉。沿盆腔侧壁下行，行于子宫阔韧带底部两层腹膜之间，在子宫颈外侧大约 2cm 处从输尿管前上方跨过(称“桥下流水”)再沿子宫侧缘迂曲上升至子宫底，分布于子宫、阴道、输卵管和卵巢(注意子宫动脉与输尿管之间的关系)。

(2) 卵巢动脉。腹主动脉前壁发出，经卵巢悬韧带下行入盆腔，分布于卵巢和输卵管壶腹部。

7. 阴部内动脉及其分支的标本。观察阴部内动脉出盆腔的分支及其分布。出盆腔继经坐骨小孔至坐骨直肠窝，发出肛动脉、会阴动脉和阴茎动脉分布于肛门、会阴部和外生殖器。

8. 下肢的动脉标本。可以观察到髂外动脉穿腹股沟韧带深面到股前部移名为股动脉，股动脉在腘窝处移名为腘动脉，腘动脉在腘肌下缘分为胫前动脉和胫后动脉，胫前动脉到踝关节前方移行为足背动脉，最后移行为第1跖背动脉和足底深支两终支；胫后动脉经内踝后方至足底分为足底内侧动脉和足底外侧动脉。

(1) 股动脉。在股三角内下行，经收肌管后穿收肌腱裂孔至腘窝。在腹股沟韧带下方2~5cm处分出股深动脉。股动脉在腹股沟韧带稍下方，位置表浅，活体上可摸及其搏动(因此当下肢出血时，可在该处将股动脉压向耻骨下支进行压迫止血)。

(2) 腘动脉。在腘窝深部下行，于腘肌下缘分为胫前动脉和胫后动脉，还在腘窝处发出数条关节支和肌支，分布到膝关节及邻近肌参与膝关节网。

(3) 胫后动脉。沿小腿后面浅、深屈肌之间下行，经内踝后方至足底，分为足底内侧和足底外侧动脉两终支；还发出腓动脉。腓动脉分支营养邻近诸肌和胫、腓骨(临床上腓骨中段带腓动脉和腓骨滋养动脉常作为带血管游离骨移植的供骨)。

(4) 胫前动脉。穿小腿骨间膜至小腿前面，在小腿前群肌之间下行，至踝关节前方移称为足背动脉，分支到小腿前群肌，还参与构成膝关节网。

9. 足部的动脉标本。观察足背动脉及其分支，足底内侧动脉和足底外侧动脉。

(1) 足背动脉。胫前动脉直接延续而来，经拇长伸肌腱和趾长伸肌腱之间前行到第1跖骨间隙分为第1跖背动脉和足底深支两终支。在踝关节前方，内、外踝连线中点，拇长伸肌腱的外侧可触知其搏动，故足部出血时可在该处向深部压迫足背动脉进行止血)。

(2) 足底内侧动脉。沿足底内侧前行，分布于足底内侧。

(3) 足底外侧动脉。与足背动脉的足底深支吻合，形成足底弓，由足底弓发出 4 条跖足底总动脉向前并分为两支趾足底固有动脉分布至足趾。

【实验小结】

本次实验要求熟练掌握如下内容：

1. 腹后壁的动脉。腹主动脉、膈下动脉、肾上腺上动脉、肾上腺中动脉、肾动脉、肾上腺下动脉、腰动脉、髂总动脉、生殖腺动脉。

2. 腹腔干及其分支。胃左动脉、肝总动脉、肝固有动脉、胆囊动脉、胃右动脉、胃十二指肠动脉、胃网膜右动脉、胰十二指肠上动脉、脾动脉、胃短动脉、胃网膜左动脉。

3. 肠系膜上动脉及其分支。肠系膜上动脉、胰十二指肠下动脉、空肠动脉、回肠动脉、动脉弓、回结肠动脉、阑尾动脉、右结肠动脉、中结肠动脉。

4. 肠系膜下动脉及其分支。肠系膜下动脉、左结肠动脉，乙状结肠动脉、直肠上动脉。

5. 盆部动脉。髂总动脉、髂内动脉、髂外动脉、子宫动脉、卵巢动脉。

6. 下肢的动脉。股动脉、腘动脉、胫后动脉、腓动脉、胫前动脉。

另外，能够对照标本、模型熟悉如下结构：闭孔动脉、髂腰动脉、骶外侧动脉、臀上动脉、臀下动脉、膀胱上动脉、膀胱下动脉、直肠下动脉、腹壁下动脉、足底内侧动脉、足底外侧动脉、足背动脉。

思 考 题

1. 胃的动脉供应情况如何？
2. 结肠的血液供应情况如何？
3. 腹主动脉的壁支和脏支有哪些？

(吴红年)

实验二十五　静　　脉

【实验目的】

掌握上腔静脉的组成、起止、行程、收集范围；掌握头臂静脉的组成、行程、收集范围；掌握颈内静脉、颈外静脉的起止、行程、属支、收集范围；掌握锁骨下静脉的起止、行程、临床意义；掌握头静脉、贵要静脉、肘正中静脉的行程及临床意义；掌握下腔静脉、髂总静脉、髂内静脉、髂外静脉的起止、行程、收集范围；掌握下肢浅静脉的起始、行径、注入部位及主要属支；掌握门静脉的组成、行程分支及属支；掌握门静脉与上、下腔静脉的吻合及临床意义。

【实验教具】

1. 模型。全身浅静脉模型、头颈部静脉模型、肝门静脉模型、肝门静脉与上、下腔静脉侧支循环电动模型、全身静脉整体模型、硬脑膜和硬脑膜窦模型、面静脉与海绵窦交通模型。

2. 标本。全身静脉整体标本、头颈部静脉标本、上肢浅静泳标本、下肢浅静脉标本、奇静脉标本、腹部静脉标本、肝门静脉与上、下腔静脉侧支循环标本、心脏连接上、下腔静脉和肺静脉标本、硬脑膜和硬脑膜窦标本。

【实验内容与方法】

1. 心脏连上、下腔静脉和肺静脉标本。观察静脉分为体循环的静脉和肺循环的静脉，上、下腔静脉与右心房相连，肺静脉与左心房相连。

2. 全身静脉整体标本与模型、心脏连结上、下腔静脉和肺静脉标本。观察静脉与心脏相连的情况及静脉的特点、汇入和收集范围。

(1) 上腔静脉。在右侧第 1 胸肋结合处后方由左、右两侧的头臂静脉汇合而成，注入右心房。奇静脉在其注入前从后方弓形向前跨过右肺根注入上腔静脉。

(2) 头臂静脉。左右各一，由同侧的锁骨下静脉和颈内静脉在胸锁关节的后方汇合而成(汇合处的夹角称为静脉角，是淋巴导管注入静脉的部位)，头臂静脉的属支有颈内静脉、锁骨下静脉、椎静脉、胸廓内静脉、甲状腺下静脉、肋间最上静脉等。

(3) 颈内静脉。在颈静脉孔处起于乙状窦，至胸锁关节后方与锁骨下静脉汇合成头臂静脉。

(4) 颈外静脉。在耳下方由下颌后静脉的后支和耳后静脉、枕静脉等汇合而成，注入锁骨下静脉或静脉角。

(5) 锁骨下静脉。自第 1 肋骨外缘由腋静脉延续而来，向内行于胸锁关节后方与颈内静脉合成头臂静脉，属支有腋静脉、颈外静脉(锁骨下静脉与附近筋膜结合紧密，位置恒定，管腔大，可作为静脉穿刺或长期导管输液的部位)。

(6) 上肢的深静脉。包括腋静脉、肱静脉、桡静脉和尺静脉，均与同名动脉伴行，而且多为两条，桡静脉和尺静脉于肘窝处汇合成肱静脉；两条肱静脉在胸大肌下缘处汇合成一条腋静脉；腋静脉跨过第 1 肋外侧缘续为锁骨下静脉。

(7) 下腔静脉。于第 4、5 腰椎体右前方由左、右髂总静脉汇合而成，穿膈的腔静脉孔进入胸腔，穿心包注入右心房。

(8) 髂总静脉。在骶髂关节前方由髂内、髂外静脉汇合而成，斜向内上行至第 4~5 腰椎右前方与对侧髂总静脉汇合成下腔静脉，属支有髂腰静脉、骶正中静脉。

(9) 髂内静脉。在坐骨大孔稍上方由盆部的静脉汇合而成，至骶髂关节前方与髂外静脉汇合成髂总静脉。髂内静脉的属支有壁支和脏支：壁支包括臀上静脉、臀下静脉、闭孔静脉、骶外侧静脉；脏支包括直肠上静脉、阴部内静脉、子宫静脉等，脏支和壁支均收集同名动脉分布区域的静脉血。

(10) 髂外静脉。由股静脉直接延续而来，与同名动脉伴行，在骶髂关节前方与髂内静脉汇合成髂总静脉。

(11) 下肢的深静脉。从足底起始至小腿的深静脉都有两条并与同名动脉伴行，胫前静脉与胫后静脉在腘窝下缘汇合成一条腘静脉，腘静脉穿经收肌腱裂孔移行为股静脉。

3. 硬脑膜和硬脑膜窦标本、模型。观察硬脑膜形成的特殊静脉的特点，硬脑膜参与构成窦壁，壁内无平滑肌，腔内无瓣膜。

4. 头、颈部静脉标本和模型。观察面静脉、颞浅静脉、下颌后静脉、颈内静脉、颈外静脉的属支和收集范围。

(1) 颈内静脉(壁薄，易与构成颈动脉鞘的筋膜及其邻近的肌腱密切相连，使管腔经常保持开放状态，有利于头颈部静脉血液的回流，但当颈内静脉破裂时，由于管腔不易闭锁及胸腔负压对静脉回流的吸力，有导致静脉内空气栓塞的可能)。颈内静脉有颅内和颅外属支，颅内属支主要为硬脑膜窦及注入窦的脑静脉，颅外属支包括面静脉、下颌后静脉、舌静脉、咽静脉及甲状腺上、中静脉。

(2) 颈外静脉。注入锁骨下静脉或静脉角，注入前接纳颈前静脉和肩胛上静脉等属支(颈外静脉位置表浅而恒定，故临床儿科常在此作静脉穿刺)。

(3) 面静脉。在面静脉与海绵窦相通的模型和头面静脉的标本上观察面静脉的起点、行程。面静脉于眼内眦处起于内眦静脉，与面动脉伴行，至下颌角下方与下颌后静脉前支汇合成面总静脉，越颈内、外动脉表面下外行至舌骨大角高度注入颈内静脉。收集面前部软组织的静脉血。

(4) 下颌后静脉。由颞浅静脉与上颌静脉在腮腺内汇合而成，下行至腮腺下缘时分为前、后两支。前支与面静脉汇合成面总静脉，后支与耳后静脉和枕静脉合成颈外静脉。

5. 面静脉与海绵窦交通的模型。观察面静脉与海绵窦的交通方式，并理解“危险三角”的意义。

交通途径有：通过内眦静脉借眶内的眼上、眼下静脉与海绵窦相交通；通过面深静脉经翼静脉丛、眼下静脉等与海绵窦交通，因此通常将两侧口角至鼻根之间的三角区称为“危险三角”(面静脉口角以上段缺少静脉瓣，其内的血液可与颅内海绵窦交通，“危险三角”区的感染可能导致颅内的感染)。

6. 全身浅静脉模型。观察全身的浅静脉有面静脉、颈前静脉(位于颈部浅筋膜内，注入颈外静脉)、颈外静脉、头静脉、贵要静脉、肘正中静脉、大隐静脉、小隐静脉、胸腹壁静脉等。

7. 上肢浅静泳标本。观察上肢浅静脉(包括头静脉、贵要静脉和肘正中静脉)的走行、注入部位及收集范围。

(1) 头静脉。起于手背静脉网的桡侧，沿前臂桡侧前面上行至肘窝，继沿肱二头肌外侧沟上行，经三角胸大肌间沟，穿深筋膜注入腋静脉或锁骨下静脉，收集手、前臂桡侧浅层结构的静脉血。

(2) 贵要静脉。起于手背静脉网的尺侧，沿前臂前面尺侧上行，在肘窝处接受肘正中静脉，继续沿肱二头肌内侧上行，到臂中点稍下方穿过深筋膜注入肱静脉，或者伴肱静脉注入腋静脉(贵要静脉口径粗，位置表浅恒定，注入肱静脉或腋静脉处角度小，临床常用贵要静脉作插管等有关的医疗操作)。

(3) 肘正中静脉。一般由头静脉发出，经肱二头肌腱膜表面向内侧注入贵要静脉(临床取血、输液常用的血管)。

8. 下肢浅静脉标本。观察下肢浅静脉的起始、行程和收集范围。下肢的浅静脉有大隐静脉和小隐静脉。

(1) 大隐静脉。起于足背静脉弓内侧端起始，经内踝前方，沿小腿内侧上行，过膝关节内后方，沿大腿内侧转到大腿前面上行，于耻骨结节下外方 3~4cm 处，穿隐静脉裂孔注入股静脉。注入股静脉前收集 5 大属支，即股内侧浅静脉、股外侧浅静脉、腹壁浅静脉、旋髂浅静脉和阴部外静脉，收集足、小腿内侧、大腿前内侧部浅层结构、大腿外侧、脐下腹前壁浅层及外阴部的静脉血(大隐静脉经过内踝前方时，位置表浅而恒定，为静脉输液或切开的常用部位)。

(2) 小隐静脉。起于足背静脉弓外侧部，经外踝后方，沿小腿后面上行，继经腓肠肌两头之间至腘窝，注入腘静脉。收集足外侧部及小腿后面的浅静脉。

9. 奇静脉标本。观察奇静脉的起始、行程和属支。

奇静脉于右膈脚处起于右腰升静脉，经膈脚进入胸腔，在食管后方沿胸椎右前方上行，于第 4~5 胸椎高度，弓形向前跨过右肺根上方，向前注入上腔静脉；收集右侧肋间后静脉、食管静脉、支气管静脉及半奇静脉的血液。

10. 腹部静脉标本。观察腹部静脉均为下腔静脉的属支，分壁支和脏支，其中不成对的脏支先汇合成肝门静脉入肝，再经肝静脉回流至下腔静脉。

(1) 壁支。有 1 对膈下静脉和 4 对腰静脉，均与同名动脉伴行，直接注入下腔静脉。

(2) 脏支。包括睾丸静脉(卵巢静脉)、肾静脉、肾上腺静脉、肝静脉。

① 睾丸静脉。成对，起于睾丸和附睾，右侧注入下腔静脉，左侧以直角先注入左肾静脉后注入下腔静脉(左侧睾丸静脉常因回流不畅造成静脉曲张)。卵巢静脉起自卵巢静脉丛，在卵巢悬韧带内上行并合成卵巢静脉，回流方式同睾丸静脉。

② 肾静脉。起于肾门，在肾动脉前方注入下腔静脉，收集肾的血液，左肾静脉还收集左睾丸静脉(卵巢静脉)和左肾上腺静脉。

③ 肾上腺静脉。左右各一，左肾上腺静脉先入左肾静脉，右侧直接入下腔静脉。

④ 肝静脉。有肝左、肝右、肝中静脉，于肝实质内收集肝窦回流的血液，在腔静脉沟内注入下腔静脉。

11. 肝门静脉与上、下腔静脉侧支吻合的标本和模型、腹部静脉标本、肝门静脉模型。观察肝门静脉的构成和属支，肝门静脉与上、下腔静脉之间的侧支循环。

(1) 肝门静脉。观察肝门静脉是由肠系膜上静脉和脾静脉在胰头和胰体交界处的后方汇合而成，行于肝十二指肠韧带内，至肝门处分左右支分别进肝左叶和肝右叶，在肝内反复分支，最后汇入肝血窦。主要属支有肠系膜上静脉、肠系膜下静脉、脾静脉、胃左静脉、胃右静脉、胆囊静脉、附脐静脉；肝门静脉收集食管下段、胃、小肠、大肠(直肠下部除外)、胆囊、胰和脾等腹腔不成对器官的静脉血。

肠系膜上静脉、肠系膜下静脉、胃左静脉、胃右静脉与同名动脉伴行，收集同名动脉分布区域的静脉血；胆囊静脉收集胆囊壁的静脉血；附脐静脉起于脐周静脉网的小静脉，沿肝圆韧带向下走行注入门静脉。

(2) 肝门静脉与上、下腔静脉系之间的吻合部位。

① 食管静脉丛。肝门静脉系的胃左静脉属支与上腔静脉系中奇静脉的属支间相互吻合。

② 直肠静脉丛。肝门静脉系的肠系膜下静脉属支直肠上静脉与下腔静脉系髂内静脉属支直肠下静脉和肛静脉之间吻合交通。

③ 脐周静脉网。肝门静脉系的附脐静脉与上腔静脉系的腹壁上静脉和胸腹壁静脉间，或者下腔静脉系的腹壁下静脉和腹壁浅静脉间相吻合。

④ 脊柱静脉丛。框内、外静脉丛形成的在腹后壁前面的肝门静脉系的小静脉与上、下腔静脉系的肋间后静脉、腰静脉等属支相吻合。

⑤ 肝裸区、胰、十二指肠、升结肠、降结肠等处肠系膜上、下静脉的小属支与腹后壁上、下腔静脉系中肋间后静脉、膈下静脉、腰静脉、肾静脉等小属支间相吻合。

(3) 肝门静脉与上、下腔静脉侧支吻合的意义。

正常情况下，肝门静脉系和上、下腔静脉之间吻合支细小，血液量少，各属支分别将血液引流向所属的静脉系。如果肝门静脉回流受阻，因肝门静脉内缺少静脉瓣，导致血液逆流并通过上述 5 种吻合途径建立侧支循环。导致吻合部位的细小静脉曲张，甚至破裂，如食管静脉丛曲张破裂造成呕血，直肠静脉丛曲张、破裂造成便血，脐周静脉网和腹后壁等部位静脉曲张，引起腹前壁静脉曲张、腹水等。

【实验小结】

本次实验要求掌握以下内容：

1. 全身深静脉。上腔静脉、头臂静脉、颈内静脉、锁骨下静脉、腋静脉、肱静脉、尺静脉、桡静脉、奇静脉、下腔静脉、门静脉、肾静脉、睾丸静脉、肠系膜上静脉、肠系膜下静脉、脾静脉、胃左静脉、胃右静脉、胆囊静脉、髂总静脉、髂内静脉、髂外静脉、腘静脉。

2. 全身浅静脉。面静脉、颈外静脉、头静脉、贵要静脉、大隐静脉、小隐静脉。

另外，能够对照标本、模型熟悉如下结构：颞浅静脉、下颌后静脉、旋髂浅静脉、腹壁浅静脉、股内侧浅静脉、股外侧浅静脉、阴部外静脉、腰升静脉、半奇静脉、副半奇静脉。

思 考 题

1. 为什么上唇和鼻周感染时要慎重处理并切忌挤压?

2. 治疗一胆囊炎患者，在其手背桡侧皮下静脉注入抗生素等药液，试问药液是如何到达胆囊的?

(吴红年)

实验二十六 淋 巴

【实验目的】

掌握胸导管的行程及其收纳的范围；掌握右淋巴导管的行程和收纳范围；了解头颈部主要淋巴结群的分布及各群淋巴结的收集范围；掌握颈淋巴干的组成及位置；掌握腋淋巴结各群的分布、收纳范围及其临床意义；掌握锁骨下淋巴干的组成；熟悉胸部和胸腔内的各主要淋巴结群收纳范围、临床意义；掌握支气管纵隔干的构成；掌握腹股沟浅、深淋巴结的分布及收纳范围。

【实验教具】

1. 标本。胸导管标本、头颈部淋巴结标本、腋淋巴结标本、胸腔淋巴结标本、腹部淋巴结标本、盆部淋巴结标本、下肢淋巴结标本。

2. 模型。全身浅部淋巴模型、全身淋巴管和淋巴结模型、胸导管模型。

【实验内容与方法】

1. 全身淋巴管和淋巴结模型。观察全身淋巴管和淋巴结的分布。

(1) 淋巴管道分为毛细淋巴管、淋巴管、淋巴干和淋巴导管。

① 毛细淋巴管。为淋巴管道的起始段，以膨大的盲端起始，彼此吻合成网(小肠绒毛内的毛细淋巴管能吸收脂肪微粒，使淋巴呈乳白色，故称为乳糜管)。

② 淋巴管。由毛细淋巴管汇集而成，管壁有瓣膜防止淋巴逆流。淋巴管根据位置可分为浅淋巴管和深淋巴管两种。浅淋巴管行于皮下组织中，多与浅静脉伴行；深淋巴管多与深部的血管神经束相伴行。

③ 淋巴干。全身各部的浅、深淋巴管在向心行程中经过一系列的淋巴结，其最后一群淋巴结的输出管汇合成较大的淋巴管称为淋巴干。全身共有 9 条淋巴干，即左、右颈干，左、右支气管纵隔干，左、右锁骨下干，左、右腰干和单一的肠干。

④ 淋巴导管。全身 9 条淋巴干分别汇成两条大的淋巴导管，即右淋巴导管和胸导管。

(2) 淋巴器官。包括淋巴结、扁桃体、脾和胸腺。

2. 头、颈部淋巴结标本。头部淋巴结位于头颈交界处，颈部的淋巴结分为颈前和颈外侧组。

(1) 头部淋巴结。

① 枕淋巴结。位于枕部皮下，斜方肌起点的表面，收纳枕部、顶部的淋巴。

② 乳突淋巴结。位于耳后、胸锁乳突肌上端表面，收纳颅顶及耳廓后面的浅淋巴。

③ 腮腺淋巴结。有浅、深两组，分别位于腮腺表面和实质内，收纳额区、颞区、耳廓和外耳道、颊部及腮腺等处的淋巴管。

④ 下颌下淋巴结。位于下颌下腺附近，收纳面部、鼻部和口腔器官的淋巴管。

⑤ 颏下淋巴结。位于颏下部，收纳颏部、下唇内侧部和舌尖部的淋巴管。

(2) 颈部淋巴结。

① 颈前淋巴结。分浅、深两组位于舌骨下方及喉、甲状腺、气管等器官的前方，收纳上述器官的淋巴管，其输出管注入颈外侧深淋巴结。

② 颈外侧淋巴结。包括颈外侧浅淋巴结和颈外侧深淋巴结，分别位于胸锁乳突肌表面，沿颈外静脉排列和颈内静脉排列。颈外侧深淋巴结群中较重要的淋巴结有：咽后淋巴结，居于鼻咽部后方，收集鼻、鼻旁窦、鼻咽部等处的淋巴；颈内静脉二腹肌淋巴结，居于二腹肌后腹与颈内静脉交角处，收集舌后及腭扁桃体的淋巴管；颈内静脉肩胛舌骨肌淋巴结，居于肩胛舌骨肌中间腱与颈内静脉交叉处附近，收集颏下和舌尖部的淋巴管，舌癌时首先转移到此群；锁骨下淋巴结，位于锁骨下动脉和臂丛附近，食管癌和胃癌后期，癌细胞可沿胸导管或颈干逆流转移至左锁骨上淋巴结。

3. 腋淋巴结标本。观察腋淋巴结的位置、收纳范围。腋淋巴结位于腋窝内腋血管及其分支周围，15~20 个，按位置可分为 5 群。

(1) 外侧淋巴结。位于腋动脉、腋静脉远侧段的周围，收集上肢大部分淋巴管及肘淋巴结输出管。

(2) 胸肌淋巴结。位于胸小肌下缘，胸外侧动、静脉周围，收集胸、腹外侧壁和乳房外侧、中央部的淋巴管。

(3) 肩胛下淋巴结。位于腋窝后壁，肩胛下动脉、静脉周围，收集项背部、肩胛区的淋巴管。

(4) 中央淋巴结。位于腋窝中央，收集上述 3 群淋巴结的输出淋巴管，其输出管注入尖淋巴结。

(5) 尖淋巴结：位于腋窝尖部，沿腋动脉、腋静脉的近侧端排列，引流乳腺上部的淋巴，收集以上 4 群淋巴结和锁骨下淋巴结的输出管，其输出管大部分汇成锁骨下干(左侧注入胸导管，右侧注入右淋巴导管)，少数注入锁骨上淋巴结。

4. 胸腔淋巴结标本。观察胸部的淋巴结，位于胸壁内和胸腔器官周围。

(1) 胸壁淋巴结。胸后壁和胸前壁大部分浅淋巴管注入腋淋巴结，胸前壁上部的浅淋巴管注入颈外侧下深淋巴结，胸壁深淋巴管注入胸壁淋巴结。

(2) 胸腔器官淋巴结。

① 纵隔前淋巴结。居于上纵隔前部和前纵隔内，大血管和心包的前面，引流胸腺、心、心包和纵隔胸膜的淋巴，并收纳膈上淋巴结中群的输出淋巴管，其输出淋巴管参与组成支气管纵隔干。

② 纵隔后淋巴结。居于上纵隔后部和后纵隔内，沿胸主动脉和食管分布，引流心包、食管和膈的淋巴，并收集膈上淋巴结中、后群的输出淋巴管，其输出淋巴管注入胸导管。

③ 气管、支气管和肺的淋巴结。引流肺、胸膜脏层、支气管、气管和食管的淋巴，并收集纵隔后淋巴结的输出淋巴管(在成年人，由于大量灰尘颗粒沉积在淋巴结内，使淋巴结呈黑色)包括肺淋巴结、支气管肺淋巴结、气管支气管淋巴结和气管旁淋巴结。气管旁淋巴结、纵隔前淋巴结和胸骨旁淋巴结的输出淋巴管合成支气管纵隔干。

5. 下肢的淋巴结标本。观察下肢的淋巴结有浅、深淋巴结，分别与浅静脉和深血管伴行，直接或间接注入腹股沟淋巴结，臀部的深淋巴管沿深血管注入髂内淋巴结。

(1) 腘淋巴结。沿小隐静脉末端和腘血管分布，引流足外侧缘和小腿后外侧部的浅淋巴管及足和小腿的深淋巴管，其输出淋巴管沿股血管上行，注入到腹股沟深淋巴结。

(2) 腹股沟淋巴结。

① 腹股沟浅淋巴结。居于腹股沟韧带下方，分为上、下两群。上群与腹股沟韧带平行排列，引流腹前外侧壁下部、臀部、会阴和子宫底的淋巴；下群沿大隐静脉末端分布，收集足外侧缘和小腿后外侧部外的下肢浅淋巴管。腹股沟浅淋巴结的输出淋巴管注入腹股沟深淋巴结或者髂外淋巴结。

② 腹股沟深淋巴结。居于股静脉周围和股管内，引流大腿深部结构和会阴的淋巴，并收集腘淋巴结深群和腹股沟浅淋巴结的输出淋巴管，其输出淋巴管注入髂外淋巴结。

6. 盆腔淋巴结标本。观察盆部淋巴结沿盆腔血管排列，包括骶淋巴结、髂内淋巴结、髂外淋巴结和髂总淋巴结。

(1) 骶淋巴结。沿骶正中血管和骶外侧血管分布，引流盆后壁、直肠、前列腺或子宫等处的淋巴，其输出淋巴管注入髂内淋巴结或髂总淋巴结。

(2) 髂内淋巴结。沿髂内动脉及其分支和髂内静脉及其属支分布，引流大部分盆壁、盆腔脏器、会阴深部、臀部和大腿后部深层结构的淋巴，其输出淋巴管注入髂总淋巴结。

(3) 髂外淋巴结。沿髂外血管分布，引流腹前壁下部、膀胱、前列腺或子宫颈和阴道上部的淋巴，并收集腹股沟浅、深淋巴结的输出淋巴管，其输出淋巴管注入髂总淋巴结。

(4) 髂总淋巴结。沿髂总血管分布，收集骶淋巴结、髂内淋巴结、髂外淋巴结的输出淋巴管，其输出淋巴管注入腰淋巴结。

7. 腹部淋巴结的标本。观察居于腹后壁和腹腔脏器周围的淋巴结。

(1) 腹壁淋巴结。位于脐平面以上腹前外侧壁的浅、深淋巴管分别注入腋淋巴结和胸骨旁淋巴结；位于脐平面以下腹壁的浅淋巴管注入腹股沟浅淋巴结，深淋巴管注入腹股沟深淋巴结、髂外淋巴结和腰淋巴结。

腰淋巴结居于腹后壁，沿腹主动脉和下腔静脉分布，引流腹后壁深层结构和腹腔成对器官的淋巴，并收集髂总淋巴结的输出淋巴管，其输出淋巴管汇合成左、右腰干。

(2) 腹腔器官的淋巴结。腹腔成对器官的淋巴管注入腰淋巴结，而不成对器官的淋巴管注入沿腹腔干、肠系膜上动脉和肠系膜下动脉及其分支分布的淋巴结。

① 沿腹腔干及其分支排列的淋巴结。包括胃左、右淋巴结，胃网膜左、右淋巴结，幽门上、下淋巴结，肝淋巴结，胰淋巴结和脾淋巴结，引流相应动脉分布范围的淋巴。

② 沿肠系膜上动脉及其分支排列的淋巴结。包括回结肠淋巴结、右结肠淋巴结、中结肠淋巴结。

③ 沿肠系膜下动脉分布的淋巴结。包括左结肠淋巴结、乙状结肠淋巴结和直肠上淋巴结。

腹腔淋巴结、肠系膜上淋巴结和肠系膜下淋巴结的输出淋巴管汇合成肠干。

8. 胸导管模型。观察胸导管的走行、收集范围和注入部位。

胸导管平第 12 胸椎体下缘高度起于乳糜池，经主动脉裂孔入胸腔。沿脊柱右前方与胸主动脉和奇静脉之间上行，于第 5 胸椎高度经食管与脊柱之间向左侧斜行，然后沿脊柱左前方上行，经胸廓上口到颈部，于左颈总动脉和左颈内静脉的后方转向前内下方，注入左静脉角。注入左静脉角时接受左颈干、左锁骨下干和左支气管纵隔干。胸导管引流下肢、盆部、腹部、左上肢、左胸部和左头颈部的淋巴即全身 3/4 部位的淋巴。

【实验小结】

本次实验要求熟练掌握如下内容：

1. 淋巴干及淋巴导管。肠干、腰干、乳糜池、颈干、锁骨下干、支气管纵隔干、胸导管、右淋巴导管。

2. 头颈部淋巴结。耳后淋巴结、下颌下淋巴结、颈外侧浅淋巴结、颈外侧深淋巴结。

3. 腋窝淋巴结。胸肌淋巴结、外侧淋巴结、肩胛下淋巴结、中央淋巴结、尖淋巴结。

4. 胸腔淋巴结。肺门淋巴结、支气管淋巴结、气管淋巴结、后纵隔淋巴结。

5. 腹部淋巴结。胃左淋巴结、胃右淋巴结、胃网膜左淋巴结、胃网膜右淋巴结、肠系膜上淋巴结、肠系膜淋巴结、肠系膜下淋巴结。

6. 下肢淋巴结。髂外淋巴结、腹股沟浅淋巴结、腹股沟深淋巴结。

另外，对着标本和模型，熟悉以下结构：腹腔淋巴结、肝淋巴结、幽门淋巴结、回结肠淋巴结、右结肠淋巴结、中结肠淋巴结、左结肠淋巴结、乙状结肠淋巴结、直肠上淋巴结、髂总淋巴结、髂内淋巴结。

思 考 题

1. 试述胸导管的起始、行程及收集范围。

2. 左锁骨上淋巴结位于何处？它收集哪些范围的淋巴？为什么胃癌患者左锁骨上淋巴结也可以癌变？

(吴红年)

实验二十七　视　　器

【实验目的】

掌握眼球壁的层次，各层的分部与形态特点；了解视网膜视部的组织结构；掌握眼球内容物的组成、功能及各部的形态特点；掌握房水的产生及循环途径；掌握眼睑的形态、结构特点及其临床意义；掌握结膜的分部；掌握泪器的组成与泪液的排出途径；掌握眼球外肌的名称、位置和作用；了解眶脂体和眶筋膜的位置及作用；了解眼的血管、神经。

【实验教具】

1. 标本。眼球(新鲜牛眼或猪眼)、眼球连眼副器标本、泪器标本、眼外肌标本。

2. 模型。眼球模型、眼眶放大模型(包括眼球、眼肌、泪器、血管及神经)、眼外肌模型。

【实验内容及方法】

1. 眼眶放大模型。观察视器由眼球和眼副器(眼睑、结膜、泪器、眼外肌、眶脂体和眶筋膜等)共同构成。观察眼球的外形，眼球位于眼眶内，近似球形。前、后面的正中点分别称前极、后极，通过前、后极的直线称眼轴。自瞳孔中心至视网膜黄斑中央凹的连线称视轴。

2. 眼球模型。眼球壁从外至内分为外膜、中膜和内膜三层。

(1) 外膜(纤维膜)。分角膜和巩膜两部分。外膜的前 1/6 为角膜，无色透明，曲度较大，有折光作用，富含感觉神经末梢，感觉灵敏。外膜的后 5/6 呈乳白色、不透明的是巩膜。巩膜前方接角膜，后方与视神经的硬鞘膜相延续。靠近角膜缘处的巩膜实质内有环形的巩膜静脉窦，为房水流出的通道。巩膜前部露于眼裂的部分，正常呈乳白色。巩膜出现黄色常是黄疸的重要体征，老年人的巩膜略呈黄色，先天性薄巩膜为蔚蓝色。

(2) 中膜(血管膜)。富含血管和色素细胞，呈棕黑色。从前至后分为虹膜、睫状体和脉络膜三部分。

① 虹膜。为最前方的额状位圆盘形薄膜，中央的圆孔称瞳孔。虹膜将眼房(角膜与晶状体之间的间隙)分为眼前房和眼后房。虹膜内有瞳孔括约肌(环绕瞳孔周围)和瞳孔开大肌(以瞳孔为中心呈放射状排列)。其颜色因含色素的多少和分布不同而异，黄种人的巩膜多呈棕色。透过角膜可以看见虹膜和瞳孔。

② 睫状体。是中膜的肥厚部分，位于角膜与巩膜移行部的内面。其前部内面有许多放射状排列的皱襞称睫状突。睫状体内有平滑肌叫睫状肌，其收缩和松弛可调节晶状体曲度，另外睫状体有产生房水的作用。

③ 脉络膜。占中膜的后 2/3，前连睫状体，后有视神经穿过。

(3) 内膜(视网膜)。附于中膜的内面，从前向后分三部，即视网膜虹膜部、视网膜睫状体部和视网膜视部。其中虹膜部和睫状体部无感光作用，称为视网膜盲部。在视神经起始的部位可见圆形隆起称视神经乳头(或视神经盘)。视神经盘边缘隆起，中央有视神经和视网膜中央动、静脉穿过，此处无感光细胞，称生理性盲点。在视神经盘外侧稍偏下方约 3.5mm 有一黄色区域，叫黄斑。黄斑的中央凹陷称中央凹，此处无血管，是感光最敏锐的部位。

3. 眼球(新鲜牛眼或猪眼)、眼球模型。眼球内容物包括房水、晶状体、玻璃体，都是无色透明的，有折光作用，与角膜共同构成眼球的折光装置，使物体在视网膜清晰成像。

在模型上观察，虹膜将眼房分为眼前房和眼后房，两者借瞳孔交通。房水充满于眼房内，经眼后房→瞳孔→眼前房→虹膜角膜角→巩膜静脉窦→睫前静脉→眼上、下静脉。如房水回流受阻，可导致眼内压升高，形成继发性青光眼。

晶状体位于虹膜后方与玻璃体之间，成双凸透镜状，无色透明，富有弹性，无血管和神经。以睫状小带连于睫状体。晶状体表面包被晶状体囊，其周围部称晶状体皮质；中心部为晶状体核。晶状体混浊，称白内障。当视近物时，睫状肌收缩使睫状突向内伸，睫状小带松弛，导致晶状体弹性回缩，曲度增大，屈光能力增强，使进入眼球的光线能聚焦在视网膜上。视远物时则相反。

玻璃体是无色透明的胶状物质，充填于晶状体与视网膜之间。玻璃体除折光作用外，还对视网膜起支撑作用。支持作用减弱，容易导致视网膜脱离；玻璃体浑浊，可影响视力。

4. 眼球连眼副器标本。

(1) 眼睑。眼睑位于眼球前方，分为上睑和下睑，二者之间的裂隙叫睑裂。睑裂两侧上下睑结合处分别为内眦和外眦。睑缘生有 1~3 排睫毛，睫毛弯曲向前，根部有睫毛腺(Zeis 腺)，此处发生急性炎症称为麦粒肿。略翻起上、下睑，学会在上、下睑缘近内眦处辨认泪湖、泪阜、泪点。泪湖是在内眦附近的一较圆钝微凹陷的空隙；泪湖的底部蔷薇色的隆起为泪阜。睑的内侧端略隆起称泪乳头，其顶端有一小孔叫泪点，是泪小管的开口。

(2) 结膜。在活体上观察，结膜是一层薄而光滑透明、富含血管的黏膜，覆盖在眼睑后面和眼球前面。按部位分三部分，在眼睑内面的部分为睑结膜，眼球前面称球结膜，结膜穹隆位于球结膜和睑结膜的移行处，返折处分别构成结膜上穹和结膜下穹。上下睑闭合时，整个结膜形成的囊状腔隙为结膜囊，通过睑裂与外界相通。

5. 泪器标本。

泪腺位于眶上壁前外侧部的泪腺窝内；泪道包括泪小管、泪囊和鼻泪管。泪小管起自泪点，是连接泪点与泪囊的小管，分为上泪小管和下泪小管，最初均垂直行走，然后呈水平方向进入泪囊。泪囊位于眶内侧壁前部的泪囊窝内，向下移行为鼻泪管。鼻泪管为膜性管道，上部包埋于骨性鼻泪管中，下部在鼻腔外侧壁黏膜深面，末端开口于下鼻道外侧壁的前部。

6. 眼球外肌标本、模型。眼球外肌包括四块直肌、两块斜肌和上睑提肌。注意观察眼外肌的起止、位置，并在模型上体会每块肌肉的作用。

在模型上找到位于视神经管周围和眶上裂内侧的总腱环的位置，注意观察上直肌、下直肌、内直肌、外直肌都起自总腱环，分别止于巩膜的上、下、内侧和外侧。上直肌收缩使眼球转向内上方，下直肌收缩使眼球转向内下方，内直肌收缩使眼球转向内侧，外直肌收缩使眼球转向外侧。在上直肌与内直肌之间，观察上斜肌的起止。上斜肌起自总腱环，以细腱通过眶内侧壁前上方的滑车，转向后外，在上直肌与外直肌之间止于眼球赤道后方的巩膜，在模型上体会该肌收缩使眼球转向外下方。在眶下壁与下直肌之间，观察下斜肌起自眶下壁的内侧近前缘处，斜向后外，止于眼球下方赤道后方的巩膜。下斜肌收缩可以使眼球转向外上方。上睑提肌起自视神经管上方，在上直肌上方前行，止于上睑，收缩时可上提上睑。

7. 眼球连眼副器标本、眼眶放大模型。观察并体会眶脂体和眶筋膜的位置及作用。

眶脂体为充填于眼球、视神经、眼外肌与眶骨膜之间的空隙中的脂肪组织块，起到固定眶内各种软组织和减少眼球震荡的作用。眶骨膜为菲薄的纤维结缔组织膜，疏松附着于眶壁骨面。眼球筋膜鞘(又称 Tenon 囊)，为眶脂体和眼球之间的致密结缔组织膜，包绕眼球大部，眼球在鞘内可灵活活动。眼肌筋膜鞘呈鞘状包绕在眼球外肌外面，以保证眼外肌的灵活运动。

8. 眼眶放大模型。

眼动脉由颈内动脉颅内段发出，经视神经管入眶，分支供应眼球、眼外肌、泪腺和眼睑等。视网膜中央动、静脉行于视神经内，穿视神经盘分支分布于视网膜神经部。在虹膜和脉络膜的表面观察睫状后长动脉(虹膜动脉)、睫状后短动脉(脉络膜动脉)，沿视神经周围穿巩膜，在巩膜与脉络膜之间前行，营养眼球中膜和外膜。在眼球模型的后部表面，还可看到 4 条涡静脉，中膜的小静脉在脉络膜内集中汇合成数条涡静脉，穿出巩膜后，分别汇入眼上、下静脉。在眼球后极内侧约 3mm 处有视神经，行向后，穿过视神经管入颅中窝。

【实验小结】

本次实验要求熟练辨认如下结构：

1. 眼球。角膜、巩膜、虹膜、瞳孔、睫状体、脉络膜、晶状体、玻璃体、视网膜、视神经盘、黄斑、虹膜角膜角。

2. 眼外肌和眼睑。上睑、下睑、睑结膜、球结膜、结膜穹隆、泪腺、泪囊、上直肌、下直肌、内直肌、外直肌、上斜肌、下斜肌。

另外，能够对照标本、模型熟悉如下结构：眶脂体、眶骨膜、视神经、视网膜中央动静脉、睫后短动脉(脉络膜动脉)、睫后长动脉(虹膜动脉)、涡静脉。

思 考 题

1. 根据标本简述房水的产生及循环途径。

2. 在标本上简述眼球外肌的名称及作用。

(余　方)

实验二十八　前 庭 蜗 器

【实验目的】

掌握前庭蜗器的组成及功能；了解外耳的组成，外耳道的位置、分部及婴儿外耳道的特点；掌握鼓膜的位置、分部和形态；掌握中耳的组成；掌握鼓室的位置、六壁及其主要结构和临床意义；了解听小骨的名称、位置、连接及运动；了解运动听小骨肌肉的名称及其作用；掌握咽鼓管的位置、分部、作用及幼儿咽鼓管的特点；了解乳突小房和乳突窦的位置；了解内耳的位置和分部；掌握骨迷路的组成；了解膜迷路的组成及其与骨迷路的关系；了解声波传导的途径。

【实验教具】

1. 标本。外、中、内耳标本，骨迷路标本，切开的颞骨(示鼓室六壁)标本。

2. 模型。前庭蜗器全貌的模型、游离的鼓膜模型、内耳放大模型、放大听小骨模型、切开的颞骨模型、迷路模型、声音传导电动模型。

【实验内容及方法】

1. 前庭蜗器全貌模型。观察前庭蜗器由外耳、中耳和内耳三部分组成，其中外耳和中耳是声波的收集和传导装置，听觉感受器和位觉感受器位于内耳。

2. 外耳标本、外耳放大模型。

(1) 耳廓。取外耳的标本和模型结合活体(同学们之间相互)观察耳廓的形态结构。耳廓上部由弹性软骨和结缔组织作支架，表面覆盖皮肤，皮下组织很少但血管神经丰富。下 1/3 为耳垂，无软骨，仅含结缔组织和脂肪。在活体上观察耳轮、对耳轮、耳舟、耳甲、耳甲艇、耳甲腔、三角窝、耳屏、对耳屏、屏间切迹、外耳门和耳垂等结构。

(2) 外耳道。自外耳门至鼓膜之间稍呈弯曲的管道。外 1/3 为软骨部，内 2/3 为骨部。在切除外耳道前壁的模型上，观察外耳道的弯曲。外耳道约呈“S”形弯曲，从外向内，先朝前上，继稍向后，然后弯向前下方。对成人活体检查外耳道和鼓膜时，须将耳廓向后上方牵拉，使外耳道变直才便于检查。婴幼儿的外耳道短而直，作检查时要将耳廓拉向后下方。

3. 游离鼓膜模型、前庭蜗器全貌模型。

在显示前庭蜗器全貌的模型上观察，鼓膜位于外耳道与鼓室之间，与外耳道底成 45°~50°角(注意小儿鼓膜几乎成水平位)。在放大的鼓膜模型上观察鼓膜，为漏斗状、椭圆形、半透明的薄膜，凹面朝向外耳道，周缘附着于颞骨。外面中心的凹称鼓膜脐，内面为锤骨柄的末端附着处。观察从鼓膜脐沿锤骨柄向上，鼓膜形成的前后两皱襞，分别称为锤骨前襞和锤骨后襞。鼓膜上部，锤骨前、后襞之间的三角形区为松弛部，该部薄而松弛，活体呈粉红色。鼓膜下 7/8~5/6 为紧张部，紧张坚韧，活体呈灰白色，其前下方有一个三角形反光区称为光锥。

4. 切开的颞骨(示鼓室六壁)标本、中耳标本。

中耳包括鼓室、咽鼓管、乳突窦和乳突小房。在颞骨的锯开标本和模型上，观察中耳的组成及结构。

(1) 鼓室。位于颞骨岩部内不规则的含气小腔，有六个壁，内有听小骨、韧带、肌、血管和神经等结构。观察鼓室六个壁及各壁上的重要结构。

① 上壁又称盖壁，由颞骨岩部前外侧面的鼓室盖构成，与颅中窝相邻。

② 下壁称颈静脉壁，为一薄层骨板，与颈静脉窝内的颈静脉球相隔。

③ 前壁称颈动脉壁，为颈动脉管的后壁，在此壁上寻找并辨认咽鼓管半管、鼓膜张肌半管的开口部位。

④ 后壁为乳突壁，上部有乳突窦入口，在乳突窦入口下方的骨性突起，称为锥隆起，内藏镫骨肌。

⑤ 外侧壁是鼓膜壁。

⑥ 内侧壁称迷路壁，其中部隆凸称岬，由耳蜗第一圈隆起形成。岬后上方有一椭圆形的孔称前庭窗(卵圆窗)，在活体由镫骨底封闭。岬后下方有一朝下的圆形小孔称蜗窗(圆窗)，活体上为第二鼓膜封闭。前庭窗后上方的弓形隆起称面神经管凸(内藏面神经)。

(2) 咽鼓管。为连通鼓室与鼻咽部的管道，以保持鼓膜内、外两面的压力平衡。前内侧 2/3 叫咽鼓管软骨部，向前内侧开口于鼻咽部侧壁的咽鼓管咽口。外侧 1/3 为咽鼓管骨部，向后外侧开口于鼓室前壁的咽鼓管鼓室口。两部交界处称咽鼓管峡。注意由于婴幼儿的咽鼓管短而宽，且接近水平位，故咽部感染易沿咽鼓管侵入鼓室，引起中耳炎。

(3) 乳突窦和乳突小房。在颞骨的锯开标本和模型上观察，乳突窦在鼓室上隐窝的后方，向前开口于鼓室后壁上部，向后下与乳突小房相通。乳突小房为颞骨乳突内部的许多含气的小空腔，互相连通，腔内覆盖有黏膜并与乳突窦和鼓室黏膜相连续。中耳炎症可经乳突窦侵犯乳突小房引起乳突炎。

5. 放大听小骨模型、前庭蜗器全貌模型。

(1) 听小骨。包括锤骨、砧骨、镫骨，在鼓膜与前庭窗之间以关节和韧带连接成听小骨链。观察听小骨的位置、组成和连接关系。

(2) 运动听小骨的肌肉。包括鼓膜张肌和镫骨肌。前者收缩时向内牵拉锤骨柄，使鼓膜内陷以紧张鼓膜；后者收缩时牵拉镫骨，以减轻迷路的压力并松弛鼓膜，是鼓膜张肌的拮抗肌。

6. 内耳放大模型、迷路模型、骨迷路标本。观察内耳的位置，藏在颞骨岩部的骨质内，在鼓室内侧壁与内耳道底之间，由骨迷路和膜迷路组成。在观察时要注意体会膜迷路内充满内淋巴，膜迷路和骨迷路之间充满外淋巴，内外淋巴之间互不相通。

(1) 骨迷路。由骨密质围成，从前内侧向后外侧可分耳蜗、前庭和骨半规管。观察三部分位置和相互关系。

① 前庭。位于骨迷路中部、椭圆形的空腔。后部有五个孔通三个半规管，前部有一大孔，通耳蜗。外侧壁(即鼓室内侧壁)上有前庭窗与镫骨底相连接，后壁上方有五个小孔通三个骨半规管，前壁下方有一较大的孔通耳蜗。内侧壁邻接内耳道底，有神经通过。观察内侧壁上的前庭嵴、椭圆囊隐窝、球囊隐窝、前庭水管内口等结构。

② 骨半规管。为3个半环形的骨管，互相成直角排列，分别称为前骨半规管、后骨半规管和外骨半规管。弓向上前外方的是前骨半规管，与颞骨岩部的长轴垂直；弓向后外侧、最短的一个是外骨半规管；弓向后上外方、最长的一个是后骨半规管。每个骨半规管都有两个骨脚连于前庭，膨大的壶腹骨脚和不膨大的单骨脚，其中壶腹骨脚的膨大部称骨壶腹。前、后骨半规管的单骨脚合成一个总骨脚。三个半规管以五个孔开口于前庭。

③ 耳蜗。位于前庭的前方，形如蜗牛壳，由骨螺旋管和蜗轴构成。观察蜗轴的位置，以及环绕蜗轴的蜗螺旋管和骨螺旋板。顶端称蜗顶，底端称蜗底，由蜗顶至蜗底的中央骨轴为蜗轴，蜗螺旋管绕蜗轴旋两圈半。由蜗轴发出骨螺旋板伸入蜗螺旋管内，与膜迷路的蜗管相接，将蜗螺旋管分为近蜗顶侧的前庭阶、近蜗底侧的鼓阶和中间的膜性蜗管。前庭阶和鼓阶均含外淋巴，在蜗顶处借蜗孔相通。骨螺旋板根部有蜗轴螺旋管，内藏蜗神经节。

(2) 膜迷路。套在骨迷路内的封闭的膜性管或囊，其形态基本与骨迷路一致。

① 椭圆囊和球囊。位于骨迷路的前庭部，两囊借椭圆球囊管相连通。椭圆囊位于椭圆囊隐窝处，球囊位于球囊隐窝处，注意两囊与膜半规管、蜗管的连通关系。球囊下端以连合管通蜗管，其前上壁上有球囊斑。椭圆囊后壁上有膜半规管的五个开口，前壁借椭圆球囊管连接球囊和内淋巴管，上端的底部和前壁上有椭圆囊斑。球囊斑和椭圆囊斑都是位置觉感受器，能感受头部静止的位置和直线变速运动的刺激。

② 膜半规管。位于骨半规管内，辨认壶腹嵴(膜壶腹壁上的隆起)。壶腹嵴是位觉感受器，能感受头部旋转变速运动的刺激。三个膜半规管内的壶腹嵴相互垂直，可以感受三维空间的运动变化。

③ 蜗管。位于蜗螺旋管内。前庭端借连合管与球囊相通，盘绕蜗轴两圈半，尖端为盲端终于蜗顶。断面呈三角形，上壁为蜗管前庭壁(前庭膜)，外侧壁为膜螺旋管内表面骨膜增厚的部分，下壁由骨螺旋板和蜗管鼓壁(螺旋膜，又称基底膜)组成，分隔蜗管和鼓阶。螺旋膜上有螺旋器(Corti 器)，为听觉感受器。在耳蜗内寻认蜗管，观察其构成及与骨螺旋板的位置关系，辨认位于基底膜上的螺旋器；观察前庭阶和鼓阶的位置，以及它们与前庭窗、蜗窗的关系。

7. 声音传导电动模型。观察空气传导和骨传导的途径，并体会传导性耳聋和神经性耳聋的区别。

【实验小结】

本次实验要求熟练辨认如下结构：

1. 外耳。耳廓、外耳道、鼓膜(鼓膜脐、松弛部、光锥)。

2. 中耳。锤骨、砧骨、镫骨、鼓室、咽鼓管、鼓室壁(颈内动脉管、乳突窦口、锥隆起、前庭窗、蜗窗、面神经管凸、岬)、乳突窦、乳突小房。

3. 内耳。前骨半规管、后骨半规管、外侧骨半规管、壶腹骨脚、单骨脚、骨壶腹、总骨脚、前庭、前庭窗、蜗窗、椭圆囊、球囊、膜半规管、螺旋器、蜗螺旋管。

另外，能够对照标本、模型熟悉如下结构：鼓膜张肌、镫骨肌、骨性耳蜗、蜗底、蜗顶、蜗孔、骨螺旋板、基底膜、前庭膜、蜗轴、蜗轴螺旋管。

思 考 题

1. 根据模型简述鼓室的六壁及各壁上的重要结构。
2. 在标本和模型上指出听觉感觉器和位置觉感受器的名称和位置。

(余　方)

实验二十九　神经系统总论

【实验目的】

掌握神经系统的区分；掌握神经元的基本结构；了解神经元的分类以及突触和反射弧的概念；掌握灰质、白质、皮质、髓质、神经纤维、神经、神经核、神经节和网状结构的概念。

【实验教具】

1. 标本。脑的水平切面标本、冰冻脑标本。

2. 模型。神经系统构成模型、脊神经概况模型、内脏神经概况模型、神经元示意图、反射弧模型。

【实验内容与方法】

1. 神经系统构成模型。神经系统区分为中枢和周围两部分。中枢神经系统又分为端脑、间脑、小脑、脑干、脊髓等部分；周围神经系统又分为脊神经、脑神经、内脏神经三部分。

2. 神经元示意图。观察神经系统的组成。神经系统主要由神经组织构成；神经组织包括神经元(神经细胞)和神经胶质细胞；神经元由胞体和胞突组成。

3. 反射弧模型。神经系统的基本活动方式是反射，执行反射活动的形态学基础是反射弧。观察反射弧的 5 个环节，即感受器→传入神经→反射中枢→传出神经→效应器。

4. 脑的水平切面标本、冰冻脑标本。灰质在中枢神经系统内，神经元胞体及树突聚集之处，在大、小脑表面形成的灰质层称皮质。白质为神经纤维聚集之处，因神经纤维外面包有髓鞘，色泽白亮，称白质。位于大、小脑深部的白质称髓质。神经核、神经节是形态与功能相似的神经元胞体集聚成一团，在中枢(皮质以外)称神经核，在周围称神经节。纤维束为中枢神经系统内起止、行程与功能相同的一束纤维；神经是周围神经系统中神经纤维集聚成粗细不等的神经纤维束。网状结构在中枢神经内，神经纤维交织成网状，网眼内含有分散的神经元或较小的核团，这些区域称为网状结构。

【实验小结】

本次实验课要求熟练掌握如下内容：

1. 神经系统区分。端脑、间脑、小脑、脑干、脊髓、脊神经、脑神经、内脏神经。

2. 常用名词术语。灰质、白质、皮质、髓质、神经纤维、神经、神经核、神经节。另外，能够对照标本、模型熟悉反射弧、网状结构的内容。

思 考 题

1. 简述神经系统的区分。
2. 理解常用名词术语。

（胡振武）

实验三十　脊　髓

【实验目的】

掌握脊髓的位置、外形及脊髓节段与椎骨的对应关系；掌握脊髓灰、白质的配布及名称；掌握灰质主要核团的位置、机能；熟悉脊髓灰质细胞分层结构的概念；掌握脊髓主要纤维束的位置、起止和机能；了解脊髓小脑前束、后束、红核脊髓束、前庭脊髓束、顶盖脊髓束、内侧纵束和脊髓固有束的位置和功能；了解脊髓的功能及脊髓损伤后的症状。

【实验教具】

1. 标本。保留脊神经根的脊髓标本、游离脊髓、脑连脊髓标本、带椎管的脊髓标本。

2. 模型。脊髓横断面放大模型、脊髓和脊神经模型(示脊髓三层被膜)、脊髓与椎骨关系模型(示椎骨与脊髓、脊神经关系、马尾、终丝、脊髓被膜等)、腰髓解剖模型。

【实验内容与方法】

1. 带椎管的脊髓标本、脊髓与椎骨关系模型、游离脊髓标本。可见脊髓位于椎管内，上端平枕骨大孔处与延髓相连，下端平第 1 腰椎体下缘(成人)。脊髓上有颈膨大，下有腰骶膨大，末端变细为脊髓圆锥，向下续为终丝。脊髓表面可见前正中裂、后正中沟、一对前外侧沟和一对后外侧沟等 6 条纵行的沟。脊髓自前、后外侧沟依次与 31 对脊神经前、后根相连。脊神经于相应的椎间孔离开椎管。下部的脊神经根在脊髓的末端连同终丝一起形成马尾。每条脊神经的后根上有一个脊神经节。脊髓可分为 8 个颈节(C)、12 个胸节(T)、5 个腰节(L)、5 个骶节(S)和 1 个尾节(Co)共 31 个节段。成人脊髓与脊柱的长度并不相等，脊髓节段与椎骨的对应关系大致可以归纳如下：上颈髓 C_1~C_4 与同序数椎骨等高，下颈髓 C_5~C_8 较同序数椎骨高 1 个椎骨，上胸髓 T_1~T_4 较同序数椎骨高 1 个椎骨，中胸髓 T_5~T_8 较同序数椎骨高 2 个椎骨，下胸髓 T_9~T_{12} 较同序数椎骨高 3 个椎骨，腰髓 L_1~L_5 平对第 10~12 胸椎，骶、尾髓 S_1~S_5 平对第 12 胸椎和第 1 腰椎。

2. 脊髓水平切面、脊髓横断面放大模型。可见脊髓正中央有中央管纵贯全长，管内含脑脊液，向上通第四脑室，向下在脊髓圆锥内扩大形成终室。围绕中央管的周围可见蝶形灰质，颜色较浅，可分为扩大的前角和狭细的后角，在胸髓和上腰髓还可见向外伸出的侧角。前、后角之间为中间带。白质位于灰质的外面，颜色较深，可分为三个索。前正中裂与前外侧沟之间为前索，前、后外侧沟之间为外侧索，后外侧沟与后正中沟之间为后索。在灰质后角基部外侧与白质之间有网状结构。

3. 脊髓横断面放大模型。可见灰质前角内有内侧核(支配躯干肌)、外侧核(支配四肢肌)；后角由后角基部向后角尖依次可分为胸核、后角固有核、胶状质和边缘核；侧角仅见于 T_1~L_3 脊髓节段，是交感神经的低级中枢。灰质的细胞构筑从后角尖到前角分为十个板层：I 层相当于后角缘层，II 层相当于胶状质，III~IV 层相当于后角固有核，V~VI 层位于后角基部，VII 层相当于中间带，VIII 层位于前角基部，IX 层相当于前角运动神经元，X 层在脊髓中央管周围。

脊髓白质位于脊髓灰质的周围，主要由许多纵行排列的纤维束组成。可分为长的上行纤维束、下行纤维束和短的固有束。上行纤维束(感觉传导束)包括薄束和楔束，起自脊神经节内的中枢突，第五胸节以下来的纤维组成薄束，第四胸节以上来的纤维组成楔束，在脊髓后索内上行，分别止于延髓的薄束核和楔束核。其功能是传导来自同侧躯体的本体感觉及精细触觉；脊髓小脑后束位于外侧索周边的后部，起自同侧的脊髓胸核，上行经延髓和小脑下脚入小脑，传导来自躯干下部和下肢的非意识性深感觉；脊髓小脑前束位于脊髓小脑后束的前方，起自后角基部及中间带，大部分交叉到对侧，小部分在同侧上行，经小脑上脚进入小脑皮质，传导来自躯干上部和上肢的非意识性深感觉；脊髓丘脑束起自脊髓灰质 I 和 IV~VII 层，经白前连合交叉到对侧的外侧索和前索内上行，止于背侧丘脑，其功能是传导对侧躯干的痛、温觉及粗触觉。下行纤维束(运动传导束)包括皮质脊髓束，是脊髓内最大的纤维束，起自大脑皮质运动中枢，下行至延髓的锥体交叉，大部分纤维交叉至对侧形成皮质脊髓侧束，止于同侧脊髓前角运动细胞，少部分未交叉纤维在同侧下行为皮质脊髓前束，其中大部分经白前连合交叉终止于对侧的前角细胞，少部分纤维始终不交叉并止于同侧前角。皮质脊髓束的功能是支配骨骼肌运动，特别是肢体远端的灵巧运动；红核脊髓束位于皮质脊髓侧束的腹侧，起自中脑红核，至 V~VII 板层，投射至上 3 个颈髓节段。其功能与兴奋屈肌的运动神经元有关。还可见到前庭脊髓束、网状脊髓束、内侧纵束和顶盖脊髓束等其他下行纤维束。

【实验小结】

本次实验课要求熟练掌握如下内容：

1. 位置和外形。颈膨大、腰膨大、脊神经前根、脊神经后根、脊髓圆锥、终丝、马尾、前正中裂、后正中沟、前外侧沟、后外侧沟。推算脊髓节段与椎骨的对应关系。

2. 内部结构。中央管、前角、后角、侧角、中间带、前索、外侧索、后索、前角内侧核、前角外侧核、胸核、后角固有核、胶状质、缘核、薄束、楔束、前庭脊髓束。

另外，能够对照标本、模型熟悉如下内容：细胞构筑、网状脊髓束、内侧纵束、顶盖脊髓束。

思 考 题

绘出第 5 胸髓的断面图，并正确标示结构。

(胡振武)

实验三十一　脑　干

【实验目的】

掌握脑干的组成及其位置；掌握脑干外部主要结构与内部结构的关系及其主要特点；掌握第四脑室的位置、构成及交通，第四脑室脉络丛的组成和功能；掌握脑神经核的位置以及与脑神经的联系；了解脑干内部结构概况；掌握薄束核、楔束核、红核及黑质的位置及功能概况；了解其余非脑神经核的名称、位置；掌握各主要上、下行纤维束(内侧丘系、脊髓丘脑束、外侧丘系、三叉丘系、锥体束)在脑干各部的位置，了解它们的走行概况；了解脑干 3 个典型横切面(平下橄榄核、面神经丘、上丘)灰白质的配布；了解脑干网状结构概念及位置。

【实验教具】

1. 标本。正中矢状切脑标本、完整脑标本、保留脑神经根的脑干标本。

2. 模型。脑干模型、显示脑干内部结构(核团、纤维束)的模型、脑神经核模型、透明脑干电动模型、脑干横断面模型、传导通路模型。

【实验内容与方法】

1. 脑干标本。可见脑干分为中脑、脑桥、延髓三部。

2. 脑干模型、带脑神经根的脑干标本。

(1) 腹侧面。可见延髓位于脑干的最下部，上部借延髓脑桥沟与脑桥分隔，下部通过枕骨大孔与脊髓相连。延髓腹侧面正中线上有前正中裂，两侧有前外侧沟。在延髓腹侧面上部，前正中裂两侧与前外侧沟之间有锥体束构成的锥体。在锥体下端可见到两侧的纤维在前正中裂深部交叉称锥体交叉。在前外侧沟的后外侧有橄榄，橄榄深面有下橄榄核。在锥体与橄榄间有舌下神经的根丝由橄榄前沟出脑。在橄榄后沟由上而下依次是舌咽、迷走和副神经的根丝。

脑桥腹侧面的中线处有一纵行的基底沟，沟内有基底动脉通过。基底沟两侧膨隆为脑桥基底部，向背侧移行为小脑中脚，在移行处有三叉神经根附着。脑桥与延髓交界处的延髓脑桥沟内由内向外依次可见展神经、面神经、前庭蜗神经三对脑神经根出入脑。前庭蜗神经连脑处恰位于脑桥、延髓与小脑交角处，临床上称此处为脑桥小脑三角。

中脑腹侧面上接间脑，下连脑桥上缘，有一对大脑脚底，由大量大脑皮质发出的下行纤维构成。大脑脚间的凹陷称脚间窝，内有动眼神经根丝出脑。

(2) 背侧面。脑干背侧面中份有由延髓上半部和脑桥的背面共同构成的菱形窝；菱形窝以下的延髓背侧面与脊髓的外形相似；菱形窝上方的中脑背面有上下两对圆形隆起，分别为一对上丘和一对下丘，各与视觉反射和听觉反射相关。连接上丘与外侧膝状体的长条状隆起称上丘臂，连接下丘与内侧膝状体的长条状隆起称下丘臂。下丘与上髓帆之间可见到滑车神经根出脑。

正中线上的纵行浅沟为后正中沟，后正中沟下端两侧，有椭圆形隆起的薄束结节，薄束结节外上方有楔束结节，深面分别为薄束核与楔束核。楔束结节外上方为小脑下脚向背侧行向小脑。窝的下外侧界是小脑下脚，楔束结节和薄束结节，窝的两上外侧界为小脑上脚，主要由联系小脑和中脑的纤维束构成。两侧小脑上脚之间的白质板称上髓帆，它构成第四脑室顶的前部。中央管向上延伸，在延髓、脑桥和小脑之间扩大成为第四脑室，菱形窝为第四脑室的底。菱形窝在正中线上有一正中沟，沟外侧有内侧隆起，其外侧有与正中沟大致平行的界沟。界沟上端有一颜色呈蓝黑的区域称蓝斑，界沟外侧直到菱形窝外侧角的三角区称前庭区，其深面为前庭神经核。前庭区外侧角处有一隆起称听结节，内含蜗神经背核。自菱形窝两侧角可见数条横行的髓纹，是延髓和脑桥在背侧面的分界线。内侧隆起在髓纹下方，紧靠正中线处有尖端向下的舌下神经三角，内含舌下神经核，此三角后外侧的小三角形区域为迷走神经三角，内有迷走神经背核。内侧隆起在髓纹上方的小隆起称面神经丘，其深面有展神经核和面神经膝。

3. 脑正中矢状切面。可见第四脑室位居脑桥、延髓和小脑之间，底朝前下由菱形窝构成，顶似帐蓬，向后上指向小脑，其前上部主要由上髓帆构成，后下部主要由第四脑室脉络组织构成。在此部有第四脑室外侧角向外侧延伸越小脑下脚上部转向腹侧形成外侧隐窝，隐窝尖端的开口称为第四脑室正中孔，通至蛛网膜下腔。第四脑室上角连中脑水管，下角通脊髓中央管，外侧有外侧孔，通蛛网膜下腔。

4. 电动脑干模型。按 6 个机能柱自下而上辨认观察脑神经核在脑干内的排列顺序、立体位置。联系脑神经，理解脑神经核团的功能性质。

(1) 一般躯体运动柱。邻正中线，由 4 对核组成，自上而下依次为动眼神经核、滑车神经核、展神经核与舌下神经核。动眼神经核位于中脑上丘平面、中脑水管的腹侧。滑车神经核位于中脑下丘平面。展神经核位于脑桥中下部，面神经丘的深面。舌下神经核位于延髓上部，舌下神经三角的深面。

(2) 特殊内脏运动柱。位于一般躯体运动柱腹外侧，由 4 对核组成，自上而下依次为三叉神经运动核、面神经核、疑核和副神经核。三叉神经运动核位于脑桥中部，面神经核位于脑桥中下部，疑核位于延髓上部的网状结构中，副神经核位于锥体交叉至第 4 或第 5 颈髓节段的前角外侧区。

(3) 一般内脏运动柱。位于躯体运动柱的外侧，靠近界沟，由 4 对核组成，自上而下依次为动眼神经副核(Edinger-Westphal 核)、上泌涎核、下泌涎核和迷走神经背核。动眼神经副核位于上丘平面，在动眼神经核前部背内侧。上泌涎核位于脑桥下部面神经核尾侧附近的网状结构内。下泌涎核位于延髓橄榄上部的网状结构内。迷走神经背核在迷走三角深面，位于舌下神经核的背外侧。

(4) 内脏感觉柱。由单一的孤束核构成，位于界沟外侧，内邻迷走神经背核。

(5) 一般躯体感觉柱。位于内脏感觉柱的腹外侧，由三对与三叉神经有关的核团构成。自上而下依次为三叉神经中脑核、三叉神经脑桥核和三叉神经脊束核。

(6) 特殊躯体感觉柱。位于内脏感觉柱外侧，延髓上部至脑桥下部平面，菱形窝前庭区的深面。由蜗神经核和前庭神经核两个核群组成。其中蜗神经核分为蜗腹侧核和蜗背侧核，前庭神经核由若干核团组成。

5. 脑神经核模型、脑干横断面模型。主要观察非脑神经核。

(1) 延髓的非脑神经核。薄束核与楔束核分别位于延髓中下部背侧的薄束结节和楔束结节的深面，接受来自薄束和楔束的纤维。由此二核发出的轴突绕中央灰质在中线上左右交叉，称内侧丘系交叉，交叉后的纤维在中线两侧转折上行，形成内侧丘系。下橄榄核位于橄榄的深面，发出橄榄小脑束到小脑。

(2) 脑桥的非脑神经核。上橄榄核位于脑桥中下部，内侧丘系的外侧，脊髓丘脑束的背侧，接受蜗腹侧核的纤维，发出纤维加入外侧丘系。脑桥核由若干群神经元构成，散在地分布于脑桥基底部中，接受大脑皮质的纤维，发出脑桥小脑纤维到小脑。

(3) 中脑的非脑神经核。下丘核在中脑下部背侧。上丘核在中脑上部背侧。红核位于中脑上丘至间脑尾侧平面，横切面上呈一对边界明显的卵圆形核团。接受来自小脑核和大脑皮质的传入纤维。传出纤维主要为红核脊髓束。黑质位于中脑脚底与被盖之间。震颤性麻痹或 Parkinson 病常是由于黑质多巴胺神经元变性所致。

6. 传导通路模型、脑干横断面模型。观察长的上下行纤维束。

(1) 长上行纤维束。内侧丘系来自薄束核及楔束核，由此二核发出的纤维在中央管腹侧交叉后上行，即为内侧丘系，传递来自对侧躯干和四肢的意识性本体感觉和精细触觉。脊髓丘脑束起于固有核，上行进入间脑后，止于丘脑腹后外侧核，传导对侧躯干、四肢的浅感觉。脊髓小脑前束经小脑下脚进入小脑。脊髓小脑后束经小脑上脚进入小脑。外侧丘系起于双侧上橄榄核及对侧蜗背侧核和蜗腹侧后核的听觉纤维，上行组成外侧丘系，在形成外侧丘系以前，在脑桥被盖腹侧部横行越边的纤维中有一部分穿过上行的内侧丘系组成斜方体，在中脑下端止于下丘，传导听觉信息。三叉丘系由三叉神经脊束核和三叉神经脑桥核发出的三叉丘脑纤维，越边至对侧上行而成三叉丘系，止于丘脑腹后内侧核，传导头面部的浅、深感觉。

(2) 长下行纤维束。锥体束起自大脑半球额、顶叶皮质，经内囊到达脑干，由皮质脊髓束和皮质核束构成。另有从中脑发出的红核脊髓束和顶盖脊髓束。

(3) 脑干网状结构。在脑干中，除了脑神经核，境界明确的一些非脑神经核团和长的上、下行纤维束以外，还有分布宽广、胞体和纤维交错排列成“网状”的区域，称网状结构。

【实验小结】

本次实验要求熟练掌握如下内容：

1. 脑干外形。前正中沟、橄榄前沟、舌下神经、橄榄后沟、舌咽神经、迷走神经、副神经、锥体、锥体交叉、橄榄、桥延间沟、展神经、面神经、前庭蜗神经、脑桥基底部、基底沟、小脑中脚、三叉神经、大脑脚、脚间窝、动眼神经、后穿质、后正中沟、中间沟、后外侧沟、薄束结节、楔束结节、菱形窝、正中沟、内侧隆起、面神经丘、界沟、前庭区、听结节、髓纹、舌下神经三角、迷走神经三角、最后区、上丘、下丘、滑车神经、上丘臂、下丘臂、小脑上脚、小脑中脚、小脑下脚、上髓帆、下髓帆、第四脑室脉络丛、中脑水管、菱形窝、正中孔、外侧孔。

2. 脑干内部结构。动眼神经核、滑车神经核、展神经核、舌下神经核、三叉神经运动核、面神经核、疑核、副神经核、动眼神经副核、上泌延核、下泌延核、迷走神经背核、孤束核、三叉神经中脑核、三叉神经脑桥核、三叉神经脊束核、前庭神经核、蜗神经核、薄束核、楔束核、内侧丘系交叉、内侧丘系、下橄榄核、上橄榄核、外侧丘系、脑桥核、下丘核、上丘核、红核、黑质、脊髓丘脑束、脊髓小脑前束、脊髓小脑后束、外侧丘系、斜方体、锥体束、皮质脊髓束、皮质核束。

另外，能够对照标本、模型熟悉如下结构：顶盖脊髓束、脑干网状结构、红核脊髓束。

思 考 题

1. 简述菱形窝的边界与结构。
2. 试述第 3~12 对脑神经与脑干相连的部位。
3. 试述脑神经核的 6 个机能柱组成。

(胡振武)

实验三十二　小　　脑

【实验目的】

掌握小脑外形、分叶和三对小脑脚；熟悉小脑扁桃体的位置和临床意义；掌握小脑的基本功能；熟悉小脑中央核的组成；了解小脑皮质的分层和皮质传入、传出联系概况。

【实验教具】

1. 标本。小脑标本，小脑切面标本，整脑标本、正中矢状切脑、小脑三对脚标本。

2. 模型。小脑模型，全脑模型，脑干模型。

【实验内容与方法】

1. 全脑模型、整脑标本、正中矢状切脑。小脑位于颅后窝，由两侧膨隆的小脑半球和中间小脑蚓组成。小脑蚓向两侧逐渐倾斜形成膨大的部分为半球，小脑蚓与半球间无明显分界。小脑下面可见两侧的半球部分隆突，中部凹陷缩细而卷曲的部分为小脑蚓。两侧小脑半球下面的前内侧部分，紧靠延髓的背外侧各有一个突出部分，为小脑扁桃体。扁桃体位置恰在枕骨大孔上方，当颅内压升高时，小脑扁桃体有可能向下被挤入枕骨大孔，产生小脑扁桃体疝(即枕骨大孔疝)，压迫延髓，危及生命。

2. 小脑模型、小脑标本、小脑切面标本、脑干模型、小脑三对脚标本。小脑分为三叶，即绒球小结叶、前叶和后叶。小脑蚓最前端隆起为小结，自小结向两侧借膜状结构连于一表面凹凸不平的圆形小体称为绒球。绒球与蚓前端的小结相连构成绒球小结叶，是小脑最古老的部分，属于原小脑，又称前庭小脑。在小脑上面前 1/3 与后 2/3 相接连处有一条比较深的裂称为原裂，原裂以前的部分即小脑前叶，是小脑较古老的部分，属于旧小脑，又称脊髓小脑。除绒球小结叶及前叶外，位于原裂与后外侧裂之间的部分称为小脑后叶(后外侧裂为绒球小结叶后方的裂)，是种系发生上随着大脑皮质的发展而最新形成的部分，属于新小脑，又称大脑小脑。

3. 小脑水平切面标本。小脑的表面有许多大致平行的浅沟，相邻两沟间的凸起部分称为一个小脑叶片。在小脑切面标本上可见叶片的表面由灰质所覆被，后者称为小脑皮质，内部色浅为白质称小脑髓体，在髓体深部埋藏有灰质团块，称为小脑核。在小脑水平切面标本上可见位居中线的两侧、第四脑室顶上方的顶核和位于半球深部一对呈皱褶囊袋状的齿状核，在顶核与齿状核间尚有较小的栓状核与球状核。

4. 脑干模型、小脑三对脚标本。小脑借小脑下脚、小脑中脚和小脑上脚三对脚，分别与延髓和脑桥相连。

【实验小结】

本次实验要求对照标本、模型熟练辨认如下结构：

1. 小脑外形。小脑半球、小脑蚓、蚓小结、小脑扁桃体，绒球小结叶、前叶、后叶，小脑前叶、小脑后叶。

2. 小脑内部结构。小脑皮质、小脑髓体，小脑核、顶核、齿状核、栓状核、球状核。

另外，能够对照标本、模型熟悉如下内容：原裂、水平裂、小脑下脚、小脑中脚、小脑上脚。

思 考 题

1. 小脑怎样分叶？小脑核有哪些？

2. 小脑怎样与脑干相连？

(李敏才)

实验三十三　间　　脑

【实验目的】

掌握间脑的位置和分部、第三脑室的位置和交通；掌握背侧丘脑的位置和分部、丘脑腹后核的纤维联系；掌握下丘脑和后丘脑的组成，主要核团的名称、位置和功能，了解下丘脑与垂体的关系、上丘脑的组成及功能概况，底丘脑的机能概况。

【实验教具】

1. 标本。正中矢状切脑标本；带间脑的脑干标本。

2. 模型。连带间脑的脑干模型；背侧丘脑核团模型；下丘脑核团模型；下丘脑的纤维联系模型。

【实验内容与方法】

1. 连带间脑的脑干标本、模型。观察间脑可分为背侧丘脑、上丘脑、下丘脑、后丘脑和底丘脑五部。背侧丘脑又称丘脑，位于下丘脑的背侧和上方，两者间以下丘脑沟为界。后丘脑包括内侧膝状体和外侧膝状体。上丘脑包括松果体、缰三角、缰连合、丘脑髓纹和后连合。底丘脑位于间脑和中脑的过渡区。下丘脑上界为下丘脑沟，下面为灰结节、漏斗和乳头体，前为终板和视交叉，漏斗的下端与垂体相连。

2. 背侧丘脑核团模型。背侧丘脑由一对卵圆形的灰质团块组成，其前端的突出部为前结节，后端膨大称丘脑枕。灰质的内部有“Y”形内髓板，将背侧丘脑分为前核、内侧核和外侧核三大核群。外侧核分为背、腹两组，腹侧组由前向后分为腹前核、腹外侧核和腹后核，腹后核又分为腹后内侧核和腹后外侧核。

背侧丘脑分为三类核团：非特异性投射核团，包括中线核、网状核和板内核；特异性中继核团，包括腹前核、腹外侧核和腹后核；联络性核团，包括前核、内侧核及外侧核的背侧组。

3. 下丘脑核团模型。视上核、室旁核、漏斗核、视交叉上核、乳头体核。

4. 正中矢状切脑标本。可见第三脑室位居两侧丘脑和下丘脑内侧面之间。它的前界为终板，后界是松果体，底由视交叉、漏斗、灰结节、乳头体等形成，向后下与中脑水管连通，前方借室间孔通侧脑室，室内可见有与侧脑室相连的脉络丛。

5. 下丘脑的纤维联系模型。边缘系统的联系包括前脑内侧束、穹窿；脑干和脊髓的联系有背侧纵束；与背侧丘脑的联系有乳头丘脑束；与垂体的联系有视上垂体束、室旁垂体束、结节垂体束。

【实验小结】

本次实验课要求熟练掌握如下内容：

1. 间脑的分部。背侧丘脑、下丘脑、上丘脑、后丘脑、底丘脑。

2. 上丘脑组成。松果体、缰三角、缰连合、丘脑髓纹、后连合。

3. 后丘脑组成。内侧膝状体、外侧膝状体。

4. 下丘脑组成。灰结节、漏斗、乳头体、视交叉、漏斗、垂体。

5. 背侧丘脑核团。前核、内侧核、外侧核、腹前核、腹外侧核、腹后核、腹后内侧核、腹后外侧核。

6. 下丘脑核团。视上核、室旁核、漏斗核、视交叉上核、乳头体核。

另外，能够对照标本、模型熟悉如下内容：前脑内侧束、穹窿、背侧纵束、乳头丘脑束、视上垂体束、室旁垂体束、结节垂体束。

思 考 题

1. 间脑分哪几部分？

2. 简述背侧丘脑核团的分群。

(胡振武)

实验三十四　端　　脑

【实验目的】

掌握大脑半球的组成；掌握大脑半球外形、分叶及各叶重要沟回；掌握大脑半球内部的基底核、内囊、侧脑室的位置及立体概述；掌握胼胝体；了解大脑皮质主要功能定位，了解海马的位置与形态。

【实验教具】

1. 标本。完整的脑标本、端脑正中矢状切面标本、端脑水平切标本、端脑额状切标本。

2. 模型。脑模型、侧脑室铸造模型、大脑半球的功能区模型。

【实验内容与方法】

1. 端脑的额状切面。观察大脑的组成。

大脑皮质为半球表面的灰质层，颜色较深；髓质为半球深面的白质，颜色较淡；基底核是白质内的灰质团块；侧脑室是大脑半球内的腔隙。

2. 完整的脑标本。观察大脑半球的外形，大脑皮质上有许多沟裂，沟之间形成长短不一的隆起，为大脑回；左右大脑半球之间纵行的大脑纵裂；大脑和小脑之间的大脑横裂。

3. 端脑正中矢状切面标本或模型。端脑半球标本或模型的背外侧面上观察起于半球下面，行向后上方，至上外侧面的外侧沟；起于半球上缘中点稍后方，斜向前下方，下端与外侧沟隔一大脑回，上端延伸至半球内侧面的中央沟；位于半球内侧面后部，自距状沟，自下而上并略转至上外侧面的顶枕沟。三条沟可将大脑半球分为额叶、颞叶、顶叶与枕叶，还有位于额、顶、颞叶所掩盖的岛叶，在切去部分额、颞、顶叶的标本上可显示岛叶。

在分叶的基础上，分别观察各叶的重要沟回。

额叶：中央前回、额上回、额上沟、额中回、额下沟、额下回。

顶叶：中央后回、顶内沟、顶上小叶、顶下小叶、角回。

颞叶：颞上回、颞上沟、颞中回、颞下沟、颞下回、颞横回。

4. 端脑半球标本或模型的内侧面和端脑正中矢状切面标本。中央前、后回伸到内侧面的部分为中央旁小叶；自上而下呈弓形的扣带沟、扣带回、胼胝体沟、胼胝体。

5. 端脑半球标本或模型的下面。观察额叶纵行的嗅束，其前端膨大的嗅球；颞叶下面有与半球下缘平行的枕颞沟，其内侧为侧副沟，侧副沟的内侧为海马旁回，海马旁回的内侧为海马沟，在沟的上方有呈锯齿状的齿状回。

6. 大脑半球的功能区模型。第Ⅰ躯体运动区，位于中央前回和中央旁小叶前部；第

I 躯体感觉区，位于中央前回和中央旁小叶后部；视觉区位于距状沟上、下方的枕叶皮质；听觉区位于颞横回。运动性语言中枢位于额下回后部，书写中枢位于额中回后部，听觉性语言中枢在颞上回后部，视觉性语言中枢在顶下小叶的角回。

7. 端脑中部的水平切面。可见两半球前部有一束明显横走的纤维，为胼胝体前部纤维，在这束纤维的后方有一呈倒“八”字形的裂隙。此裂隙为侧脑室前角的水平切面。由此裂隙的尖端向后有一纵走的裂隙,为第三脑室的水平切面,在此裂隙后端的一呈“人”字形的较宽的裂隙为侧脑室后面的切面，在侧脑室下角底壁上有一弓形隆起，称海马。此时对照侧脑室的铸型模型，体会侧脑室的全貌。在侧脑室前角切面的后外侧，有一大致呈卵圆形的灰质切面，为尾状核头的切面。在尾状核切面的后外侧有一三角形的灰质切面为豆状核切面。此核中部被一纵走白质分隔为两部，外侧部颜色较深为壳，内侧部颜色较浅称为苍白球。豆状核切面内后方的卵圆形灰质切面为丘脑。丘脑切面后外侧，侧脑室后角外侧壁前部，有一小卵圆形灰质切面为尾状核尾。此时对照丘脑、尾状核、豆状核的模型理解三者的形态与三者之间的位置关系。在尾状核头与豆状核之间及豆状核与丘脑间，为一尖端向内、对外开放的“V”字形结构，即内囊，分为内囊前肢、内囊膝和内囊后肢。在豆状核外侧，可见一呈锯齿状的狭长灰质切面，即为屏状核的切面，屏状核与豆状核间的窄白质带称为外囊，屏状核与岛叶皮质间的白质称最外囊。

8. 侧脑室铸造模型。观察侧脑室的前角、后角、下角等形态。

【实验小结】

本次实验要求熟练辨认如下结构：

1. 端脑的外形。大脑纵裂、大脑横裂、中央沟、外侧沟、顶枕沟、额叶、颞叶、顶叶、枕叶、中央前回、中央后回、扣带回、海马结构。

2. 端脑的内构。尾状核、豆状核、苍白球、壳、胼胝体、内囊、侧脑室、外囊。

对着标本、模型熟悉以下结构：边缘叶、边缘系统、最外囊等。

思 考 题

1. 简述端脑的沟回与分叶。

2. 简述内囊的位置及内囊损伤后可能出现的临床症状。

（陈拥彬）

实验三十五　脊　神　经

【实验目的】

掌握脊神经的组成、区分；掌握颈丛的组成、位置及分布情况；掌握膈神经的组成、行程和分布；掌握臂丛的位置和组成；掌握正中神经、尺神经、桡神经、肌皮神经、腋神经、胸长神经、胸背神经的行程，主要分支及分布；掌握胸神经前支在胸腹壁的行程和节段性分布；掌握股神经、闭孔神经、阴部神经的行程、主要分支和分布；掌握坐骨神经的行程、分支和分布；掌握胫神经、腓总神经的行程、分支和分布。

【实验教具】

1. 标本。暴露脊神经的尸体标本、头颈血管神经标本、游离上肢神经标本、显示腹后壁及盆腔神经标本、游离下肢神经标本、会阴部神经标本。

2. 模型。颈丛模型，膈神经模型，腰丛和骶丛模型。

【实验内容与方法】

1. 头颈血管神经标本、颈丛模型、膈神经模型。观察颈丛的组成、位置和分支。

(1) 颈丛的组成和位置。颈丛由第 1~4 颈神经的前支构成，位于胸锁乳突肌上部的深方，中斜角肌和肩胛提肌起端的前方。

(2) 颈丛的分支。由胸锁乳突肌后缘中点附近浅出的皮支有：

① 枕小神经。沿胸锁乳突肌后缘上行，分布于枕部及耳廓背面上部的皮肤。

② 耳大神经。沿胸锁乳突肌表面上行，分布于耳廓及附近皮肤。

③ 颈横神经。横过胸锁乳突肌表面前行，分布于颈部皮肤。

④ 锁骨上神经。有 2~4 支辐射行向下外方，分布于颈侧区、胸壁上部和肩部皮肤。

肌支有膈神经，沿前斜角肌前面下降至其内侧，经胸廓上口进入胸腔，经肺根前方，在纵膈胸膜与心包之间下行达膈。运动纤维支配膈肌，感觉纤维分布于胸膜、心包。右膈神经的感觉纤维尚分布到肝、胆囊和肝外胆道的浆膜。

2. 暴露脊神经的尸体标本、游离上肢神经标本。观察臂丛的组成、位置和分支。

(1) 臂丛的组成和位置。臂丛是由第 5~8 颈神经前支和第 1 胸神经前支大部分纤维组成，先经斜角肌间隙穿出，行于锁骨下动脉后上方，再经锁骨后方进入腋窝。组成臂丛的神经根先合成上、中、下三个干，每个干在锁骨上方或后方又分为前、后两股，最后形成三束。

(2) 臂丛的分支。

① 锁骨上部分支。

胸长神经：沿前锯肌表面伴随胸外侧动脉下降，支配此肌。损伤后导致前锯肌瘫痪，出现“翼状肩”。

肩胛背神经：分布于菱形肌和肩胛提肌。

肩胛上神经：分布于冈上肌、冈下肌和肩关节。

② 锁骨下部分支。

肩胛下神经：从臂丛后束发出，常分为上下两支，进入肩胛下肌及大圆肌。

胸内侧神经：从臂丛内侧束发出，支配胸小肌，部分纤维穿出该肌或在其下缘分布于胸大肌。

胸外侧神经：从臂丛外侧束发出，穿锁胸筋膜行于胸大肌深面支配该肌，同时发分支到胸小肌。

胸背神经：支配背阔肌，在乳癌根治术中，清除腋淋巴结群时，应注意勿损伤此神经。

腋神经：从臂丛后束发出，穿四边孔，绕肱骨外科颈至三角肌深方。发肌支支配三角肌和小圆肌。当肱骨外科颈骨折，肩关节脱位或腋杖的压迫，均可能损伤腋神经而导致三角肌瘫痪，臂不能外展和三角肌区皮肤感觉丧失。

肌皮神经：穿喙肱肌，经肱二头肌与肱肌间下行，发肌支支配臂前群肌，到前臂外侧更名为前臂外侧皮神经。

正中神经：有分别发自内、外侧束的内、外侧两根，两根夹持着腋动脉，向下呈锐角汇合成正中神经干。穿旋前圆肌发肌支支配除肱桡肌、尺侧腕屈肌和指深屈肌尺侧半以外的所有前臂的屈肌；另外，发返支支配拇收肌以外的鱼际肌；指掌侧总神经又分为指掌侧固有神经，支配第 1、2 蚓状肌以及掌心、鱼际、桡侧三个半指的掌面及其中节和远节手指背面的皮肤。

尺神经：从臂丛内侧束发出，在臂部未发分支，于前臂上部发肌支支配尺侧腕屈肌和指深屈肌的尺侧半。发手背支分布于手背尺侧半和小指、环指及中指尺侧半背面的皮肤。浅支分布于小鱼际、小指和环指尺侧半掌面的皮肤。深支支配小鱼际肌、拇收肌、骨间肌及第 3、4 蚓状肌。损伤后表现为“爪形手”。

桡神经：发自臂丛后束，在臂部发出的分支有：皮支，分布于前臂背面皮肤；肌支，支配肱三头肌、肱桡肌和桡侧腕长伸肌。桡神经浅支分布于手背桡侧半和桡侧两个半手指近节背面的皮肤。深支穿旋后肌支配前臂的伸肌。

3. 暴露脊神经的尸体标本。观察胸神经前支共 12 对，第 1~11 对胸神经位于相应的肋间隙中，称肋间神经。第 12 对胸神经前支位于第 12 肋下方，故名肋下神经。胸神经前支，在胸、腹壁皮肤的节段性分布最为明显，由上向下按神经序数依次排列：T_2 相当胸骨角平面，T_4 相当乳头平面，T_6 相当于剑突平面，T_8 相当肋弓平面，T_{10} 相当于脐平面，T_{12} 则分布于耻骨联合与脐连线中点平面。

4. 显示腹后壁及盆腔神经标本、腰丛模型。

(1) 腰丛的组成和位置。腰丛由第 12 对胸神经前支的一部分、第 1~3 对腰神经前支和第 4 对腰神经前支的一部分组成，位于腰大肌深面。

(2) 腰丛的分支。

① 髂腹下神经。从腰大肌外侧缘穿出，进入腹横肌和腹内斜肌之间，前行在腹内斜肌和腹外斜肌之间，最后在腹股沟管浅环上方约 3cm 处穿腹外斜肌腱膜达皮下。沿途发分支支配腹壁各肌。皮支分布于臀外侧区、腹股沟区及下腹部的皮肤。

② 髂腹股沟神经。自髂腹下神经下方出腰大肌外缘，肌支分布于腹壁肌。皮支分布于腹股沟部、阴囊或大阴唇皮肤。

③ 股外侧皮神经。于腰大肌外侧缘穿出，在髂前上棘下方 5~6cm 处穿出深筋膜分布于大腿前外侧的皮肤。

④ 股神经。在腹股沟韧带中点稍外侧，经韧带深面、股动脉外侧到达股三角，分肌支和皮支。肌支支配髂肌、耻骨肌、股四头肌和缝匠肌；皮支分布于大腿和膝关节前面的皮肤，其中最长的皮支称为隐神经，分布于髌下、小腿内侧面及足内侧的皮肤。

⑤ 闭孔神经。穿闭膜管出小骨盆，分前、后两支，分别经短收肌前、后面入大腿内区。发肌支支配闭孔外肌、大腿内收肌群。皮支分布于大腿内侧面的皮肤。

⑥ 生殖股神经。在腹股沟韧带上方分为生殖支和股支，生殖支进入腹股沟管深环，分布于提睾肌和阴囊；股支穿过股鞘和阔筋膜分布到股三角的皮肤。

5. 显示腹后壁及盆腔神经标本、游离下肢神经标本、会阴部神经标本、骶丛模型。

(1) 骶丛的组成和位置。骶丛由腰骶干以及全部骶神经和尾神经的前支组成。骶丛位于盆腔内，骶骨和梨状肌前面，髂血管的后方。

(2) 骶丛的分支。

① 臀上神经。经梨状肌上孔出盆腔，支配臀中、小肌和阔筋膜张肌。

② 臀下神经。经梨状肌下孔出盆腔，支配臀大肌。

③ 股后皮神经。经梨状肌下孔出盆腔。

④ 阴部神经。穿梨状肌下孔，绕坐骨棘经坐骨小孔入坐骨直肠窝。

⑤ 坐骨神经。经梨状肌下孔出盆腔，在臀大肌深面，于坐骨结节与股骨大转子之间至股后区，在股二头肌深面下降，到腘窝上方分为胫神经和腓总神经。胫神经在腘窝内与腘血管伴行，在小腿经比目鱼肌深面伴胫后动脉下降，经内踝后方屈肌支持带深面分为足底内侧神经和足底外侧神经。腓总神经自坐骨神经发出后沿股二头肌内侧走向外下，绕腓骨颈外侧向前，穿腓骨长肌分为腓浅神经和腓深神经。分布至小腿前、外侧群肌，足背肌和小腿外侧、足背、趾背的皮肤。

【实验小结】

本次实验要求熟练辨认如下结构：

1. 颈丛。皮支穿出部位、枕小神经、耳大神经、颈横神经、锁骨上神经、膈神经。

2. 臂丛。上干、中干、下干、外侧束、内侧束、后束、胸长神经、肩胛上神经、肩胛背神经、肌皮神经、前臂外侧皮神经、正中神经、正中神经返支、指掌侧总神经、指掌侧固有神经、尺神经、尺神经手背支、尺神经浅支、尺神经深支、桡神经、桡神经浅支、桡神经深支、腋神经、胸背神经、胸内侧神经、胸外侧神经。

3. 骶丛。髂腹下神经、髂腹股沟神经、股外侧皮神经、股神经、闭孔神经、生殖股神经、臀上神经、臀下神经、阴部神经、坐骨神经、胫神经、腓总神经、腓浅神经、腓深神经、足底内侧神经、足底外侧神经。

另外，能够对照标本、模型熟悉如下结构：阴部神经、肛神经、会阴神经、阴茎背神经、臂内侧皮神经、前臂内侧皮神经、腓肠神经、腓肠外侧皮神经、腓肠内侧皮神经。

思 考 题

1. 颈丛的皮支有哪些？其共同浅出点在何处？
2. 试述坐骨神经的分支与分布范围。
3. 简述手指的神经分布。

（卢　硕）

实验三十六　脑　神　经

【实验目的】

掌握脑神经的名称、顺序、性质和分布概念；掌握视神经的行程和分布；掌握动眼神经纤维成分、行程、分支分布；掌握滑车神经的行程、分布；掌握三叉神经的纤维成分，三叉神经节的位置及三大主支在头面部的感觉分区；掌握展神经的行程和分布；掌握面神经的纤维成分、行程、主要分支(鼓索、表情肌支)的分布；掌握前庭蜗神经的行程和功能性质；掌握舌咽神经的纤维成分，主干行程及各种纤维成分、分布情况；掌握迷走神经的纤维成分，主干行程及各种纤维成分、分布情况；掌握喉上神经的位置和分布；掌握左、右喉返神经的行程与分布；掌握副神经的行程及分布；掌握舌下神经的分布。

【实验教具】

1. 模型。三叉神经分支分布模型、面神经分支分布模型、全部脑神经模型。

2. 标本。眶内神经标本、面神经管外分支分布标本、迷走神经分支分布标本、舌咽神经和副神经及舌下神经标本、三叉神经分支分布标本。

【实验内容与方法】

1. 全部脑神经模型。观察十二对脑神经进出脑的部位，眶内神经分布和各神经大致走行方向。

(1) 嗅神经。由上鼻甲以上和鼻中隔上部黏膜内的嗅细胞中枢突聚集而成，穿过筛孔入颅前窝后连于嗅球(如颅前窝骨折，可撕脱嗅丝和脑膜，造成嗅觉障碍，同时脑脊液可流入鼻腔，称脑脊液鼻漏；鼻炎时，炎症延至鼻上部黏膜，造成一时性嗅觉迟钝)。

(2) 视神经。视网膜节细胞的轴突，穿过巩膜后形成视神经，穿视神经管入颅中窝，向后连于视交叉，继经视束连于间脑。一侧损伤一侧眼全盲。

(3) 动眼神经。从中脑脚间窝出脑，经眶上裂入眶，分成上、下两支，上支分布于上睑提肌和上直肌，下支分布于下直肌、内直肌和下斜肌。其中内脏运动纤维分出睫状神经节短根，进入睫状神经节交换神经元，由节发出节后纤维进入眼球，分布到睫状肌和瞳孔括约肌，参与调节反射和瞳孔对光反射。

损伤后，可致上睑提肌、上直肌、内直肌、下直肌、下斜肌瘫痪而出现上睑下垂，瞳孔斜向外下方及瞳孔扩大，对光反射消失。

(4) 滑车神经。自中脑背侧下丘下方出脑，经眶上裂入眶，支配上斜肌。一侧滑车神经损伤，引起上斜肌瘫痪，出现上外斜视。

(5) 三叉神经。自脑桥基底部与小脑中脚交界处出脑。包括运动根和感觉根，运动根位于感觉根下内侧，后进入三叉神经第 3 支下颌神经中，经卵圆孔出颅，分布于咀嚼肌；三叉神经躯体感觉神经纤维的细胞胞体位于三叉神经半月节，其中枢突集中形成三叉神经感觉根，入脑止于三叉神经各感觉核，其中传导痛温觉的纤维终于三叉神经脊束核，传导触觉的纤维主要终止于三叉神经脑桥核。三叉神经节细胞的周围突则形成三叉神经三大分支，即眼神经、上颌神经和下颌神经，分别经眶上裂、圆孔和卵圆孔进出颅。

一侧三叉神经损伤时出现同侧面部皮肤及眼、口和鼻黏膜一般感觉丧失，同时角膜反射消失；一侧咀嚼肌瘫痪和萎缩，张口时下颌偏向患侧。

(6) 展神经。由延髓脑桥沟中线两侧出脑，经眶上裂入眶，分布于外直肌。一侧展神经损伤，引起外直肌瘫痪，产生内斜视。

(7) 面神经。由两个根组成，较大的运动根自延髓脑桥沟外侧部出脑，较小为混合根，自运动根外侧出脑，两根进入内耳门合成一干，行于面神经管内，继经茎乳孔出颅，穿过腮腺到达面部，面神经在面神经管内有三大分支，穿腮腺后发出 5 大分支。

面神经管外损伤主要表现为损伤侧表情肌瘫痪，如伤侧额纹消失、鼻唇沟变平；眼轮匝肌瘫痪使闭眼困难、角膜反射消失等症状；笑时口角偏向健侧、不能鼓腮；说话时唾液从口角流出。面神经管内损伤同时伤及面神经管内的分支，因此除上述面肌瘫痪症状外，还可出现听觉过敏、舌前 2/3 味觉障碍、泪腺和唾液腺的分泌障碍等症状。

(8) 前庭蜗神经。包括前庭神经和蜗神经，由内耳门入颅，经延髓脑桥沟外侧部入脑，终于蜗神经和前庭神经核。

前庭蜗神经损伤后表现为伤侧耳聋和平衡功能障碍；另外，因前庭神经受刺激可出现眩晕和眼球震颤，还因前庭与网状结构和自主神经的联系，所以多伴有恶心、呕吐等症状。

(9) 舌咽神经。在橄榄后沟上部连于延髓，穿颈静脉孔前部出颅，出颅后先在颈内动、静脉间下降，再经舌骨舌肌内侧达舌根。发出舌支、咽支、鼓室神经和颈动脉窦支、扁桃体支和茎突咽肌支。

(10) 迷走神经。自橄榄后沟的中部出延髓，经颈静脉孔出颅，出颅后在颈部下行于颈动脉鞘内，经颈根部入胸腔并至腹腔。

迷走神经主干损伤后，内脏活动障碍表现为脉速、心悸、恶心、呕吐、呼吸深慢及窒息，还由于咽喉感觉障碍和肌肉瘫痪，可出现声音嘶哑、语言和吞咽困难，腭垂偏向一侧等症状。

(11) 副神经。由脑根和脊髓根组成。脑根起自疑核，经颈静脉孔出颅，加入迷走神经。脊髓根起自颈髓的副神经核，经枕骨大孔入颅腔，再与脑根一起经颈静脉孔出颅，支配胸锁乳突肌和斜方肌。

副神经脊髓根损伤时，胸锁乳突肌瘫痪使头不能向患侧侧屈，面部不能转向对侧；斜方肌瘫痪，患侧肩胛骨下垂。

(12) 舌下神经。为躯体运动纤维，由舌下神经核发出，经舌下神经管出颅，支配全部舌内肌和大部舌外肌。

一侧舌下神经完全损伤时，患侧半舌肌瘫痪。伸舌时，因患侧半颏舌肌瘫痪不能伸舌，而健侧半颏舌肌收缩导致伸舌时舌尖偏向患侧；如舌肌瘫痪时间过长时，可造成舌肌萎缩。

2. 三叉神经分支分布模型。观察三叉神经半月节位于颅中窝颞骨岩部尖端前面的三叉神经压迹处，三叉神经的三大分支。

(1) 眼神经。穿海绵窦外侧壁，经眶上裂入眶，分布于眶内、眼球、泪器、结膜、硬脑膜、部分鼻和鼻旁窦黏膜、额顶部及上睑和鼻背部的皮肤，主要分支有额神经、泪腺神经、鼻睫神经。

(2) 上颌神经。由三叉神经节发出，经圆孔出颅，后经眶下裂入眶，续为眶下神经，主要分支有眶下神经、上牙槽神经、颧神经和翼腭神经。

(3) 下颌神经。自卵圆孔出颅后，分为前、后两干，前干发分支支配咀嚼肌、鼓膜张肌、腭帆张肌和颊神经；后干分支支配硬脑膜、下颌牙及牙龈、舌前 2/3 及口腔底的黏膜、耳颞区以及口裂以下的皮肤、下颌舌骨肌和二腹肌前腹。其主要分支有耳颞神经、颊神经、舌神经、下牙槽神经和咀嚼肌神经。

3. 眶内神经标本。观察眶内的神经：视神经、动眼神经上支和下支、睫状神经节、滑车神经、泪腺神经、鼻睫神经、眶上神经、额神经、滑车上神经、滑车下神经等。

4. 面神经管外分支标本。观察面神经管外的分支有颞支(3 支支配枕额肌额腹和眼轮匝肌)、颧支(3~4 支，支配眼轮匝肌及颧肌)、颊支(3~4 支分布于颊肌、口轮匝肌及其分口周围肌)、下颌缘支(沿下颌缘向前，分布于下唇诸肌)、颈支(在下颌角附近下行于颈阔肌深面，支配该肌)。

5. 迷走神经分支标本。观察迷走在颈部、胸部和腹部的主要分支。

(1) 迷走神经在颈部发出的分支。

① 喉上神经。在舌骨大角水平分为内、外支，外支支配环甲肌，内支分布于咽、会厌、舌根及声门裂以上的喉黏膜。

② 颈心支。有颈上心支和颈下心支。颈上心支有一分支称主动脉神经，分布于主动脉弓壁内。

③ 耳支。分布于耳廓后面及外耳道的皮肤。

④ 咽支。与舌咽神经和交感神经咽支共同构成咽丛，分布于咽缩肌、软腭的肌肉及咽部粘膜。

⑤ 脑膜支。支配颅后窝硬脑膜。

(2) 迷走神经在胸部的分支。

① 喉返神经。右喉返神经在右迷走神经干经过右锁骨下动脉前方处发出，并勾绕此动脉返回颈部。左喉返神经在左迷走神经干经过主动脉弓前方处发出，并勾绕主动脉弓返回颈部，终支称喉下神经。支配除环甲肌以外的所有喉肌和声门裂以下的喉黏膜。

② 支气管支。迷走神经发出的小支，与交感神经的分支共同构成肺丛。

(3) 迷走神经在腹部的分支。

① 胃前支。于贲门附近发自迷走神经前干，沿胃小弯向右，沿途发出小支，分布到胃前壁，终支以鸦爪形分支分布至幽门部前壁。

② 肝支。由迷走神经前干在贲门附近分出，向右行于小网膜内，参与构成肝丛。

③ 胃后支。于贲门附近发于迷走神经后干，沿胃小弯后面走行，沿途分支分布至胃后壁。终支以鸦爪形分支分布于幽门部后壁。

④ 腹腔支。为迷走神经后干的终支，和交感神经一起构成腹腔丛，伴腹腔干、肠系膜上动脉及肾动脉等血管分支分布于肝、胆、胰、脾、肾及结肠左曲以上的腹部消化管。

6. 舌咽神经、副神经、舌下神经标本。观察舌咽神经的分支舌支、颈动脉窦支、副神经、舌下神经。

【实验小结】

本次实验要求熟练掌握如下内容：

1. 眶内神经。视神经、动眼神经上支和下支、睫状神经节、滑车神经、鼻睫神经、眶上神经、下颌下神经节。

2. 三叉神经。三叉神经节、眼神经、上颌神经、下颌神经。

3. 面神经。鼓索、颞支、颧支、颊支、下颌缘支、颈支。

4. 迷走神经分支。喉上神经、颈心支、喉返神经、食管前丛、食管后丛、迷走神经前干、迷走神经后干、胃前支、肝支、胃后支、腹腔支、鸦爪支。

5. 舌咽神经、副神经、舌下神经标本。舌咽神经、舌支、颈动脉窦支、副神经、舌下神经。

另外，能够对照标本、模型熟悉如下结构：泪腺神经、滑车上神经、滑车下神经、鼻睫神经、眶上神经、额神经、上牙后槽神经、眶下神经、颧神经、翼腭神经、翼腭神经节、耳颞神经、颊神经、舌神经、下牙槽神经、颏神经、下颌舌骨肌神经、咀嚼肌支。

思考题

1. 试述十二对脑神经的性质。
2. 试述三叉神经组成、分支、支配和临床表现。
3. 试述面神经组成、分支、支配和临床表现。

（吴红年）

实验三十七　内 脏 神 经

【实验目的】

掌握交感神经低级中枢的部位；掌握交感干的位置、组成、主要的椎前节(腹腔神经节、肠系膜上神经节、肠系膜下神经节、主动脉肾神经节)；掌握内脏大、小神经及其联系、分布概况；掌握副交感神经低级中枢的部位；掌握动眼神经内副交感节前纤维的起始，睫状节和节后纤维的分布、功能；掌握面神经、舌咽神经副交感节前纤维的起始及节后纤维的概况；掌握迷走神经副交感节前纤维的起始与分布情况；了解盆内脏神经的分布情况。

【实验教具】

1. 标本。显示交感干的标本。

2. 模型。交感干和交感神经节模型、颅部副交感神经模型。

【实验内容与方法】

1. 交感干和交感神经节标本和模型。观察交感神经的低级中枢部位、神经节的位置和组成及交感神经的走行。

(1) 交感神经。低级中枢居于脊髓 T_1~L_3 节段的灰质侧柱的中间外侧核，交感神经节前纤维起于此核的细胞。交感神经的周围部包括交感干、交感神经节及由神经节发出的分支和交感神经丛，根据交感神经节所在位置不同，可分为椎旁节和椎前节。

椎旁神经节，又称交感干神经节，居于脊柱两旁，通过节间支连成左右两条交感干，两侧交感干沿脊柱两侧走行，上至颅底，下到尾骨，于尾骨的前面两干合并。交感干每侧有 19~24 个神经节，其中颈部有 3~4 个，胸部 10~12 个，腰部 4 个，骶部 2~3 个，尾部合成 1 个奇节。

椎前神经节，居于脊柱前方，腹主动脉脏支的根部，所以称椎前节，包括腹腔神经节、肠系膜上神经节、肠系膜下神经节及腹主动脉肾神经节。

(2) 交通支。每个交感干神经节与相应的脊神经之间有交通支，分白交通支和灰交通支。白交通支是由脊髓 T_1~T_{12} 和 L_1~L_3 节段脊髓侧角发出，经脊神经连于交感干的有髓鞘的节前纤维，呈白色，故称白交通支；灰交通支是指交感干神经节细胞发出，连于交感干与 31 对脊神经前支之间的节后纤维，多无髓鞘，色灰暗，故称灰交通支。

(3) 交感神经节前纤维的去向。

交感神经节前纤维由脊髓中间外侧核发出，经脊神经前根、脊神经、白交通支进入交感干内，有四种去向：终于相应的椎旁神经节，并交换神经元；在交感干内上行或下行后，再终于上方或下方的椎旁神经节；穿椎旁节，终止于椎前神经节；穿椎旁节，终止于肾上腺髓质。

(4) 交感神经节后纤维的去向。

交感神经节后纤维有三种去向：起于交感干神经节的节后纤维经灰交通支返回脊神经，随脊神经分布至头颈部、躯干和四肢的血管、汗腺和竖毛肌；攀附于附近的动脉走行，于动脉外膜形成相应的神经丛，再随动脉分布到所支配的器官；由交感神经节直接分布至所支配的器官。

(5) 交感神经的分布。

① 颈部。颈交感干位于颈血管鞘后方，颈椎横突的前方，每侧有 3~4 个，分别称颈上、中、下神经节，其中颈下神经节与第 1 胸神经节合并成颈胸神经节，又称星状神经节。

颈交感干神经节发出的节后纤维的分布：经灰交通支连于 8 对颈神经，再随颈神经分支分布到头颈和上肢的血管、汗腺、竖毛肌等；直接到邻近的动脉，形成颈内动脉丛、颈外动脉丛、锁骨下动脉丛和椎动脉丛等，再随动脉的分支至头颈部的腺体、竖毛肌、血管、瞳孔开大肌；3 对颈交感干神经节分别发出颈上、中、下心神经，下行入胸腔，加入心丛。

② 胸部。位于肋骨小头的前方，胸交感干发出下列分支：经灰交通支连接 12 对胸神经，随其分布于胸腹壁的血管、汗腺、竖毛肌等；从上 5 对胸神经节发出分支，参加胸主动脉丛、食管丛、肺丛及心丛等；穿第 5~9 胸交感干神经节的节前纤维形成内脏大神经，向下方走行中合成一干，穿过膈脚，终止于腹腔神经节；穿 10~12 胸交感干神经节的节前纤维形成内脏小神经下行穿膈脚，终于主动脉肾神经节。然后由腹腔神经节、主动脉肾神经节发出的节后纤维，分布到肝、脾、肾等实质脏器和结肠左曲以上的消化管。

③ 腰部。4 对，位于腰椎体前外侧和腰大肌内侧缘之间，腰交感干发出如下分支：灰交通支连接 5 对腰神经；由穿过腰神经节的节前纤维组成腰内脏神经，终止于腹主动脉丛和肠系膜下丛内的椎前神经节，换神经元后节后纤维分布至结肠左曲以下的消化道及盆腔脏器，且有纤维伴随血管分布至下肢(当下肢血管痉挛时，可手术切除腰交感干以获得缓解)。

④ 盆部。盆交感干居于骶骨前面，骶前孔内侧，有 2~3 对骶神经节和一个奇神经节。节后纤维的分支有：灰交通支连接骶尾神经，分布至下肢及会阴部的血管、汗腺和竖毛肌；一些小支加入盆丛，分布至盆腔器官。

2. 颅部副交感神经模型。观察颅部交感神经节前纤维的来源、走行和分布。

动眼神经副核发出纤维随动眼神经走行，进入眶腔后到达睫状神经节内交换神经元，其节后纤维进入眼球壁，分布于瞳孔括约肌和睫状肌。

脑桥的上泌涎核发出纤维随面神经走行，一部分节前纤维经岩大神经至翼腭窝内的翼腭神经节换神经元，节后纤维分布于泪腺、鼻腔、口腔以及腭黏膜的腺体。另一部分节前纤维经鼓索，加入舌神经，至下颌下神经节换神经元，节后纤维分布于下颌下腺和舌下腺。

延髓的下泌涎核发出的纤维随舌咽神经走行，经鼓室神经至鼓室丛，由丛发出岩小神经至卵圆孔下方的耳神经节换神经元，节后纤维经耳颞神经分布于腮腺。

延髓的迷走神经背核发出纤维随迷走神经走行，随迷走神经的分支到达胸、腹腔脏器附近或壁内的副交感神经节换神经元，节后纤维分布于胸腔脏器和腹腔肝、胆、胰、脾、肾等实质性脏器和结肠左曲以上的消化管道。

【实验小结】

本实验要求熟练掌握如下内容：

1. 交感干和交感神经节。交感干、椎旁节、节间支、颈上神经节、星状神经节、内脏大神经、内脏小神经、腹腔神经节、主动脉肾神经节、肠系膜上神经节、肠系膜下神经节。

2. 颅部副交感神经。睫状神经节、翼腭神经节、鼓索、下颌下神经节、耳神经节。

另外，能够对照标本、模型熟悉如下结构：动眼神经、面神经、舌咽神经、迷走神经及其分支。

思 考 题

1. 何谓灰、白交通支?
2. 副交感神经的低级中枢?
3. 试述交感神经的组成、中枢及周围神经节的部位。

(吴红年)

实验三十八　感觉传导通路

【实验目的】

掌握躯干、四肢意识性本体感觉(含皮肤精细触觉)传导路的组成，各级神经元胞体及纤维束在中枢内的位置、丘系交叉水平、皮质投射区；掌握躯干及四肢痛、温、粗触觉传导路的组成，各级神经元胞体所在位置、纤维走行、越边位置及皮质投射区；掌握头面部痛、温、触觉传导通路的概况；掌握视觉传导通路的组成、纤维交叉位置及交叉情况、经过内囊的位置、皮层投射区及不同部位损伤后的视野变化；掌握瞳孔对光反射的路径及临床意义；了解躯干和四肢本体感觉传向小脑的传导通路；了解听、平衡和嗅觉的传导通路。

【实验教具】

浅感觉传导通路模型、深感觉传导通路模型、视觉传导通路及瞳孔对光反射模型、听觉传导通路模型、脊髓断面模型。

【实验内容与方法】

1. 深感觉传导通路模型。第 1 级神经元位于脊神经节内，其周围突分布至本体觉感受器和精细触觉感受器；中枢突入脊髓后索上升，其中，来自躯干 T_4 的下部和下肢的纤维在后索的内侧部排列形成薄束，来自躯干上部和上肢的纤维在后索的外侧部排列形成楔束。因而第五胸节以下后索中，只有薄束无楔束。上行终止于延髓的薄束核和楔束核(第 2 级神经元)。由薄束核和楔束核发起第 2 级神经元轴突向前绕过中央灰质的腹侧，左右交叉，形成内侧丘系交叉(交叉后的纤维形成内侧丘系)，止于背侧丘脑的腹后外侧核(第 3 级神经元)。由腹后外侧核起始的第 3 级神经元轴突经内囊后肢投射到大脑皮质中央后回的中、上部，中央旁小叶后部(3、1、2 区)和中央前回。

2. 浅感觉传导通路模型。第 1 级神经元为脊神经节细胞，其周围突分布于感受器；中枢突经后根进入脊髓，终止于第 2 级神经元；第 2 级神经元胞体主要位于第 I、IV、V 层，它们发出纤维经白质前连合上行 1~2 个节段，然后交叉至对侧的外侧索和前索内上行，组成脊髓丘脑侧束和脊髓丘脑前束，终止于丘脑腹后外侧核(第 3 级神经元)；由丘脑腹后外侧核起始的第 3 级神经元轴突组成丘脑上辐射经内囊后肢，投射到中央后回的中、上部和中央旁小叶后部(3、1、2 区)。主要传导躯干四肢的痛温觉和粗触觉。

3. 三叉丘系模型。第 1 级神经元位于三叉神经节内，其周围突分布至头面部感受器，中枢突组成三叉神经感觉根，入脑桥，止于三叉神经脑桥核和三叉神经脊束核；由三叉神经脑桥核和脊束核(为第 2 级神经元)发出轴突大部分交叉至对侧组成三叉丘系，止于丘脑腹后内侧核；丘脑腹后内侧核为第 3 级神经元，其轴突经内囊后肢投射到中央后回的下部。主要传导头面部浅、深感觉。

4. 视觉传导通路及瞳孔对光反射模型。

(1) 视觉传导路组成。眼球视网膜上的双极细胞为第 1 级神经元。第 2 级神经元为节细胞，其轴突形成视神经，经视神经管入颅腔，形成视交叉后延为视束(在视交叉中，来自两眼视网膜鼻侧半的纤维交叉；来自视网膜颞侧半的纤维不交叉)，多数纤维止于外侧膝状体。第 3 级神经元的胞体在外侧膝状体内，由此发出纤维组成视辐射，投射到端脑距状沟周围的视区皮质。

(2) 瞳孔对光反射通路。自视网膜始，经视神经、视交叉达视束后，部分纤维经上丘臂至顶盖前区，与顶盖前区的细胞形成突触。顶盖前区为对光反射中枢，发出的纤维与两侧动眼神经副核联系，动眼神经副核发出的纤维经动眼神经进入眶内，止于睫状神经节。由睫状神经节发出的节后纤维支配瞳孔括约肌，瞳孔括约肌收缩，可使瞳孔缩小。

【实验小结】

本次实验要求对照标本、模型熟练掌握如下内容：

1. 本体感觉传导通路。脊神经节、周围突、中枢突、薄束、楔束、薄束核、楔束核、内侧丘系交叉、内侧丘系、丘脑腹后外侧核、内囊、中央后回、中央旁小叶、中央前回。

2. 浅感觉传导通路。脊神经节、周围突、中枢突、后根外侧部、固有核、白质前连合、交叉、脊髓丘脑侧束、丘脑腹后外侧核、内囊后肢、中央后回中上部和中央旁小叶的后部。

3. 面部浅感觉传导通路。三叉神经节、周围突、中枢突、三叉神经脑桥核、三叉神经脊束核、纤维交叉、三叉丘系、丘脑腹后内侧核、内囊后肢、中央后回。

4. 视觉传导通路。感受器、双极细胞、节细胞、视神经、视交叉(鼻侧半纤维交叉、颞侧不交叉)、视束、外侧膝状体、视辐射、内囊枕部、距状沟周围皮质、视觉传导通路的不同部位损伤所引起的视野的变化。

另外，能够对照模型熟悉瞳孔对光反射通路：视网膜、视神经、视交叉、视束、上丘臂、顶盖前区、动眼神经副核、动眼神经、睫状神经节、节后纤维、瞳孔括约肌和睫状肌。

思 考 题

1. 针刺左侧小指掌侧面皮肤，其痛觉是怎样传入中枢的？
2. 视觉传导通路的组成及瞳孔对光反射路径。

(李敏才)

实验三十九　运动传导通路

【实验目的】

掌握皮质核束的起始、经过内囊的部位、终止于双侧与对侧运动性脑神经核的情况；掌握面神经、舌下神经核上瘫、核下瘫的主要表现；掌握皮质脊髓束的起始、经过内囊和脑干各段的位置、交叉和终止情况及损伤后的主要表现；掌握锥体系上、下运动神经元损伤后的不同表现；掌握锥体外系的组成；了解锥体外系纤维联系概况和功能。

【实验教具】

1. 标本。脊髓断面标本、脑干断面标本、端脑水平切标本、内囊标本。

2. 模型。锥体外系模型、锥体系模型、脑神经核团模型、端脑及基底核模型、内囊模型、运动传导通路电动模型。

【实验内容与方法】

1. 运动传导通路电动模型、锥体系模型结合脊髓断面标本、脑干断面标本、端脑水平切标本。中央前回上、中部和中央旁小叶前部的巨型锥体细胞和其他类型的锥体细胞以及额、顶叶部分区域的锥体细胞(上运动神经元)的轴突集合成皮质脊髓束与皮质核束。脑神经核和脊髓前角运动神经元称为下运动神经元。皮质脊髓束下行至延髓的腹侧锥体交叉处，约75%~90%的纤维交叉至对侧，交叉后的纤维继续在对侧脊髓外侧索内下行，称皮质脊髓侧束，逐节终止于脊髓前角细胞，支配四肢肌；小部分没有交叉而下行至同侧脊髓前索内，称为皮质脊髓前束，终止于脊髓前角细胞，支配躯干和四肢的骨骼肌运动。皮质核束纤维下行至脑干，陆续分出至双侧脑神经运动核(动眼神经核、滑车神经核、展神经核、三叉神经运动核、面神经运动核支配面上部肌的细胞群、疑核和副神经脊髓核)，小部分完全交叉至对侧(面下部肌的细胞群和舌下神经核)。因此，除支配面下部肌的面神经核和舌下神经核只接受单侧(对侧)皮质核束支配外，其他脑神经运动核均接受双侧皮质核束的纤维。一侧上运动神经元受损，可产生对侧眼裂以下的面肌和对侧舌肌瘫痪，表现为病灶对侧鼻唇沟消失，口角低垂并向病灶侧偏斜，流涎，不能做鼓腮、露齿等动作，伸舌时舌尖偏向病灶对侧，为核上瘫。一侧面神经核的神经元受损，可致病灶侧所有的面肌瘫痪，表现为额横纹消失，眼不能闭，口角下垂，鼻唇沟消失等；一侧舌下神经核的神经元受损，可致病灶侧全部舌肌瘫痪，表现为伸舌时舌尖偏向病灶侧，两者均为下运动神经元损伤，故统称为核下瘫。

2. 锥体外系模型。锥体外系是指锥体系以外影响和控制躯体运动的一切传导径路，包括大脑皮质、纹状体、背侧丘脑、底丘脑、红核、黑质、脑桥核、前庭核、小脑和脑干网状结构等，以及它们的纤维联系。锥体外系的纤维最后经红核脊髓束、网状脊髓束等中继，下行终止于脑神经运动核和脊髓前角细胞。人类锥体外系的主要机能是调节肌张力、协调肌肉活动、维持体态姿势和习惯性动作等。锥体系和锥体外系在运动功能上是互相依赖不可分割的一个整体，只有在锥体外系保持肌张力稳定协调的前提下，锥体系才能完成一切精确的随意运动；而锥体外系对锥体系也有一定的依赖性，锥体系是运动的发起者，有些习惯性动作开始是由锥体系发起的，然后才处于锥体外系的管理之下。主要的锥体外系通路有：皮质-新纹状体-背侧丘脑-皮质环路，新纹状体-黑质回路，皮质-脑桥-小脑-皮质环路。

【实验小结】

本次实验要求对照标本、模型熟练辨认如下通路：

1. 皮质核束。中央前回锥体细胞-皮质脑干束-内囊的膝部-(大脑脚底-脑桥-延髓)脑神经运动核(大多数脑神经运动核接受双侧皮质核束的支配，面神经核下半和舌下神经核只接受对侧支配)。

2. 皮质脊髓束。中央前回上、中部和中央旁小叶前部各锥体细胞-皮质脊髓束-内囊膝部-大脑脚底-脑桥-延髓-锥体交叉-皮质脊髓侧束与皮质脊髓前束-脊髓前角细胞。

另外，能够对照模型熟悉锥体外系：皮质-新纹状体-背侧丘脑-皮质环路、新纹状体-黑质回路、皮质-脑桥-小脑-皮质环路。

思 考 题

1. 试述完成伸膝关节这一动作的传导路径。
2. 面神经和舌下神经核上瘫与核下瘫所产生的症状及原理。
3. 躯干和四肢硬瘫，而一切感觉均正常，最可能的病变部位在何处？为什么？

(李敏才)

实验四十　脑和脊髓的被膜、血管、脑室系统

【实验目的】

掌握硬膜外腔的位置和内容；掌握硬脑膜的组成特点，形成的结构及其机能，重要硬脑膜窦的位置、交通；掌握蛛网膜及蛛网膜下隙的位置；掌握颈内动脉的行程及其主要分支分布概况；掌握椎-基底动脉的行程及其主要分支分布概况；掌握大脑动脉环的组成、位置及其意义；掌握侧脑室、第三脑室、第四脑室的位置、形态以及脑脊液的产生与循环途径。

【实验教具】

1. 标本。脊髓连被膜标本、打开椎板的脊髓标本、硬脑膜和硬脑膜窦标本、脑的动脉整体标本、整脑连蛛网膜和软膜标本、脑室铸型。

2. 模型。脊髓的被膜模型、硬脑膜和硬脑膜窦模型、脑的动脉模型、脑脊液循环电动模型。

【实验内容与方法】

1. 脊髓连被膜标本、脊髓的被膜模型。观察脊髓的3层被膜，硬脊膜、脊髓蛛网膜和软脊膜，理解硬膜外隙、硬膜下隙和蛛网膜下隙、终池。

2. 打开椎板的脊髓标本。观察硬膜、蛛网膜、软膜的形态。仔细观察硬膜外隙和蛛网膜下隙的位置，经皮穿刺到达该部位所穿经的结构。

(1) 硬脊膜。上附于枕骨大孔边缘，与硬脑膜相延续；下端在第 2 骶椎水平逐渐变细，包裹马尾，末端附于尾骨。硬脊膜与椎管内面的骨膜之间为硬膜外隙，内有脊神经根通过。硬脊膜与脊髓蛛网膜之间为潜在的硬膜下隙。

(2) 脊髓蛛网膜。位于硬脊膜与软脊膜之间，与脑蛛网膜延续。其与软脊膜之间有蛛网膜下隙，充满脑脊液。该隙下部，自脊髓下端至第 2 骶椎水平扩大成终池，内有马尾。故临床上常在第 3、4 或第 4、5 腰椎间进行穿刺(抽取脑脊液或注入药物)而不伤及脊髓。

(3) 软脊膜。紧贴脊髓表面，至脊髓下端形成终丝。软脊膜在脊髓两侧脊神经前、后根之间形成齿状韧带。

3. 硬脑膜和硬脑膜窦标本、模型。

(1) 硬脑膜。由两层构成，外层即颅骨内面的骨膜。在颅盖，硬脑膜与颅骨结合疏松，外伤时，因硬脑膜血管损伤而在硬脑膜与颅骨之间形成硬膜外血肿。硬脑膜与颅底结合紧密，颅底骨折时，易将硬脑膜与脑蛛网膜同时撕裂，使脑脊液外漏。硬脑膜形成的特殊结构有大脑镰、小脑幕、小脑镰、鞍隔。

(2) 硬脑膜窦。在颅底连硬脑膜标本及硬脑膜窦标本上观察上矢状窦、下矢状窦、

直窦、横窦、乙状窦、海绵窦(位于蝶鞍两侧，为硬脑膜两层间的不规则腔隙，形似海绵，两侧借横支相连。颈内动脉和展神经在窦内穿过。在窦的外侧壁内，自上而下有动眼神经、滑车神经、眼神经和上颌神经通过)。

4. 整脑连蛛网膜标本。

(1) 脑蛛网膜。脑和脊髓的蛛网膜下隙相互交通。脑蛛网膜在上矢状窦附近形成蛛网膜粒。脑脊液通过这些颗粒渗入硬脑膜窦内，回流入静脉。蛛网膜下隙某些部位扩大形成蛛网膜下池(如小脑延髓池、脚间池、桥池及上池)。

(2) 蛛网膜粒。观察蛛网膜粒的形态和位置。

(3) 软脑膜。薄而富含血管，参与脉络丛的构成，产生脑脊液。

5. 脑的动脉整体标本和脑动脉模型。脑的动脉来自颈内动脉和椎动脉。以顶枕裂为界，大脑半球的前 2/3 和部分间脑由颈内动脉供血，大脑半球后 1/3 及部分间脑、脑干和小脑由椎动脉供血。

(1) 颈内动脉。按颈内动脉的行程分为颈部、岩部、海绵窦部和前床突上部四段。主要分支有：

① 大脑前动脉。向前内行进入大脑纵裂，皮质支分布于顶枕沟以前的半球内侧面、额叶底面的一部分及额、顶两叶上外侧面的上部；中央支供血尾状核、豆状核前部和内囊前肢。

② 大脑中动脉。向外行进入外侧沟内，营养大脑半球上外侧面的大部分和岛叶。大脑中动脉发出中央支，供应尾状核、豆状核、内囊膝和后肢的前部。

③ 脉络丛前动脉。细小、行程长，易被血栓阻塞。

④ 后交通动脉。与大脑后动脉吻合，是颈内动脉系和椎-基底动脉系的吻合支。

(2) 椎动脉。起自锁骨下动脉，穿第 6 至第 1 颈椎横突孔，经枕骨大孔入颅腔，在脑桥与延髓交界处左右椎动脉汇合成一条基底动脉，其主要分支有脊髓前动脉、脊髓后动脉；小脑下后动脉。基底动脉的主要分支有小脑下前动脉、迷路动脉、脑桥动脉、小脑上动脉、大脑后动脉(绕大脑脚向后，沿海马回钩转至颞叶和枕叶内侧面。皮质支分布于颞叶内侧面、底面及枕叶；中央支供应背侧丘脑，内、外侧膝状体，下丘脑和底丘脑等)。

(3) 大脑动脉环(Willis 环)。由两侧大脑前动脉起始段、两侧颈内动脉末端、前交通动脉、两侧大脑后动脉、后交通动脉共同组成。

6. 完整脑静脉标本。观察大脑浅静脉和硬脑膜窦。脑的静脉壁无瓣膜，不与动脉伴行。

7. 脊髓标本。观察脊髓的动脉和静脉。

(1) 脊髓动脉的两个来源。一是来自椎动脉发出的脊髓前动脉和脊髓后动脉；二是来自一些节段性动脉。

(2) 脊髓的静脉。收集脊髓内的小静脉并最终汇入硬膜外隙的椎静脉丛。

8. 脑室铸型、脑脊液循环电动模型、正中矢状切脑标本。观察脑室系统的位置、形态、交通；观察位于脑室中的脉络丛的形态及构成；观察脑脊液的产生及循环途径。

脑脊液循环途径可表示如下：

侧脑室脉络丛 —室间孔→ 第三脑室 —中脑水管→ 第四脑室

—正中孔、外侧孔→ 蛛网膜下隙 ——→ 蛛网膜粒 ——→ 上矢状窦

——→ 颈内静脉 ——→ 血液循环

【实验小结】

本次实验要求熟练辨认如下结构：

1. 脊髓被膜。硬脊膜、蛛网膜、软脊膜、硬膜外隙、硬膜下隙、蛛网膜下隙、终池。

2. 脑被膜。大脑镰、小脑幕、小脑镰、鞍隔；上矢状窦、下矢状窦、直窦、窦汇、乙状窦、海绵窦；脑蛛网膜、软脑膜、小脑延髓池、脚间池、桥池、环池。

3. 脑的血管。颈内动脉、大脑前动脉、大脑中动脉、前交通支、后交通支、大脑动脉环、椎动脉、基底动脉、大脑后动脉。

4. 脑室。侧脑室、室间孔、第三脑室、中脑水管、第四脑室(脑脊液的产生及循环途径)。

另外，能够对照标本、模型熟悉如下结构：脊髓前动脉、小脑下后动脉、小脑下前动脉、脑桥动脉、小脑上动脉。

思　考　题

1. 脑脊液的产生与循环途径。

2. 颈内动脉的分支及供血范围。

(胡振武)

实验四十一　头　部

【实验目的】

掌握颅顶部软组织的层次及其结构特点；了解皮下、腱膜下与骨膜下血肿的鉴别；掌握颅顶的血管、神经分布及其来源；掌握海绵窦的位置、毗邻、交通、穿过的结构及其在窦内的位置；了解面部浅层结构、皮肤及浅筋膜的特点，了解面肌的配布；掌握面部血管的行径及分布，面神经的分布，三叉神经的分布；掌握腮腺的位置、毗邻、筋膜鞘及穿过腮腺的结构；掌握颅内、外静脉的交通；了解面部的筋膜间隙及其临床意义。

【实验教具】

1. 标本。尸体、头颈矢状切标本、头颈血管神经标本、面侧深区标本、腮腺咬肌区标本、颅水平切标本。

2. 模型。头颈血管神经模型、面侧深区模型、腮腺咬肌区模型。

【实验内容与方法】

头部由颅与面两部分组成，借下颌骨下缘、下颌角、乳突尖端、上项线和枕外隆凸的连线与颈部分界；借眶上缘、颧弓上缘、外耳门上缘和乳突的连线，分为后上方的颅部和前下方的面部。

1. 表面解剖。同学们对照标本、模型并结合活体互相观察眉弓、眶上切迹、眶下孔、颏孔、翼点、颧弓、乳突、枕外隆凸等结构。

2. 额顶枕区。注意理解该区的层次及特点。在头颈矢状切标本上可见额顶枕区的软组织由浅入深依次为皮肤、浅筋膜、帽状腱膜及枕额肌、腱膜下疏松结缔组织、颅骨外膜。

(1) 皮肤。头皮较厚，与皮下组织、帽状腱膜连结紧密，称头皮。颅顶部的撕裂伤常易将三层一并撕脱。

(2) 浅筋膜。致密结缔组织将脂肪组织分隔成无数小格，内有血管和神经穿行。感染时，炎性渗出物不易扩散，可压迫神经末梢引起剧痛；外伤血管断端不易回缩闭合，出血较多，必须缝合止血。头皮血管神经主要位于此层，前面有滑车上血管、神经及眶上血管、神经，后面有枕血管及枕大神经，侧面有颞浅血管及耳颞神经。

(3) 帽状腱膜。翻开皮下组织露出帽状腱膜，此腱膜前连额肌，后连枕肌，与骨膜连结疏松。

(4) 腱膜下间隙。帽状腱膜深面为腱膜下疏松结缔组织，又称腱膜下间隙，隙内有导静脉与颅内静脉相通。此间隙出血时常形成较大的血肿，发生感染时可经导血管向颅内扩散，因此该间隙被称为颅顶的“危险区”。

(5) 颅骨外膜。腱膜下疏松结缔组织深面即为颅骨外膜，与骨缝紧密连结。

3. 颞区。在头颈血管神经标本上可见颞区有颞肌与颞筋膜。颞筋膜下部分两层，中间夹有脂肪，翻开颞筋膜暴露颞肌。该肌起于颞窝，经颧弓深面止于下颌骨肌突。

4. 面区。

(1) 浅层结构。在头颈血管神经标本、模型上观察面区的浅层结构。

① 皮肤与浅筋膜。富有弹性，浅筋膜内有颊脂体。

② 面肌。面肌(表情肌)属皮肌，起于颅骨止于皮肤。主要观察眼轮匝肌、口轮匝肌、颧肌、三角肌、下唇方肌等的形态及位置。

③ 血管、神经。注意观察面动脉与面静脉的行程以及面神经的周围 5 大支。在头颈矢状切标本上观察辨认三叉神经末梢支的出孔位置：在眶上缘内、中 1/3 交界处自眶上孔浅出的眶上神经；在眶下缘中点下方约 1cm 处穿出眶下孔的眶下神经；在距中线 2.5cm 的下颌体上、下缘连线的中点处自颏孔浅出的颏神经。

(2) 面侧深区。在面侧深区标本、模型上观察边界与内容。

① 翼内、外肌。翼外肌起于蝶骨大翼的下面和翼突外侧板，止于下颌颈。翼内肌起于翼突窝，止于翼肌粗隆。

② 上颌动脉。上颌动脉是颈外动脉的一个终支，在下颌颈附近分出，其主要分支有脑膜中动脉(沿翼外肌深面上升，经棘孔进入颅腔。其起始部有耳颞神经两个根围绕)；下牙槽动脉(在下颌管寻找)；上牙槽后动脉(沿上颌骨体后面下降，主要分布于上颌磨牙)；颊动脉(向前下分布于颊肌)。

③ 翼静脉丛。翼静脉丛位于翼内、外肌与颞肌之间，收纳上颌动脉分支伴行的静脉，汇合成上颌静脉。

④ 下颌神经。下颌神经自卵圆孔出颅，其分支有耳颞神经(脑膜中动脉处寻找两根，继续向上追踪行程)；颊神经(向前下方沿颊肌表面前行，分布于颊黏膜和口角皮肤)；下牙槽神经；舌神经(在下牙槽神经的前方向下呈弓状沿舌骨舌肌外面至舌尖，在舌神经的上段后部有面神经的鼓索加入舌神经)；肌支(支配咬肌、颞肌、翼内、外肌)。

(3) 腮腺咬肌区。在腮腺咬肌区标本、模型上观察腮腺的位置、毗邻、穿经结构。

① 腮腺管。在颧弓下方约一横指处腮腺前缘观察辨认腮腺管，其向前至咬肌前缘急转向内穿入颊部。开口于上颌第二磨牙冠处的颊黏膜。

② 腮腺。位于下颌后窝及咬肌后缘表面，被有筋膜。翻开筋膜暴露腮腺，在上缘和前缘有神经和血管穿出。腮腺深面有茎突及茎突诸肌，颈内动、静脉，后 4 对脑神经，共同形成腮腺床。

③ 颞浅动脉、静脉、耳颞神经。

颞浅动脉是颈外动脉的终支，与同名静脉伴行。先在腮腺上缘找到，追至末梢，分布于额部和颅顶。

耳颞神经是下颌神经的分支，在下颌颈的内后方寻找，在腮腺实质内上行伴颞浅动脉分布于颞部皮肤。

④ 面神经及其分支。由茎乳孔出颅，向前进入腮腺，在腮腺内交织成丛，再分数支，由腮腺上、前、下方穿出。

颞支在颧弓部寻找，向前上方至颞部表情肌。

颧支在颞支前下方寻找，向前上至眼轮匝肌、颧肌。

颊支在腮腺前缘寻找，向前支配颊肌、口轮匝肌。颊支附近有面横动脉，是颞浅动脉的分支。

下颌缘支在下颌骨下缘找，它支配三角肌、下唇方肌、口轮匝肌。

颈支在腮腺下方寻找，向前下至颈阔肌。

⑤ 面动脉。发自颈外动脉，经咬肌前缘与下颌体下缘交界处、口角、鼻翼外侧至内眦部，沿途发支到邻近组织。注意伴行的面静脉。

⑤ 三叉神经在面部的浅支。眶上神经、眶下神经、颏神经可参照颅骨的眶上孔、眶下孔、颏孔寻找。

⑦ 咬肌。起于颧弓下缘及内面，止于咬肌粗隆及下颌支的外面。

(4) 面部的间隙。咬肌间隙、翼下颌间隙、舌下间隙。

5. 颅腔。

(1) 在颅水平切标本上观察颅底的颅前窝、颅中窝和颅后窝的分界。

(2) 在颅水平切标本上观察垂体的位置、毗邻(顶、底、前、后及两侧)，海绵窦的位置、构成、结构特点、穿经结构及交通关系。

【实验小结】

本次实验课要求熟练掌握如下内容：

1. 额顶枕区与颞区的层次结构。由浅入深依次为皮肤、浅筋膜、帽状腱膜及枕额肌、腱膜下疏松结缔组织、颅骨外膜、头皮、颞筋膜。

2. 面侧深区的内容。翼内、外肌，上颌动脉及其分支、下颌神经及其分支、翼静脉丛。

3. 穿经腮腺的结构。纵行的有颈外动脉、下颌后静脉、颞浅动静脉、耳颞神经；横行的有上颌动静脉、面横动静脉、面神经的分支。

4. 腮腺的毗邻。腮腺床。

5. 海绵窦的位置、构成、结构特点、穿经结构及交通关系。

另外，能够对照标本、模型熟悉咬肌间隙、翼下颌间隙、舌下间隙等结构。

思 考 题

1. 海绵窦的位置及通过的结构？

2. 为什么头皮血管出血不易停止？

3. 怎样鉴别头皮血肿、帽状腱膜下血肿和骨膜下血肿？

(胡振武)

实验四十二 颈 部

【实验目的】

了解颈部分区和颈部各三角的构成；掌握颈部浅静脉及皮神经的位置、分布；掌握颈部深筋膜的配布和重要的筋膜间隙；了解下颌下三角的血管、神经与下颌下腺的位置关系；掌握颈动脉鞘的构成、内容及毗邻关系；了解副神经的行径和定位；掌握颈根部和斜角肌间隙的位置及内容；了解颈深淋巴结群的位置、流注及其收纳范围。

【实验教具】

1. 标本。显露颈部结构的尸体，头颈矢状切标本，颈部结构(横断面标本)。

2. 模型。头颈矢状切模型、颈部肌肉模型。

【实验内容与方法】

颈部位于头部、胸部和上肢之间，范围狭小，结构众多，各结构之间毗邻关系复杂。其前部正中有呼吸道和消化道颈段；后部正中为脊柱颈段；两侧有纵行的血管和神经；颈根部除斜行于颈和上肢之间的血管神经束外，还有胸膜顶和肺尖由胸腔突入。

1. 表面解剖。

(1) 体表标志。对照标本并结合活体观摩颈部结构舌骨、甲状软骨、环状软骨、颈动脉结节、胸锁乳突肌、胸骨上窝和锁骨上大窝。

(2) 境界与分区。在头颈矢状切标本、模型及颈部肌肉模型上观察颈部上界为下颌骨下缘、下颌角、乳突尖、上项线和枕外隆凸的连线；下界是胸骨颈静脉切迹、胸锁关节、锁骨上缘及肩峰至第 7 颈椎棘突的连线。颈部分为固有颈部和项部。两侧斜方肌前缘和脊柱颈部前方称为固有颈部；两侧斜方肌前缘和脊柱颈段后方之间的区域称项部。固有颈部又以胸锁乳突肌前、后缘为界，分为颈前区、胸锁乳突肌区和颈外侧区，各区又借一些标志划分为数个三角。

2. 浅层结构。在显露颈部结构的尸体及头颈矢状切标本上观察颈部的层次结构。

(1) 皮肤。注意皮纹呈横向分布的特点。

(2) 浅筋膜。内有颈阔肌及浅血管神经。

① 颈阔肌。起于胸大肌和三角肌筋膜，止于口角皮肤。

② 浅静脉和淋巴结。颈外静脉(在下颌角后方向下找，由下颌后静脉、枕静脉及耳后静脉合成，沿胸锁乳突肌表面下降，注入锁骨下静脉)、颈前静脉、颈浅淋巴结(有枕、耳后、下颌下、颏下淋巴结等)。

③ 颈丛皮支。在胸锁乳突肌后缘中点寻找以下皮神经：枕小神经沿胸锁乳突肌后缘上行，至枕部皮肤；耳大神经绕胸锁乳突肌外面向前上行至耳廓皮肤；颈横神经绕胸锁乳突肌外面横向前至颈部皮肤；锁骨上神经向外下方，分前、中、后三支，至颈下部和

肩部皮肤。

(3) 颈筋膜及筋膜间隙。在头颈矢状切标本、颈部结构(横断面标本)标本上观察颈筋膜即颈部深筋膜，分为浅、中、深三层，各层之间的疏松结缔组织构成筋膜间隙。

① 颈筋膜。

浅层即封套筋膜。注意探查其所形成的胸骨上间隙及腮腺鞘。

中层即气管前筋膜。注意观察其所形成的甲状腺鞘及甲状腺悬韧带。其后上部覆盖颊肌、咽缩肌者为颊咽筋膜。

深层即椎前筋膜。

② 颈筋膜间隙。

胸骨上间隙内有颈静脉弓、颈前静脉、淋巴结、脂肪组织。

气管前间隙位于气管前筋膜与气管颈部之间。

咽后间隙位于椎前筋膜和颊咽筋膜之间。

椎前间隙位于脊柱颈部、颈深肌群和椎前筋膜之间。

3. 舌骨上区。在显露颈部结构的尸体标本上观察边界与内容。

(1) 颏下三角。辨认颏下三角境界，内有颏下淋巴结。

(2) 下颌下三角。辨认境界，内有下颌下淋巴结、下颌下腺、面动脉、面静脉、舌下神经。

4. 舌骨下区。

(1) 颈动脉三角。在显露颈部结构的尸体标本上观察颈动脉三角的边界与内容。

① 境界。位于胸锁乳突肌、肩胛舌骨肌上腹和二腹肌后腹之间。

② 内容。在二腹肌的浅面即浅筋膜内有耳大神经的分支、面总静脉的属支及面神经的颈支三个纵行结构。在二腹肌深面有六个纵行结构，即 3 条颈部大血管(颈内静脉、颈内动脉、颈外动脉)和后 3 对脑神经。颈内静脉及颈内、外动脉自后向前在二腹肌后腹的深面并列走行。后 3 对脑神经粗细几乎相等，一同自颈静脉孔沿血管内侧下降，在二腹肌下缘分开。

舌下神经袢由舌下神经降支与第 2、3 颈神经的部分纤维合成。自袢上发支到肩胛舌骨肌、胸骨舌骨肌和胸骨甲状肌。在肩胛舌骨肌中间腱的上方寻找。位于颈血管鞘的浅面。

观察颈总动脉、颈内静脉、迷走神经三者之间的位置关系。颈总动脉右侧起自头臂干，左侧发自主动脉弓。向上行于颈动脉三角，在平甲状软骨上缘处分为颈内、外动脉。观察分叉处的颈动脉窦和颈动脉小球。

颈外动脉的分支：甲状腺上动脉自颈外动脉起始部发出，向前下方至甲状腺；舌动脉在甲状腺上动脉稍上方发出，在舌骨舌肌后缘经其深面入舌；面动脉于舌动脉的上方发出，经二腹肌深面入下颌下腺窝，通过下颌下腺深面，在咬肌前缘绕下颌骨下缘至面部；枕动脉在平面动脉起点处起于颈外动脉后壁，在颈部肌肉深面向后上，分布于项部和枕部。

颈内静脉始于颈静脉孔，向下于胸锁关节后方与锁骨下静脉合成头臂静脉。汇合处称静脉角。观察属支。

迷走神经经颈静脉孔出颅，向下行于颈内动静脉之间，后行于颈总动脉和颈内静脉之间的后方至颈根部。在颈部的主要分支有喉上神经(发自下神经节，发出部位较高，在甲状舌骨肌外缘寻找)、心上支(有 2~3 支，发自迷走神经干的上段和下段)。

(2) 肌三角。在显露颈部结构的尸体、头颈矢状切标本上观察肌三角的范围及内容。

肌三角由胸锁乳突肌前缘、肩胛舌骨肌上腹和颈前正中线围成。

① 甲状腺的位置与毗邻。甲状腺呈“H”形，分为两侧叶及其相连的甲状腺峡。甲状腺的前面由浅入深有皮肤、浅筋膜、颈深筋膜浅层、舌骨下肌群及气管前筋膜覆盖；两侧叶的后内侧面邻喉与气管、咽与食管及喉返神经；后外侧面与颈动脉鞘、颈交感干相邻。

② 甲状腺被膜。暴露出甲状腺和邻近颈部器官时，可观察甲状腺被气管前筋膜包裹形成甲状腺鞘。打开假被膜进入囊鞘间隙，可观察其中含有甲状腺的血管、神经，并有上、下甲状旁腺。假被膜在侧叶内侧和峡部后面与甲状软骨、环状软骨及气管软骨环附着并增厚，形成甲状腺悬韧带，将甲状腺固定于喉及气管壁上。因此，吞咽时，甲状腺可随喉上、下移动，为判断是否甲状腺肿大的依据之一。

③ 甲状腺的血管与喉的神经。

甲状腺上动脉及喉上神经。在甲状腺上极附近有甲状腺上动脉及伴行走向环甲肌的喉上神经外支。甲状腺上动脉起自颈外动脉，至甲状腺上端附近分为前、后两支；喉上神经发自迷走神经颈部，沿咽侧壁下行，于舌骨大角处分为内、外两支。喉上神经内支与喉上动脉(甲状腺上动脉分支)伴行，穿入甲状舌骨膜。喉上神经外支，与甲状腺上动脉及其后支伴行，在胸骨甲状肌深面下降，支配环甲肌。甲状腺手术结扎甲状腺上动脉时，应紧贴甲状腺上极处进行，以免损伤喉上神经外支。

甲状腺的静脉。在甲状腺侧叶上、中部处查看甲状腺上、中静脉向外注入颈内静脉，在峡部下方气管前面查看甲状腺下静脉。

甲状腺下动脉及喉返神经。在甲状腺侧叶下极与颈总动脉的间隙中查看甲状腺下动脉。在气管食管旁沟内找寻喉返神经。甲状腺下动脉与喉返神经的相交部位约在侧叶中、下 1/3 交界处的后方，且右侧多于甲状腺下动脉前方与之交叉，左侧则多行于动脉后方。

④ 甲状旁腺。在甲状腺侧叶后缘真假被膜之间查看甲状旁腺(2 对)。

⑤ 气管颈部。气管颈部的前方由浅入深依次为皮肤、浅筋膜、封套筋膜、胸骨上间隙及颈静脉弓、舌骨下肌群、气管前筋膜、气管前间隙及甲状腺峡；两侧为甲状腺侧叶；后为食管；后外侧有喉返神经、颈交感干、颈动脉鞘。

⑥ 食管颈部。

5. 胸锁乳突肌区。在显露颈部结构的尸体、头颈矢状切标本上翻开胸锁乳突肌，观察境界与内容。

(1) 境界。胸锁乳突肌覆盖的区域。

(2) 内容。

① 副神经。在胸锁乳突肌后缘中、上 1/3 交点至斜方肌前缘中、下 1/3 交点处寻找副神经。并找出沿副神经周围排列的副神经淋巴结。

② 颈交感干。在颈动脉鞘后方有与迷走神经走行一致的颈交感干。沿颈交感干向上、下可找出颈上和颈中神经节。颈上神经节呈梭形，较大易辨认。颈中神经节不明显。沿颈交感干向下追踪至胸膜顶后方可找出颈下神经节。

③ 颈动脉鞘及其内容。观察颈总动脉位于内侧，颈内静脉位于外侧，二者之间的后内方有迷走神经。进一步观察颈交感干。观察颈内静脉在本区下份与锁骨下静脉合成静脉角，右侧静脉角处有右淋巴导管注入，左侧有胸导管注入。

④ 颈丛。将颈内静脉和颈总动脉拉向内侧，清出颈丛各根及颈丛分支。颈丛深面为肩胛提肌和中斜角肌，颈丛下方为前斜角肌。追踪颈丛发出的膈神经，该神经从前斜角肌上份的外侧缘，向内下沿前斜角肌表面下降入胸腔。

6. 颈根部。在显露颈部结构的尸体、头颈矢状切标本上以前斜角肌为标志，观察颈根部的结构。

(1) 膈神经。

(2) 锁骨下动脉及其分支。右侧发自头臂干，左侧发自主动脉弓，至第一肋外缘续于腋动脉，其分支有：

① 椎动脉。于前斜角肌内侧发自锁骨下动脉的凸面，向上经上六个颈椎横突孔人颅腔。

② 甲状颈干。在前斜角肌内缘处发自锁骨下动脉前壁。分支为甲状腺下动脉与肩胛上动脉。

③ 胸廓内动脉。椎动脉相对缘起于锁骨下动脉。

④ 肋颈干。分出颈深动脉和最上肋间动脉。

⑤ 颈横动脉。在前斜角肌外侧发出，向上外穿臂丛分支至项部、背部、肩部。

(3) 胸导管。在左侧颈根部寻找。汇入至左静脉角处。

7. 枕三角。在显露颈部结构的尸体、头颈矢状切标本上观察枕三角的结构。

(1) 副神经。副神经由胸锁乳突肌后缘中上 1/3 交界处斜向后外下，至斜方肌前缘中、下 1/3 交界处进入斜方肌深面。

(2) 颈丛。由第 1~4 颈神经前支组成。浅支有耳大神经、枕小神经、颈横神经、锁骨上神经；深支主要为膈神经。

(3) 臂丛和锁骨下动、静脉。

① 臂丛。由第 5~8 颈神经和第 1 胸神经前支组成。臂丛在颈部的分支有肩胛背神经(自第 5 颈神经前支发出，分布于肩胛提肌、菱形肌)、胸长神经(由第 5、6、7 颈神经前支发出，布于前锯肌)、肩胛上神经(从上干发出伴同名动脉至冈上下窝)。

② 锁骨下动脉。穿斜角肌间隙，经锁骨后方进入腋窝。

③ 锁骨下静脉。在前斜角肌前方向内侧与颈内静脉汇合形成头臂静脉，汇合处为静脉角，末段收纳颈外静脉。

【实验小结】

本次实验课要求熟练掌握如下内容：

1. 颈筋膜及筋膜间隙。浅层即封套筋膜、中层即气管前筋膜(甲状腺鞘及甲状腺悬韧带、颊咽筋膜)、深层即椎前筋膜。胸骨上间隙(内有颈静脉弓、颈前静脉、淋巴节、脂肪组织)、气管前间隙、咽后间隙、椎前间隙。

2. 颏下三角、下颌下三角、颈动脉三角的境界与内容。

3. 甲状腺。位置、毗邻、被膜、血管与神经。

4. 气管颈部。毗邻。

5. 颈根部与枕三角。膈神经、椎动脉、甲状颈干、胸廓内动脉、肋颈干、颈横动脉、胸导管、副神经、颈丛(耳大神经、枕小神经、颈横神经、锁骨上神经；膈神经)、臂丛、锁骨下动静脉。

另外，能够对照标本、模型熟悉如下内容：食管颈部的毗邻、颈部三角的划分。

思 考 题

1. 甲状腺大部切除术由浅入深要经过哪些层次？结扎甲状腺血管时应注意什么问题？

2. 低位气管切开术时要经过哪些层次？可能损伤哪些结构？应注意些什么？

3. 臂丛麻醉锁骨上入路的进针部位及注意事项如何？

(胡振武)

实验四十三　胸　　部

【实验目的】

了解胸壁的层次、血液供应及神经支配；掌握肋间结构的安排及血管神经的走行；掌握胸膜穿刺的适宜进针部位及穿经层次；了解胸膜的概念；掌握胸膜腔及胸膜隐窝的构成；掌握胸膜的体表投影；了解胸膜的神经分布；了解肺根的组成，掌握肺根的毗邻；掌握纵隔的境界、内容，以及各结构的排列；掌握主动脉弓的毗邻，动脉导管三角的组成及临床意义；掌握心包的组成、心包腔；掌握心的位置、毗邻和体表投影；掌握心脏的血液供应；掌握食管、胸导管的行程和毗邻；掌握后纵隔结构的排列。

【实验教具】

1. 标本。男、女性大体标本；胸前、后壁标本；女性乳房标本；左、右单肺标本；喉、气管、支气管及双肺成套标本；支气管、肺及支气管树成套标本；膈游离标本；骨架；打开胸前壁的胸部标本；显示完整纵隔的胸部标本；显示后纵隔的胸部标本；游离心标本；显示心血管标本。

2. 模型。女性乳房模型；左、右单肺模型；纵隔模型；心脏模型；人体半身模型。

【实验内容与方法】

胸部是躯干的一部分，位于颈部与腹部之间。上以颈静脉切迹、胸锁关节、锁骨上缘、肩峰到第 7 颈椎棘突的连线与颈部分界；下由剑突、肋弓、第 11 肋前端、第 12 肋下缘到第 12 胸椎棘突的连线与腹部分界；上部两侧以三角肌的前、后缘与上肢分界。

1. 表面解剖。对照标本、模型及活体观察颈静脉切迹、胸骨角、剑突、锁骨、肋和肋间隙、肋弓等结构。

2. 胸壁。在男女性大体标本及胸前、后壁标本上观察胸壁的层次结构。

(1) 皮肤。

(2) 浅筋膜。注意寻找皮神经、浅动脉、浅静脉、浅淋巴管和乳腺等。

① 浅血管和皮神经。近胸骨缘处查看肋间神经前皮支、胸腹壁静脉、肋间动脉、胸廓内动脉的前穿支。在腋前线附近查看肋间神经外侧皮支和肋间后血管的外侧穿支。

肋间神经的皮支，即胸神经前支的皮支。第 2~7 肋间神经在肋间内、外肌之间沿肋沟前行，至腋前线附近发出外侧皮支，穿肋间外肌，经前锯肌的肌齿之间，然后从深筋膜浅出，分为前、后两支。主干继续前行，在距胸骨边缘约 1cm 处依次穿肋间外膜、胸大肌及深筋膜，成为前皮支。

胸腹壁静脉位于胸侧壁，由一些小静脉汇成，下端起于脐周静脉网，上端汇入胸外侧静脉，连结上、下腔静脉系统，当肝门静脉高压时，参与构成门腔静脉的侧支循环。

胸廓内血管的穿支。胸廓内动脉在行程中发出肋间支和穿支，后者与肋间神经前皮支一起在胸骨缘处从肋间隙浅出。女性的第 2~4 肋间隙的穿支较发达，分布于乳房。

肋间血管的穿支。肋间血管在行程中发出分支分布于邻近结构，在腋中线附近发出外侧皮支随肋间神经外侧皮支浅出，并发出分支供应乳房。

② 乳房。结合女性乳房标本、模型观察乳腺叶、输乳管及乳房悬韧带(Cooper 韧带)。

乳房位于深筋膜的表面，中央部有乳头，乳头周围有色深的乳晕。乳房内含有蜂窝状脂肪组织和 15~20 个囊状乳腺小叶，每个小叶有一输乳管。输乳管以乳头为中心呈放射状排列。胸部的浅筋膜包裹整个乳房，构成乳腺囊，乳腺囊伸入到各小叶之间形成小叶间隔，对乳腺组织和脂肪组织起支持作用。这些纤维间隔称乳房悬韧带或 Cooper 韧带，连于皮肤与胸肌筋膜之间。

女性乳房的淋巴可分浅、深两组，其间有丰富的吻合。乳房的淋巴回流大至可归纳如下：外侧部和中央部的淋巴管注入胸肌淋巴结；内侧部的淋巴管注入胸骨旁淋巴结；下内侧部与腹壁上部的淋巴管有吻合；上部的淋巴管注入尖淋巴结和锁骨上淋巴结；两侧乳房之间浅淋巴管相互交通。

(3) 深筋膜。观察被覆在胸大肌表面的深筋膜，其向上附于锁骨，向内附于胸骨，向外与三角肌筋膜、臂筋膜、腋筋膜等续连。在三角肌胸大肌间沟内查看头静脉，近锁骨处穿入深筋膜。注意观察锁骨下肌、喙突与胸小肌上缘之间的锁胸筋膜，穿锁胸筋膜的有胸外侧神经和胸肩峰血管、头静脉。

(4) 胸廓外肌层。观察胸大肌、胸小肌、前锯肌的位置和形态。

(5) 肋间隙。

① 肋骨、肋间隙。在胸骨角水平触摸第 2 肋，尽可能数认肋骨、肋间隙。观察肋间外肌、肋间内肌的纤维走向。肋间外肌位于相邻两肋之间，肋间内肌位于肋间外肌的深面，肋间最内肌位于肋角至腋前线的肋间隙，胸横肌位于胸前壁的内面。胸内筋膜为衬于胸廓内面的一层致密结缔组织膜。

② 肋间神经和肋间后血管。观察行于肋沟下方、肋间内肌与肋间最内肌之间的肋间神经主干及神经上方的肋间后动、静脉的位置关系。除第 1、2 肋间后动脉来自锁骨下动脉的分支肋颈干外，其余 9 对肋间后动脉和 1 对肋下动脉均发自胸主动脉。肋间神经共 11 对，位于相应的肋间隙内。肋下神经 1 对，位于第 12 肋下方。

③ 胸廓内动脉。在胸前壁内面观察胸廓内动脉的行程与分支。胸廓内动脉分为腹壁上动脉和肌膈动脉两终支。

3. 膈。在人体半身模型及膈游离标本上观察膈的位置、分部、膈上裂孔及其穿行结构。起点膈的分三部，胸骨部起自剑突后面；肋部起自下 6 对肋骨和肋软骨；腰部以左右两个膈脚起自上 2~3 个腰椎。各部肌束止于中央的中心腱。

膈上有三个裂孔：第 12 胸椎前方有主动脉裂孔(有主动脉和胸导管通过)；第 10 胸椎水平，主动脉裂孔左前上方有食管裂孔(有食管和迷走神经通过)；第 8 胸椎水平，食管裂孔的右前上方有腔静脉裂孔(下腔静脉通过)。

4. 胸膜和胸膜腔。在打开胸前壁的胸部标本、显示完整纵隔的胸部标本上观察胸膜和胸膜腔。

(1) 胸膜。位于胸腔中间的是纵隔，在纵隔两侧有肺、胸膜及胸膜腔。胸膜是一层薄而光滑的浆膜，被覆在肺表面并与肺实质紧密结合者称脏胸膜；衬贴在胸壁内面、纵隔的两侧面和膈的上面者称壁胸膜。在肺根下方由脏壁两层胸膜相互移行形成的双层皱襞(内有肺下静脉)为肺韧带。壁胸膜根据部位不同分为贴附在胸壁内面的肋胸膜、膈上面的膈胸膜、贴附于纵隔两侧的纵隔胸膜、突入颈根部的胸膜顶。

(2) 胸膜腔与胸膜隐窝。胸膜脏、壁两层在肺根处互相移行，在左、右两肺周围形成了完全封闭的潜在性腔隙称胸膜腔。在壁胸膜各部转折处，脏、壁胸膜之间有一定的间隙为胸膜隐窝。肋胸膜和膈胸膜转折处与肺下外缘之间形成的肋膈隐窝最大且位置最低，胸膜腔内的积液常蓄积于此。

(3) 壁胸膜各部的返折线及体表投影。胸膜的前界为肋胸膜与纵隔胸膜的返折线，双侧均从胸膜顶起始，经胸锁关节后面斜向下内，至第 2 胸肋关节水平，向中线靠拢，并垂直向下，到第 4 胸肋关节处，两侧分开。右侧者向下跨过右剑肋角转向外侧，移行于下界。左侧自第 4 胸肋关节处转向外下，在左侧第 6 肋软骨中点移行于下界。两侧胸膜前界中段靠拢，上、下端各形成一个三角形的间隙，为胸膜裸区。上方的间隙位于胸骨柄的后方，称胸腺区；下方的间隙位于胸骨左缘和第 4、5 肋间隙前端的后方，称心包区。

胸膜的下界为肋胸膜与膈胸膜的返折线。右侧自第 6 胸肋关节、左侧自第 6 肋软骨中点起始，转向外下方，在锁骨中线与第 8 肋相交，腋中线与第 10 肋相交。由此向后，几乎水平向内，达第 12 胸椎棘突。

5. 肺。在游离肺标本、喉、气管、支气管及双肺成套标本与模型上观察肺的位置及形态结构，注意肺根诸结构的排列关系。

6. 纵隔。为两侧纵隔胸膜间的器官和结缔组织的总称。前为胸骨，后为椎体，两侧是纵隔胸膜，上为胸廓上口。纵隔由胸骨角至第 4 胸椎下缘的假设线分为上下纵隔。下纵隔又以心包为界分为前、中、后纵隔。在显示完整纵隔的胸部标本与纵隔模型上比较纵隔左右侧面的异同，并注意对照标本、模型观察记忆肺根的毗邻结构。

(1) 上纵隔。结构由前向后分为三层。

① 前层。

胸腺(成人已经退化)。

上腔静脉及其属支。头臂静脉由锁骨下静脉和颈内静脉在胸锁关节后方合成，合成处称静脉角，胸导管入左静脉角。左、右头臂静脉在右侧第 1 胸肋结合处后方合成上腔静脉。上腔静脉沿升主动脉右缘下降，平右侧第三胸肋关节下缘注入右心房。

② 中层。

主动脉弓及其分支。结合游离心标本、显示心血管标本与模型观察主动脉弓的分支与毗邻。头臂干起自主动脉弓上缘右侧，在胸锁关节后方分成右锁骨下动脉和右颈总动脉。左颈总动脉发自主动脉弓，向上至颈部。左锁骨下动脉发自主动脉弓至上肢。左膈神经、左迷走神经、左肺动脉围成动脉导管三角，内有动脉韧带、左喉返神经、心浅丛。主动脉弓左前方有胸膜、肺、膈神经、心包膈血管、迷走神经；右后方有气管、食管、左喉返神经、胸导管、心深丛；上方有三大分支、左头臂静脉、胸腺；下方有肺动脉、动脉韧带、左喉返神经、左主支气管、心浅丛。

膈神经和心包膈血管。

迷走神经及其分支。沿迷走神经主干向下找出喉返神经，左侧绕主动脉弓，右侧绕锁骨下动脉，在颈部行于气管食管间沟内至喉。

③ 深层。结构主要有气管、食管、胸导管和左喉返神经。观察前三大结构的毗邻。

(2) 下纵隔。

① 前纵隔。内有淋巴结、结缔组织。

② 中纵隔。在显示完整纵隔的胸部标本、游离心标本、显示心血管标本与模型上观察中纵隔的结构。

观察心包形态、附着、移行及心包腔的围成；探寻心包横窦(在主动脉、肺动脉的后方与上腔静脉、左心房前壁之间)与斜窦(在左右肺静脉、下腔静脉、左心房后壁与心包后壁之间)；观察出入心的大血管；观察心脏的位置、外形、体表投影及毗邻。

③ 后纵隔。在显示后纵隔的胸部标本与人体半身模型上观察后纵隔的结构。

食管和迷走神经。在心包下半部、胸主动脉与膈围成的食管下三角内寻找食管下段，观察迷走神经在食管前后形成的食管前后丛。左迷走神经越过主动脉弓前左侧至肺根的后方分支到左肺丛，在食管前方形成食管前丛，其下端合成迷走神经前干，经食管裂孔入腹腔。右迷走神经沿气管右侧至肺根后方分支形成右肺丛，在食管后方形成食管后丛，其下端合成迷走神经后干经食管裂孔入腹腔。迷走神经在胸部还分支到心脏形成心丛。食管前方有气管、气管杈、左主支气管、左喉返神经、右肺动脉、心包、左心房、食管前丛、膈；后方有食管后丛、胸主动脉、胸导管、奇静脉、半奇静脉、副半静脉、右肋间动脉；左侧有左颈总动脉、左锁骨下动脉、主动脉弓、胸主动脉、胸导管；右侧有奇静脉弓。

奇静脉、半奇静脉、副半静脉。右侧腰升静脉和肋下静脉在腹部合成奇静脉，行于脊柱右侧，上行至第 4 胸椎水平呈弓状绕右肺根上方注入上腔静脉。属支有右侧肋间静脉、食管静脉和半奇静脉；左侧腰升静脉和肋下静脉在腹部合成半奇静脉，入胸后沿脊柱左侧上升，达第 8、9 腰椎高度向右注入奇静脉。收集左下部肋间静脉和副半奇静脉；副半奇静脉位于脊柱左侧上部，收集左上部肋间静脉，注入半奇静脉。

胸主动脉及其分支。自第 4 胸椎体左侧续于主动脉弓，至第 12 胸椎下缘穿膈肌主动脉裂孔续腹主动脉，其分支有食管动脉(发自胸主动脉不同高度至食管)、支气管动脉(数支，至支气管)、肋间动脉(行于肋间隙)。

胸导管。起于乳糜池，穿主动脉裂孔入胸腔，经主动脉和奇静脉之间上行，于第五胸椎前面斜至左侧，平第七颈椎处注入左静脉角。

胸交感神经和内脏大小神经。

在肋头的前方找到胸交感干和交感神经节。注意寻找与神经节相连的内脏大神经(由第 6~9 胸节的节前纤维组成，向下经膈脚入腹腔神经节)、内脏小神经(发自第 10~11 胸节，向下穿膈肌入主动脉肾节)、灰白交通支(与肋间神经相连)。

【实验小结】

本次实验课要求熟练掌握如下内容：

1. 胸壁的层次。由浅入深为皮肤、浅筋膜、深筋膜(锁胸筋膜)、胸廓外肌层(胸大肌、胸小肌、前锯肌)、肋间隙、胸内筋膜、壁胸膜。

2. 乳房。乳腺叶、输乳管及乳房悬韧带、淋巴回流。

3. 肋间隙。肋间外肌、肋间内肌、肋间神经和肋间后血管的排列。

4. 胸膜。肺韧带、肋胸膜、膈胸膜、纵隔胸膜、胸膜顶、胸膜腔、肋膈隐窝、胸腺区、心包区。

5. 上纵隔。胸腺、上腔静脉及其属支、主动脉弓(毗邻)及其分支、动脉导管三角、膈神经和心包膈血管、迷走神经及分支、气管、食管(毗邻)、胸导管和左喉返神经。

6. 中纵隔。心包、心包腔。

7. 后纵隔。食管(毗邻)和迷走神经、奇静脉、半奇静脉、副半静脉、胸主动脉及其分支、胸导管(行程)、胸交感神经和内脏大小神经。

另外，能够对照标本、模型熟悉如下内容：纵隔的侧面观、心脏的体表投影、胸膜的体表投影。

思 考 题

1. 在锁骨中线第三肋间隙进入胸膜腔需依次经过哪些层次?
2. 肋间后血管和神经在肋间隙行程如何?
3. 主动脉弓的毗邻?

(胡振武)

实验四十四　腹前外侧壁

【实验目的】

掌握腹前壁浅筋膜的特点；了解腹壁肌的起止、作用及形成的结构；掌握腹前外侧壁的血管和神经分布；了解腹部外科切口与腹壁层次的关系；了解腹股沟区的境界与层次，掌握腹股沟管的位置、构成与内容；掌握腹股沟三角的层次及腹股沟斜疝和直疝的区别。

【实验教具】

1. 标本。尸体，腹前外侧壁标本，腹股沟管标本。
2. 模型。腹股沟管模型。

【实验内容与方法】

1. 表面解剖。对照标本、模型、活体观察耻骨联合、耻骨结节、髂嵴、脐、半月线等标志，并熟悉腹部分区的四分法与九分法。

2. 层次解剖。在腹前外侧壁标本、腹股沟管标本与模型上观察层次结构。

(1) 皮肤。薄，富有弹性，易与皮下组织分离，可供吻合的血管丰富，故临床上常选择腹前外侧壁为游离皮瓣的供皮区。

(2) 浅筋膜。脐以下分两层，浅层(Camper 筋膜)与其他部位相同，富含脂肪；深层(Scarpa 筋膜)致密成膜状，具有弹性纤维。浅筋膜有皮神经行走，腹壁的皮肤受第 7~12 对胸神经和第 1 腰神经支配，分为前皮支和外侧皮支，前皮支于白线两侧浅出，外侧皮支自腋中线附近浅出。

(3) 腹外斜肌及其腱膜。腹外斜肌起于下 8 对肋外面，后下部纤维止于髂嵴，其余移行为腱膜，与对侧同名肌腱腱膜结合参与构成白线。腱膜下缘增厚连于髂前上棘与耻骨结节间形成腹股沟韧带。腹股沟管皮下环是腹外斜肌腱膜于腹股沟韧带内上方形成的三角形裂隙，该裂隙二个边称内、外侧脚，分别止于耻骨联合和耻骨结节，两脚之间有脚间纤维。外侧脚的部分纤维经精索深面与内侧脚后方向内上反转，附着于白线称反转韧带。腹股沟韧带内侧端分出的纤维向下后方并向后外侧转折形成陷窝韧带，末端附耻骨梳称耻骨梳韧带。

(4) 腹内斜肌及其腱膜。腹内斜肌起自胸腰筋膜、髂嵴、腹股沟韧带的外 2/3，纤维斜向前上方，后部肌束止于下三肋，其余移行为腱膜，参与形成腹直肌鞘。下缘游离，与腹横肌腱膜下缘联合形成腹股沟镰，止于耻骨梳内侧端及耻骨结节附近。

(5) 腹横肌及其腱膜。腹横肌起自下 6 个肋内面、胸腰筋膜、髂嵴、腹股沟韧带外侧半。肌纤维横行，移行为腱膜参与形成腹直肌鞘。下缘游离分出少量纤维参与形成提睾肌。

(6) 腹横筋膜。位于腹横肌深面，于腹股沟管中点上方 1.5cm 处形成腹股沟管深环。

(7) 腹膜外脂肪。又称腹膜下筋膜。

(8) 壁腹膜。位于腹壁最内层。

3. 局部结构。在腹前外侧壁标本、腹股沟管标本与模型上观察如下结构。

(1) 腹直肌鞘及其内容。腹直肌鞘由腹壁三层阔肌的腱膜形成，包绕腹直肌。鞘的前层由腹外斜肌腱膜和腹内斜肌腱膜前层构成；后层由腹内斜肌腱膜后层和腹横肌腱膜形成。后层在脐下约 4cm 处全部转到前层形成半环线。两侧腱纤维在中线交织成白线，在腹直肌外缘形成半月线。

(2) 腹股沟管。为精索(子宫圆韧带)通过的裂隙，位于腹股沟韧带内侧半上方，长约 4.5cm 处，分四壁两口。

前壁由腹外斜肌腱膜和腹内斜肌部分纤维构成；上壁由腹内斜肌和腹横肌游离下缘构成；下壁为腹股沟韧带；后壁由腹横筋膜、腹股沟镰、反转韧带构成。

外口(皮下环)由内外侧脚、脚间纤维、反转韧带围成；内口(腹环)由腹横筋膜构成。

(3) 海氏三角。由腹股沟韧带、腹直肌外缘、腹壁下动脉围成。

(4) 腹白线。在腹前正中线上，由三层扁肌的腱膜交织而成，上宽下窄。

【实验小结】

本次实验课要求熟练掌握如下内容：

1. 腹前外侧壁的层次解剖。由浅入深依次为皮肤、浅筋膜(浅层即 Camper 筋膜、深层为 Scarpa 筋膜)、腹外斜肌及其腱膜、腹内斜肌及其腱膜、腹横肌及其腱膜、腹横筋膜、腹膜外脂肪、壁腹膜。

2. 腹前外侧壁的局部结构。腹直肌鞘、半环线、半月线、腹股沟管、海氏三角。

另外，能够对照标本、模型熟悉如下结构：反转韧带、陷窝韧带、耻骨梳韧带。

思 考 题

1. 临床上为什么常选择腹前外侧壁为游离皮瓣的供皮区？

2. 阑尾切口由浅入深要经过哪些层次？

(胡振武)

实验四十五　腹膜腔与结肠上区

【实验目的】

掌握腹膜的形态、功能、腹膜腔与腹腔的概念；掌握腹腔内器官与腹膜的关系，腹膜形成的结构；了解腹前壁内面下部的腹膜皱襞和隐窝及其临床意义；掌握腹膜腔的分区，了解腹膜间隙的临床意义；掌握网膜囊及网膜孔的位置和境界；掌握胃的毗邻、血液供应；了解胃的神经支配及淋巴引流；掌握腹腔干的分支分布；掌握肝的毗邻、肝蒂；掌握肝外胆道的组成，胆总管各段的毗邻及胆囊动脉的行径；掌握十二指肠和胰的毗邻；了解十二指肠分部与腹膜的关系；掌握肝门静脉的组成、属支。

【实验教具】

1. 标本。显露腹部结构的标本；游离胃；肝、十二指肠连胰、脾标本。

2. 模型。腹腔脏器与腹膜模型；游离胃、肝、十二指肠连胰、脾模型；肝门静脉电动模型。

【实验内容与方法】

1. 腹膜和腹膜腔。在显露腹部结构的标本及腹腔脏器与腹膜模型上观察腹膜和腹膜腔及其所形成的结构。

(1) 腹膜与腹膜腔。注意观察腹膜脏、壁两层的配布及大、小腹膜腔的位置。

(2) 肝的韧带。把手放在肝右叶上面与膈之间，向左探查可触及矢状位的镰状韧带，向后探查可触及的是横位的冠状韧带，自脐连至肝门行于镰状韧带游离缘者为**肝圆韧带**。

(3) 小网膜和网膜孔。小网膜系双层腹膜结构，由肝胃韧带和肝十二指肠韧带两部分组成。网膜孔的上界是肝尾叶，下界是十二指肠上部，前界是肝十二指肠韧带(内有胆总管、门静脉和肝固有动脉三大结构)，后界是肝门静脉。

(4) 大网膜。呈围裙状遮盖于横结肠和小肠的前面。

(5) 肠系膜。是将肠管或其他器官系连于腹后壁等处的双层腹膜结构。提起小肠可见肠系膜，以同样方法观察横结肠系膜、乙状结肠系膜和阑尾系膜。

(6) 陷凹、沟、皱襞、隐窝等。

① 陷凹。在盆腔内寻找直肠膀胱陷凹、直肠子宫陷凹(女性腹膜腔最低点)、膀胱子宫陷凹。

② 沟。在腹腔内寻找左结肠旁沟，右结肠旁沟。

③ 皱襞。在腹前壁内面寻找脐正中襞(内有脐尿管索)、脐内侧襞(内有腹壁下动静脉)、脐外侧襞(内有脐动脉索)。

④ 肝肾隐窝。位于肝右叶下面与右肾之间，病人仰卧时此处为腹膜腔最低处，故为

腹膜腔内液体易于积聚的部位。

(7) 膈下间隙。位于横结肠及其系膜与膈之间，被肝分为上、下两间隙。

① 肝上间隙。借镰状韧带分为右肝上间隙和左肝上间隙，左肝上间隙又被左三角韧带分为左肝上前、后间隙。

② 肝下间隙。被肝圆韧带分为左、右肝下间隙，右肝下间隙的后部即肝肾隐窝，左肝下间隙又被小网膜和胃分为左肝下前间隙和左肝下后间隙(网膜囊：在小网膜和胃的后方)。网膜囊借网膜孔与右肝下间隙相通。上述各间隙都互相交通，其发生脓肿，均称为膈下脓肿。

2. 结肠上区。

(1) 胃。在显露腹部结构的标本、游离胃标本与模型上观察胃的位置、毗邻、血管与神经。

① 胃的位置与毗邻。胃大部分位于左季肋区，小部分位于腹上区。贲门在第 11 胸椎左侧，幽门在第 1 腰椎右侧。胃前壁右侧份邻左半肝，左上部紧邻膈，下部接触腹前壁。将胃翻向上，观察胃后壁的毗邻(胰、左肾上腺、左肾、脾、横结肠及其系膜，这些器官共同形成胃床)。

② 胃的血管、淋巴和神经。沿胃小弯向左上方寻找胃左动脉(起于腹腔干)及伴行的胃左静脉，沿胃小弯向右寻找胃右动脉(起于肝固有动脉)，二者吻合成胃小弯处的动脉弓；在胃大弯处寻找胃网膜左(起于脾动脉)、右动脉(起于胃十二指肠动脉)，二者常吻合成动脉弓；在脾门处，由脾动脉发出的胃短动脉经胃脾韧带至胃底；在贲门前方，仔细观察迷走神经前干及其分支(胃前支和肝支)。胃前支伴胃左动脉沿胃小弯走行，终支以“鸦爪”样分支分布于幽门部胃前壁；肝支经小网膜行向右，参加肝丛。在贲门后方找出迷走神经后干及其分支(胃后支和腹腔支)，胃后支的终支同样以“鸦爪”样分支分布于幽门部胃后壁。

(2) 十二指肠。在十二指肠连胰、脾标本与模型上观察十二指肠的形态、毗邻。

① 十二指肠的分部与毗邻。十二指肠分为上部、降部、水平部与升部四部。注意观察十二指肠上部后方的毗邻(肝门静脉、胆总管、胃十二指肠动脉等)。

② 十二指肠大乳头。纵行打开十二指肠降部的外侧壁，观察十二指肠粘膜的结构特点和降部后内侧壁上的十二指肠纵襞，其下端即为十二指肠大乳头。

③ 十二指肠悬韧带(Treitz 韧带)。连于十二指肠空肠曲与左膈脚之间，有上提和固定十二指肠空肠曲的作用。

④ 十二指肠的血管。十二指肠的动脉主要有胰十二指肠上前、后动脉，胰十二指肠下动脉。

(3) 肝。在显露腹部结构的标本、游离肝标本与模型上观察肝的形态、位置、毗邻。

① 肝的位置、毗邻。肝大部分位于右季肋区，小部分位于左季肋区。肝膈面左、右肋弓间的部分与腹上区腹前壁相贴。

② 肝门与肝蒂。肝的脏面有左、右纵沟和介于两者之间的横沟，呈“H”形。横沟称肝门，有左、右肝管，肝门静脉左、右支，肝固有动脉的左、右支，淋巴及神经等出入。这些出入肝门的结构总称肝蒂，走行于肝十二指肠韧带内(胆总管在右，肝固有动脉在左，两者的后方为肝门静脉)。

(4) 肝外胆道。在显露腹部结构的标本与模型上可见肝外胆道由肝左右管、肝总管、胆囊和胆总管组成。

① 胆囊的位置、分部与胆囊底的体表投影。胆囊附着于肝脏面的胆囊窝内，分底、体、颈、管四部，底的体表投影相当于右锁骨中线与右肋弓的交点处。

② 胆囊三角(Calot 三角)。由胆囊管、肝总管和肝下面所组成，在胆囊三角内有胆囊动脉。

③ 胆总管。胆总管分为四段：十二肠上段(在肝十二指肠韧带内，自胆总管起始部至十二指肠上部上缘为止)；十二指肠后段；胰腺段(胰头癌或慢性胰腺炎时，此段胆总管常受累而出现梗阻性黄疸)；十二指肠壁段(斜行穿过十二指肠降部的后内侧壁，与胰管汇合后略膨大，形成肝胰壶腹即 Vater 壶腹)。

(5) 胰。在十二指肠连胰、脾标本与模型上观察胰的位置与形态。

① 胰的位置、分部与毗邻。胰位于腹上区和左季肋区，横过第 1、2 腰椎前方。胰分为头、颈、体、尾四部。胰头被十二指肠环绕，因此胰头肿瘤可压迫十二指肠而引起梗阻。胰尾末端达脾门，脾切除术游离脾蒂时，需注意防止胰尾的损伤。

② 胰管。在胰实质内与胰长轴平行，与胆总管在十二指肠降部后壁汇合形成肝胰壶腹，经十二指肠大乳头开口于十二指肠腔。胰头上方常常有副胰管。

③ 血管。胰的动脉主要有胰十二指肠上前、后动脉，胰十二指肠下动脉。

(6) 脾。在十二指肠连胰、脾标本与模型上观察脾的位置与形态。

① 脾的位置与毗邻。脾位于左季肋区的肋弓深处，其长轴与左第 10 肋一致。

② 血管。脾动脉起自腹腔干，沿胰背面的上缘左行，终末支经脾门入脾。脾静脉在脾动脉后下方，向右达胰颈处与肠系膜上静脉汇合成肝门静脉。

(7) 肝门静脉。在肝门静脉电动模型上观察门静脉的形成、属支、侧支吻合。脾静脉与肠系膜上静脉在胰颈的后方汇合形成肝门静脉。肠系膜上静脉是肝门静脉的最粗大的属支。肠系膜下静脉通常注入脾静脉或肠系膜上静脉，少数注入上述两静脉汇合处的夹角内。胃左静脉和胃右静脉收集食管和胃小弯静脉血，注入肝门静脉。胃网膜左静脉注入脾静脉，胃网膜右静脉注入肠系膜上静脉。在肝门静脉模型上观察其 7 条属支及其侧支吻合。

【实验小结】

本次实验课要求熟练掌握如下内容：

1. 腹膜与腹膜腔。镰状韧带、冠状韧带、肝圆韧带、小网膜、网膜孔、大网膜、肠系膜、直肠膀胱陷凹、直肠子宫陷凹、左结肠旁沟、右结肠旁沟、肝肾隐窝、右肝上间隙、左肝上间隙、左肝上前、后间隙、左肝下间隙、右肝下间隙、左肝下前间隙、左肝下后间隙(网膜囊)。

2. 结肠上区。胃的位置、毗邻、血管；十二指肠的分部与毗邻、十二指肠大乳头、十二指肠悬韧带、十二指肠的血管；肝的位置、毗邻、肝门与肝蒂；胆囊的位置、分部与胆囊底的体表投影、胆囊三角、胆总管的分部；胰的位置、分部与毗邻；脾的位置与毗邻；肝门静脉的形成、属支、侧支吻合。

另外，能够对照标本、模型熟悉如下结构：脐正中襞(内有脐尿管索)、脐内侧襞(内有腹壁下动静脉)、脐外侧襞(内有脐动脉索)、胃的淋巴与神经。

思 考 题

1. 膈下间隙有哪些?
2. 胃的毗邻与血液供应。

(胡振武)

实验四十六　结肠下区与腹膜后间隙

【实验目的】

掌握空、回肠的位置及血供；掌握阑尾的位置及血供；掌握结肠的分部与血供；掌握肾的位置、毗邻和被膜；掌握输尿管的分部和毗邻；掌握腹主动脉的主要分支；了解下腔静脉的位置与属支；了解腰交感干的组成和位置。

【实验教具】

1. 标本。显露腹部结构的标本，游离肠、肾标本。

2. 模型。显露腹膜后间隙的模型，游离肠、肾模型。

【实验内容与方法】

1. 结肠下区。在显露腹部结构的标本、游离肠标本与模型上观察结肠下区的结构。

(1) 空肠及回肠。

① 位置。观察空肠与回肠在腹腔的位置(近侧 2/5 是空肠，远侧的 3/5 是回肠)，并以其管径大小、血管弓的多少来区别空肠和回肠，详见实验十四。在右髂窝观察回肠末端连于盲肠。

② 肠系膜。将大网膜、横结肠及其系膜翻向上方，将全部小肠推向一侧，暴露肠系膜根，观察其附着在腹后壁的位置(起自第 2 腰椎左侧，止于右骶髂关节前方)。

③ 血管、淋巴及神经。空、回肠的动脉来自肠系膜上动脉。肠系膜上动脉起自腹主动脉(约在第 1 腰椎水平)。注意寻找肠系膜上动脉根部的肠系膜上淋巴结。辨认肠系膜上动脉的分支有：胰十二指肠下动脉；中结肠动脉(在横结肠系膜中寻找该动脉)；右结肠动脉；回结肠动脉(该动脉在肠系膜根内下降至右髂窝，在此发出盲肠前、后动脉至盲肠，盲肠后支通常发出阑尾动脉，回肠支至回肠末端，结肠支至升结肠)；空、回肠动脉(有 12~18 条，向左进入小肠系膜，其分支相互吻合成血管弓，观察比较空、回肠动脉弓的级数)。系膜根与结肠形成左、右肠系膜窦。右肠系膜窦位于系膜根、升结肠、横结肠及其系膜的右 2/3 之间，呈三角形近于密闭，窦内积脓不易扩散。左肠系膜窦位于系膜根、横结肠及其系膜的左 1/3、降结肠、乙状结肠及其系膜之间，略呈向下开口的斜方形。

④ Meckel 憩室。在距回肠末端 0.5~1m 范围的对系膜缘上，20%的成人有长 2~5cm 的囊状突起，称 Meckel 憩室。可发生溃疡和炎症，症状与阑尾炎相似。

(2) 盲肠和阑尾。

① 盲肠。位于右髂窝内，三条结肠带在阑尾根部汇聚，是手术时寻找阑尾根部的标志。

② 阑尾。一般位于右髂窝内，阑尾根部附于盲肠后内侧壁。其体表投影在脐与右髂

前上棘连线的中、外 1/3 交界处，称 McBurney 点；也可用左、右髂前上棘连线的中、右 1/3 交界处 Lanz 点作为投影点。阑尾常见的位置顺序是回肠前位，盆位，盲肠后位，回肠后位，盲肠下位。阑尾动脉起自回结肠动脉，下行经回肠末段后方入阑尾系膜，沿其游离缘行走，分支分布于阑尾。

(3) 结肠。

① 结肠的分部、位置与毗邻。结肠分为升结肠(外侧与腹壁间形成右结肠旁沟)、横结肠、降结肠(外侧为左结肠旁沟)、乙状结肠四部分。辨认盲肠与结肠的三大结构特征，即结肠带、结肠袋和肠脂垂。

② 血管和淋巴。结肠的动脉包括发自肠系膜上动脉的回结肠动脉、右结肠动脉和中结肠动脉，以及发自肠系膜下动脉的左结肠动脉和乙状结肠动脉。淋巴配布在同名血管旁。

2. 腹膜后隙。在显露腹部结构的标本、显露腹膜后间隙的模型、游离肾标本与模型上观察腹膜后间隙的结构。

(1) 肾。

① 位置与毗邻。肾位于脊柱的两侧，贴附于腹后壁。右肾上端平第 12 胸椎，下端平第 3 腰椎；左肾上端平第 11 胸椎，下端平第 2 腰椎。第 12 肋斜过左肾后面的中部，右肾后面的上部。肾后面第 12 肋以上部分与膈邻贴，并借膈与胸膜腔相邻。肾手术需切除第 12 肋时，要注意保护胸膜，以免损伤造成气胸。

② 肾门、肾蒂。肾内缘中部凹陷处称肾门。肾蒂由出入肾门的肾血管、肾盂、神经和淋巴管所组成。肾蒂内结构由前向后依次为肾静脉、肾动脉和肾盂；由上向下依次为肾动脉、肾静脉和肾盂。

③ 肾的被膜。由浅入深依次为肾筋膜、脂肪囊、纤维囊。

(2) 腹主动脉。自第 12 胸椎平面穿膈肌主动脉裂孔，于脊柱前方下降至第 4 腰椎下缘分为左、右髂总动脉。

① 成对脏支。

· 精索内动脉(女性卵巢动脉)。于肠系膜上、下动脉起点中间发自腹主动脉，行向外下，斜跨输尿管前方，至所供应的器官。同名静脉与之伴行，右侧者注入下腔静脉，左侧者以直角注入左肾静脉。

· 肾动脉。平第 2 腰椎高度处自腹主动脉发出，右肾动脉比左肾动脉长，经下腔静脉后方至右肾门。肾静脉位肾动脉前方，左肾静脉横过腹主动脉的前方，均入下腔静脉。

· 肾上腺中动脉。在肾动脉上方发出至肾上腺。

另外，膈下动脉发出肾上腺上动脉，肾动脉发出肾上腺下动脉到肾上腺。

② 不成对脏支。腹腔干、肠系膜上动脉、肠系膜下动脉。详见实验二十四。

③ 壁支。

· 膈下动脉。在主动脉裂孔下方发出。

· 腰动脉。平上四个腰椎处发出四对腰动脉，分布于腹壁肌和脊髓。

· 骶正中动脉。起自腹主动脉分叉处的后上方。

(3) 下腔静脉。于第 4 腰椎下缘处由左、右髂总静脉合成，位于脊柱的右前方，在腹主动脉右侧上行，穿腔静脉孔入右心房。其属支有髂总静脉、右睾丸(卵巢)静脉、肾静脉、右肾上腺静脉、肝静脉、膈下静脉和腰静脉。

(4) 腹腔神经丛、腹腔神经节、腰交感干。

腹腔神经丛位于腹腔动脉和肠系膜上动脉根部周围，内含交感神经的椎前神经节，即成对的腹腔神经节，呈半月形，它接受内脏大神经的节前纤维，两节间有纤维相连。自节发出许多纤维，形似光芒故又称太阳丛。

腰交感干由4~5对腰交感神经节互以节间支连结而成，位于脊柱与腰大肌之间，右侧在下腔静脉后方，左侧沿腹主动脉左侧而行。

(5) 输尿管腹部。输尿管位于脊柱两侧，分为腹部、盆部、壁内部三部分。观察输尿管腹部的行程和毗邻。注意睾丸(卵巢)动脉从内向外斜行越过输尿管的前方。

(6) 肾上腺。于肾的上端暴露肾上腺，注意观察左、右肾上腺的形态及毗邻的不同(左为三角形，右为半月形)；寻找发自腹主动脉的肾上腺中动脉；于肾上腺前面找出肾上腺静脉，并追踪至其注入下腔静脉和左肾静脉处。

(7) 腹后壁肌。腹后壁有腰大肌、腰方肌。

【实验小结】

本次实验课要求熟练掌握如下内容：

1. 空肠与回肠。区别、血供、Meckel 憩室、系膜根、左右肠系膜窦。

2. 阑尾。常见位置、体表投影。

3. 结肠。分部、位置、毗邻、三大结构特征、血供。

4. 肾。位置、毗邻、肾门、肾蒂、被膜。

5. 腹主动脉。成对脏支有精索内动脉或卵巢动脉、肾动脉、肾上腺中动脉；不成对脏支有腹腔干、肠系膜上动脉、肠系膜下动脉；壁支有膈下动脉、腰动脉、骶正中动脉。

另外，能够对照标本、模型熟悉如下结构：下腔静脉的属支(髂总静脉、右睾丸或卵巢静脉、肾静脉、右肾上腺静脉、肝静脉、膈下静脉和腰静脉)、腰交感干、输尿管腹部、肾上腺。

思　考　题

1. 阑尾的常见位置有哪些？

2. 结肠有何特征？分哪几部分？

(胡振武)

实验四十七　盆　　部

【实验目的】

了解骨盆的组成、境界、分区与体表标志；掌握盆隔、肛提肌的分部；了解盆底肌与盆筋膜的配布及盆隔的作用；了解盆筋膜及筋膜间隙；了解盆部的血管、淋巴、神经情况；掌握盆腔脏器(直肠、输尿管盆部、前列腺、子宫、输卵管等)的位置及相互关系；了解盆腔脏器的血供，掌握女性输尿管与子宫动脉的位置关系；了解输精管、精囊、射精管的位置和毗邻；掌握阴道穹的毗邻及意义。

【实验教具】

1. 标本。男、女性骨盆标本；男、女性盆部矢状切面标本(示盆腔脏器、血管和神经)；游离直肠、膀胱、子宫标本；显示盆腔脏器、血管和神经的尸体标本。

2. 模型。男、女性盆腔模型。

【实验内容与方法】

盆部位于躯干的下部，以骨盆作为支架，由覆盖于其内的盆壁肌、盆底肌及其筋膜共同围成的盆腔及盆腔内的脏器所组成。

1. 骨盆。在男、女性骨盆标本与模型上观察骨盆的组成及结构。

(1) 体表标志。在骨盆标本及模型上摸认髂嵴、髂前上棘、髂结节、腹股沟韧带、耻骨结节、耻骨联合上缘、耻骨嵴、髂后上棘、耻骨弓、坐骨结节、尾骨尖等结构。

(2) 组成。在骨盆标本上观察骨盆由两侧的髋骨及后方的骶、尾骨借关节、韧带和软骨构成。骨盆借界线可分为前上方的大骨盆和后下方的小骨盆。骶结节韧带、骶棘韧带与坐骨大、小切迹围成坐骨大、小孔。骨盆的前外侧有闭孔。

2. 盆壁肌。在骨盆标本、模型上观察覆盖于盆壁内面的肌肉，闭孔内肌位于盆侧壁的前份，该肌及其筋膜的上缘参与形成闭膜管。梨状肌位于盆侧壁的后份，该肌与坐骨大孔之间分别有梨状肌上孔和梨状肌下孔。

3. 盆底肌与盆隔。在骨盆模型上观察盆底肌有肛提肌、尾骨肌。肛提肌、尾骨肌及覆盖于两肌上下面的盆隔上筋膜和盆隔下筋膜构成盆隔。肛提肌按其纤维起止及排列由前内向后外分为四部分，依次为耻骨阴道肌(男性为前列腺提肌)、耻骨直肠肌、耻尾肌、髂尾肌。

4. 盆筋膜。在盆部矢状切标本上观察盆部筋膜与盆部器官的关系，以及盆部器官之间的位置关系。盆部筋膜上连腹部筋膜，下续会阴筋膜，按其部位不同分为盆壁筋膜(包裹盆部诸肌)与盆脏筋膜(包绕脏器)。

盆壁筋膜覆盖于盆壁内面，位于骶骨前方的部分，称骶前筋膜，位于梨状肌与闭孔内肌表面的部分，分别称梨状肌筋膜和闭孔筋膜。盆隔上筋膜覆盖于肛提肌与尾骨肌上面，盆隔下筋膜覆盖于肛提肌与尾骨肌下面。

盆脏筋膜包绕盆内脏器表面，分别形成筋膜鞘、筋膜隔及韧带等，如前列腺鞘、直肠侧韧带、子宫主韧带和骶子宫韧带、直肠阴道隔。

5. 盆筋膜间隙。

盆筋膜相互之间潜在间隙即筋膜间隙。较为重要的有：耻骨后隙位于耻骨盆面与膀胱之间；直肠后隙位于直肠筋膜与骶前筋膜之间，又称骶前间隙。

6. 盆部的血管、神经、淋巴。在盆部矢状切标本上观察下列结构。

(1) 髂外动脉。沿腰大肌内侧缘下行，穿血管腔隙至股部。注意血管近旁的髂外淋巴结。追踪髂外动脉向前直至腹股沟韧带上方，可见其分出腹壁下动脉上行入腹直肌鞘。

(2) 髂内动脉。由髂总动脉发出，至坐骨大孔上缘处分为前、后两干。前干分出脐动脉、闭孔动脉、子宫动脉、膀胱下动脉、直肠下动脉和它的两条终支(阴部内动脉与臀下动脉)。后干主要分出骶外侧动脉。主干续行为臀上动脉，穿梨状肌上孔出盆腔。

(3) 髂内静脉。由盆腔内静脉汇聚而成，其属支与同名动脉伴行。

(4) 骶交感干。由腰交感干延续而来，沿骶前孔内侧下降，向中线接近，终止于尾骨前面的奇神经节，又称终节。

(5) 腰骶干及骶神经丛。在骶髂关节前方找出腰骶干，由第 4 腰神经一部分和第 5 腰神经合成，往下到梨状肌前面，与第 1~3 骶神经合成骶丛。观察骶丛发出的坐骨神经及阴部神经。

7. 盆腔的脏器与腹膜。分别在男、女盆部矢状切标本，显示盆腔脏器、血管和神经的尸体标本上观察下列结构。

(1) 盆腔的陷凹。男性腹膜在膀胱与直肠之间，形成膀胱直肠陷凹。女性则在膀胱与子宫间形成膀胱子宫陷凹。在子宫与直肠间形成直肠子宫陷凹(Douglas 腔)。

(2) 盆内脏器。

① 直肠。

直肠位于盆腔后部，上平第 3 骶椎高度接乙状结肠，下穿盆隔延续为肛管。

男性直肠前面上部隔直肠膀胱陷凹与膀胱底上部和精囊相邻，直肠下部借直肠膀胱隔与膀胱底下部、前列腺、精囊腺、输精管壶腹及输尿管盆部相邻；女性直肠前面上部隔直肠子宫陷凹与子宫颈及阴道穹相邻，直肠下部借直肠阴道隔与阴道后壁相邻。

直肠由直肠上动脉(为肠系膜下动脉的直接延续)、直肠下动脉(起自髂内动脉前干)及骶正中动脉分布。

② 膀胱。

膀胱空虚时位于盆腔前部。充盈时呈球形，可升至耻骨联合上缘以上，此时腹膜返折处也随之上移，膀胱下外侧面直接邻贴腹前壁，因此在耻骨联合上缘之上，可经腹前壁，于腹膜外进行膀胱穿刺术。

膀胱由膀胱上动脉和膀胱下动脉供血。

③ 输尿管盆部与壁内部。

在骨盆上口处，左输尿管越过髂总动脉末端的前方入盆腔；右输尿管则越过髂外动脉的起始部前方入盆腔。在女性，输尿管由后外向前内，在子宫颈外侧约 2cm 处有子宫动脉从前上方跨过。

④ 前列腺。前列腺位于膀胱颈和尿生殖隔之间。前面有耻骨前列腺韧带；后面平坦借直肠膀胱隔与直肠壶腹相邻。

⑤ 输精管盆段、射精管及精囊。

输精管在腹股沟管腹环处离开精索进入盆腔，沿膀胱侧壁行向后下，越过输尿管前方，到达膀胱底部的后面扩大为壶腹，位于精囊腺的内侧，走向内下方，其末端逐渐变细，与精囊腺的排泄管汇合成射精管，向前下穿过前列腺底的后部，开口于尿道前列腺部。

精囊位于前列腺底的后上方，输精管壶腹的后外侧，膀胱底后方，后邻直肠。精囊肿大时，直肠指检可以触及。

⑥ 子宫。

子宫位于盆腔中央，膀胱与直肠之间，成人正常的子宫呈前倾、前屈姿势。子宫颈位于坐骨棘平面以上。子宫前面隔膀胱子宫陷凹与膀胱上面相邻，子宫颈阴道上部的前方借膀胱阴道隔与膀胱底部相邻，子宫颈阴道部借尿道阴道隔与尿道相邻；子宫后面借直肠子宫陷凹及直肠阴道隔与直肠相邻。

子宫动脉起自髂内动脉前干，沿盆侧壁向前内下走行，进入子宫阔韧带基部，距子宫颈外侧 2cm 处，横向越过输尿管前上方，至子宫颈侧缘上行，沿途分支进入子宫。

在子宫模型和标本上观察，子宫阔韧带位于子宫两侧，系腹膜在子宫的前、后面返折，并且向两侧延伸至盆腔侧壁形成的双层腹膜皱襞，上缘游离，内含输卵管，基底宽阔，与盆底前后的腹膜续连，卵巢位于阔韧带后面，以卵巢系膜与阔韧带后层相连。观察夹包于子宫阔韧带中的各主要结构，由上而下有输卵管、卵巢固有韧带、子宫圆韧带、子宫动脉以及位于阔韧带底部的子宫主韧带；子宫主韧带位于子宫阔韧带基底部，连于子宫颈与盆侧壁之间；子宫圆韧带起自子宫角，在子宫阔韧带内弯向盆侧壁前行；骶子宫韧带起自子宫颈后面，向后呈弓形绕过直肠外侧，附着于骶骨前面。将子宫底、体往前推，观察有腹膜皱襞自子宫颈呈弓形向后，绕过直肠两侧至骶骨前面，称直肠子宫襞，内藏骶子宫韧带。

⑦ 卵巢。位于髂内、外动脉分叉处的卵巢窝内，下端有卵巢固有韧带，上端有卵巢悬韧带。卵巢悬韧带(又称骨盆漏斗韧带)是腹膜从骨盆上口髂总动脉的分叉处延伸至卵巢上端形成，韧带内有结缔组织和平滑肌，并有卵巢动、静脉经过，韧带的后内侧与输尿管邻近。

⑧ 输卵管。输卵管位于子宫阔韧带上缘内，由内侧向外侧分为四部，即子宫部、输卵管峡(为结扎部位)、输卵管壶腹(受精部位)、输卵管漏斗(拾卵)。

⑨ 阴道。阴道连接子宫与外生殖器。阴道上端较宽阔，子宫颈与阴道壁之间形成的环形腔隙称阴道穹，分为前、后及两侧部，其中后部较深，与直肠子宫陷凹紧邻，故阴道穹后部指诊，可触知该陷凹中的情况，当该陷凹内有积液时，可通过阴道穹后部穿刺或切开引流。

【实验小结】

本次实验课要求熟练掌握如下内容：

1. 骨盆。组成、体表标志(髂嵴、髂前上棘、髂结节、腹股沟韧带、耻骨结节、耻骨联合上缘、耻骨嵴、髂后上棘、耻骨弓、坐骨结节、尾骨尖)、大骨盆、小骨盆、骶结节韧带、骶棘韧带。

2. 盆肌。闭孔内肌(闭膜管)、梨状肌、肛提肌、尾骨肌、盆隔。

3. 盆筋膜。骶前筋膜、梨状肌筋膜、闭孔筋膜、盆隔上筋膜、盆隔下筋膜。

4. 盆血管。髂内动脉、脐动脉、闭孔动脉、子宫动脉、膀胱下动脉、直肠下动脉、阴部内动脉、臀下动脉、骶外侧动脉、臀上动脉。

5. 盆陷凹。膀胱直肠陷凹、膀胱子宫陷凹、直肠子宫陷凹(Douglas 腔)。

6. 盆内脏。直肠(毗邻、血供)、膀胱(位置、毗邻)、输尿管盆部与壁内部、前列腺、子宫(位置、毗邻、韧带)、卵巢、输卵管(分部)。

另外，能够对照标本、模型熟悉如下结构：输精管盆段、射精管、精囊、盆壁筋膜、盆脏筋膜、前列腺鞘、直肠侧韧带、直肠阴道隔、耻骨后隙、直肠后隙。

思 考 题

1. 简述髂内动脉的分支。
2. 简述输尿管盆段走行及其与子宫动脉的关系。
3. 试述膀胱的位置与毗邻。

(胡振武)

实验四十八 会 阴

【实验目的】

掌握坐骨直肠窝的构成及毗邻关系；掌握阴部神经的起始、行程及其分支与分布范围；掌握会阴浅隙、深隙的组成和内容；掌握尿生殖隔、肛直肠环、会阴中心腱的概念；了解会阴的层次、血管神经分布；了解精索、阴囊和阴茎的层次结构；掌握男性尿道的形态特点。

【实验教具】

1. 标本。男、女性会阴标本(示会阴层次及会阴浅、深隙内容物)；大体尸体标本(示盆腔脏器、血管和神经)。

2. 模型。男、女性盆腔正中矢状切模型；男、女会阴模型。

【实验内容与方法】

会阴是指盆膈以下封闭骨盆下口的全部软组织，这是广义的会阴。呈菱形，其境界与骨盆下口一致，前为耻骨联合下缘及耻骨弓状韧带，两侧为耻骨弓、坐骨结节及骶结节韧带。通过两侧坐骨结节的连线，可将会阴分为前方的尿生殖区与后方的肛区。狭义的会阴，在男性系指阴茎根与肛门之间的部分，在女性为阴道前庭后端与肛门之间的部分，又称产科会阴。

1. 肛区。在会阴标本与模型上观察肛区的层次结构以及肛管、坐骨直肠窝的构造。

(1) 皮肤和筋膜。

(2) 肛门外括约肌可分为皮下部、浅部和深部。

(3) 肛管。在盆部正中矢状切标本和会阴模型上观察肛门括约肌。肛门括约肌包括肛门内括约肌与肛门外括约肌。

(4) 坐骨直肠窝。在盆部正中矢状切面标本和会阴模型上观察坐骨直肠窝的位置与构成。坐骨直肠窝尖朝上，底向下。内侧壁为肛门外括约肌、肛提肌；外侧壁为坐骨结节、闭孔内肌及筋膜；窝底为肛门两侧的浅筋膜及皮肤。注意寻认自窝外侧壁走向肛门的肛动、静脉和肛神经，追踪它们至其发出处。寻认窝外侧壁的筋膜形成的阴部管，可见阴部内动、静脉和阴部神经的分支，阴部神经进入阴部管后立即分为三支行向尿生殖区。

2. 尿生殖区。在男、女性会阴标本与模型上观察尿生殖区的层次结构。

(1) 层次结构。

① 皮肤和浅筋膜。皮肤生有阴毛，富含汗腺及皮脂腺。浅筋膜可分为浅、深两层。浅层为脂肪组织，与腹前外侧壁的浅筋膜浅层即 Camper 筋膜相续；深层为膜性结缔组织，称浅会阴筋膜或 Colles 筋膜，它向前移行为阴囊肉膜、阴茎浅筋膜，并与腹前壁下

部的浅筋膜深层即 Scarpa 筋膜相续，向两侧附于耻骨下支及坐骨支，后界与该区后缘的深筋膜愈合。

② 深筋膜。深筋膜分为两层，衬于尿生殖隔的上、下面，分别称尿生殖隔上筋膜和尿生殖隔下筋膜。此两层筋膜向两侧均附于耻骨下支及坐骨支，在尿生殖隔后缘互相愈合并与浅会阴筋膜愈合。在尿生殖隔前缘，尿生殖隔上、下筋膜愈合成会阴横韧带。该韧带前缘与耻骨弓状韧带之间有一空隙，有阴茎背深静脉通过。在尿生殖区的两层深筋膜和浅会阴筋膜三层筋膜间，形成两个筋膜间隙。会阴浅隙位于浅会阴筋膜与尿生殖隔下筋膜之间，内有会阴浅横肌、坐骨海绵体肌、球海绵体肌、阴茎脚、尿道球、尿道球部以及会阴血管、神经等。因浅会阴筋膜与阴茎浅筋膜、阴囊肉膜及腹壁浅筋膜深层是连续的，而前者又在尿生殖隔后缘与深筋膜相愈着，所以如果尿道在浅隙处破裂如骑跨伤损伤尿道球部时，尿液溢出于浅隙内则可向前、向下扩延至阴茎、阴囊以及腹前壁皮下，但不会向后到坐骨直肠窝。会阴深隙位于尿生殖隔上、下筋膜间，内有会阴深横肌、尿道括约肌、尿道球腺、尿道膜部及阴部内动脉、阴茎背神经等。如果尿道在此处破裂，尿液则局限于此间隙中。尿生殖隔上、下筋膜与其间的会阴深横肌、尿道括约肌共同构成尿生殖隔，具有加强盆底、承托盆脏器的作用。

③ 会阴肌。会阴肌分浅、深两层。浅层肌位于会阴浅隙内，共三对，即会阴浅横肌、球海绵体肌和坐骨海绵体肌；深层肌位于会阴深隙内，包括会阴深横肌及尿道括约肌。

(2) 会阴中心腱。位于肛门与外生殖器之间，是会阴深部的腱性结构。肛门外括约肌、肛提肌、会阴浅横肌、球海绵体肌及会阴深横肌等均附着于此，具有承托和加固盆底的作用。

3. 会阴的血管和神经。阴部内动脉(阴部内动脉经坐骨小孔到坐骨直肠窝，沿途发出肛门动脉，主干至尿生殖三角后缘分为会阴动脉和阴茎动脉)、阴部内静脉、阴部神经(在行阴部神经阻滞麻醉时，可利用坐骨棘作为骨性标志，将注射针在坐骨结节与肛门连线之中点处经皮下刺至坐骨棘下方，此处即为该神经所在)。

4. 会阴部的器官。有肛管、生殖系统的部分器官及女性尿道。肛管为消化管的末段。

(1) 男性生殖器(部分内容详见实验十九)。

① 阴囊。阴囊的层次由浅入深依次为皮肤、肉膜(为含平滑肌纤维的阴囊浅筋膜)、精索外筋膜(为腹外斜肌筋膜的延续)、提睾肌(为腹内斜肌和腹横肌下部纤维的延续)、精索内筋膜(为腹横筋膜的延续)、睾丸鞘膜。

② 睾丸。

③ 附睾。

④ 输精管。输精管全长分为睾丸部、精索部、腹股沟部和盆部四部。

⑤ 精索。

⑥ 阴茎。阴茎可分为头、体和根三部分。层次结构由外向内依次为皮肤、阴茎浅筋膜、阴茎深筋膜(Buck 筋膜)、白膜。

⑦ 男性尿道。为排尿、排精的通道。起于尿道内口，终于阴茎头的尿道外口。成人约长 16~22cm，管径平均为 5~7mm。全长可分为前列腺部、膜部和海绵体部三部。临床上把前列腺部和膜部称为后尿道，海绵体部称为前尿道。在男性盆腔正中矢状切模型上可见男性尿道在行程中有三个狭窄、三个扩大和两个弯曲。三个狭窄分别在尿道内口、

膜部和尿道外口。三个扩大在前列腺部、尿道球部和尿道舟状窝。两个弯曲为耻骨下弯和耻骨前弯。

⑧ 尿道球腺。位于会阴深隙内的尿道膜部后外侧。

(2) 女性尿道(详细内容见实验二十)。

【实验小结】

本次实验课要求熟练掌握如下内容：

1. 肛区。会阴、肛门外括约肌、肛管、坐骨直肠窝、阴部管。

2. 尿生殖区。浅会阴筋膜、尿生殖隔上筋膜、尿生殖隔下筋膜、会阴横韧带、会阴浅隙、会阴深隙、会阴浅横肌、球海绵体肌、坐骨海绵体肌、会阴深横肌、尿道括约肌、会阴中心腱。

3. 阴囊的层次。由浅入深依次为皮肤、肉膜、精索外筋膜、提睾肌、精索内筋膜、睾丸鞘膜。

4. 男性尿道。前列腺部、膜部、海绵体部、后尿道、前尿道、三个狭窄(尿道内口、膜部和尿道外口)、三个扩大(前列腺部、尿道球部和尿道舟状窝)、两个弯曲(耻骨下弯、耻骨前弯)。

另外，能够对照标本、模型熟悉如下结构：阴茎的层次由外向内依次为皮肤、阴茎浅筋膜、阴茎深筋膜(Buck 筋膜)、白膜。

思　考　题

1. 尿道球部损伤时，尿液可向哪些地方渗出，为什么？
2. 何谓会阴深隙？
3. 试述膀胱的位置与毗邻。

(胡振武)

实验四十九　上　肢

【实验目的】

掌握头静脉、贵要静脉的起始、行程和注入，肘前浅静脉的连接形式及临床意义；掌握腋窝的构成；掌握腋淋巴结的分群、位置和引流范围；掌握腋动脉的主要分支分布；掌握臂丛内侧束、外侧束和后束的分支；掌握三边孔、四边孔的构成及穿过结构；掌握肩胛动脉网的组成；了解肌腱袖的作用；了解肱骨外科颈的意义；掌握肱二头肌内、外侧沟内通过的血管神经及其位置关系；掌握肱动脉、尺动脉、桡动脉的行程、主要分支及分布；掌握正中神经、肌皮神经和尺神经的行程、分支和分布；掌握肱骨肌管的构成及内容；掌握肘窝的构成、内容及其位置关系；了解前臂骨筋膜鞘的构成及肌配布；掌握腕管的构造与内容；掌握手筋膜间隙的位置与意义；了解伸肌支持带深面通过的结构；掌握手背浅层结构及筋膜间隙，了解其临床意义。

【实验教具】

1. 标本。腋窝标本、游离上肢标本、手标本。

2. 模型。手血管神经肌肉模型。

【实验内容与方法】

1. 表面解剖。

(1) 体表标志。对照标本摸认肩峰、肩胛冈、锁骨、喙突、肱骨大结节、腋前襞、腋后襞、肱二头肌内外侧沟、三角肌粗隆、肱骨内外上髁、桡骨头、尺骨鹰嘴、肱二头肌腱、桡尺骨茎突、尺骨头、桡骨背侧结节、腕近侧纹、腕中纹、腕远侧纹、掌长肌腱、桡侧腕屈肌腱、尺侧腕屈肌腱、伸指肌腱、鱼际纹、掌中纹、掌远纹、小鱼际、鱼际、掌心、鼻烟窝、拇长展肌腱、拇短伸肌腱、拇长伸肌腱等结构。

(2) 对比关系。正常时，肩峰、喙突、肱骨大结节为一等腰三角形；肱骨内、外上髁、尺骨鹰嘴伸肘时成一直线，屈肘 90°时成等腰三角形。肩、肘关节脱位时，对比关系改变。

(3) 上肢的轴线与提携角。肱骨的纵轴为臂轴，尺骨的长轴为前臂轴，二轴的延长线在肘部成 165°~170°的角，其补角为 10°~20°即提携角。此角大于 20°为肘外翻，小于 0°~10°为肘内翻，0°~10°为直肘。

2. 上肢浅层结构。在游离上肢标本上观察上肢浅静脉、皮神经的分布。

(1) 浅静脉。贵要静脉起自手背静脉网的尺侧，向上在臂中部注入肱静脉。头静脉起自手背桡侧，沿前壁桡侧上行，注入腋静脉。肘正中静脉位于肘窝，变化较大，连接贵要静脉和头静脉。

(2) 皮神经。臂内侧皮神经，前臂内侧皮神经，前臂外侧皮神经(为肌皮神经的终支，在肘窝稍上方，肱二头肌外侧沟处寻找，然后向下追至前壁外侧面和后面皮肤)。

3. 腋窝。在游离上肢标本及腋窝标本上可见腋区位于肩关节的下方、臂上段与胸前外侧壁上部之间。上肢外展时，腋区呈向上膨隆的窝状，故名腋窝。

(1) 边界。腋窝位于臂上部及胸外侧壁之间，由底、尖及四壁围成。前壁为胸大肌和胸小肌；后壁为肩胛下肌和背阔肌；内侧壁为胸侧壁和前锯肌；外侧壁为肱骨上端、喙肱肌和肱二头肌长、短头；底由腋筋膜封闭；尖过锁骨后方达颈部。

腋窝后壁上有三边孔、四边孔。三边孔的上界为小圆肌和肩胛下肌，下界为大圆肌，外侧界为肱三头肌长头，内有旋肩胛血管至肩胛骨背面；四边孔的上界为小圆肌和肩胛下肌，下界为大圆肌，内侧界为肱三头肌长头，外侧界为肱骨外科颈，内有腋神经和旋肱后血管穿至三角肌深面。

(2) 内容。腋窝内容有淋巴结、血管、神经、脂肪。

① 腋动脉。第一肋外缘接锁骨下动脉，至大圆肌下缘续于肱动脉，有以下分支。

• 胸上动脉。在锁骨下方发出，经胸小肌深面布于第 1、2 肋间。

• 胸肩峰动脉。在胸小肌上缘发出，分为胸肌支、三角肌支、肩峰支等三支。

• 胸外侧动脉。在胸小肌下缘发出，沿前锯肌表面下行至前锯肌。

• 肩胛下动脉。在肩胛下肌下缘发出胸背支(至背阔肌和前锯肌)、旋肩胛动脉(穿三边孔布于肩部肌肉)。

• 旋肱后动脉。在肩胛下动脉下方发出，穿四边孔，绕肱骨外科颈的后外侧至三角肌和肩关节。

• 旋肱前动脉。在旋肱后动脉附近发出，经外科颈前方外行至邻近肌肉，并和旋肱后动脉吻合。

② 腋静脉。在腋动脉的后内侧。

③ 臂丛。位于腋窝内的部分是臂丛的锁骨下部，分三个束：内侧束由下干前股形成；外侧束由上、中干的前股形成；后束由三个干的后股形成。外侧束发出肌皮神经和胸外侧神经，内侧束发出尺神经、胸内侧神经、前臂内侧皮神经和臂内侧皮神经。内、外侧束分别发出正中神经的内、外侧根。后束的分支有桡神经、腋神经、肩胛下神经和胸背神经。

④ 腋淋巴结。位于腋血管周围的疏松结缔组织中，按部位分为 5 群。结合淋巴系统模型观察腋淋巴结。外侧淋巴结沿腋静脉远侧端排列，收纳上肢的淋巴，输出管注入中央淋巴结和尖淋巴结；胸肌淋巴结沿胸外侧血管排列，收纳胸前外侧壁及乳房外侧部的淋巴，输出管注入中央淋巴结和尖淋巴结；肩胛下淋巴结位于腋后壁，沿肩胛下血管和胸背神经排列，收纳肩胛区、胸后壁和背部的淋巴，输出管注入中央淋巴结和尖淋巴结；中央淋巴结位于腋窝底的脂肪组织中，收纳上述三群淋巴结的输出管；尖淋巴结沿腋静脉近侧端排列，收纳中央淋巴结及乳房上部的淋巴。

⑤ 腋鞘。由椎前筋膜向下外延续，包绕臂丛及腋血管而成。锁骨下臂丛麻醉需将药液注入此鞘内。

4. 三角肌区及肩胛区。在游离上肢标本上观察三角肌区及肩胛区的结构。

(1) 三角肌区。指三角肌所在的区域。观察腋神经和旋肱后血管伴行，从四边孔穿出后进入三角肌和小圆肌。注意腋神经与肱骨外科颈的关系，肱骨外科颈骨折时，可损伤腋神经致三角肌瘫痪，肩不能外展，出现“方肩”。

(2) 肩胛区。指肩胛骨后面的区域。肩胛骨后面的肌肉有斜方肌、背阔肌、冈上肌、冈下肌、大圆肌和小圆肌。寻找位于冈上、下肌两肌深面的肩胛上动脉和肩胛上神经。

(3) 肌腱袖。由冈上肌、冈下肌、小圆肌和肩胛下肌的肌腱连成腱板，围绕肩关节的上、后和前方，并与肩关节囊愈着形成肌腱袖，对肩关节起稳定作用。

(4) 肩胛动脉网。肩胛动脉网位于肩胛骨的周围，由肩胛上动脉、肩胛背动脉和旋肩胛动脉的分支相互吻合形成。

5. 臂部。在游离上肢标本上可见臂部分为前后两区，仔细观察血管神经的分布。

(1) 臂前区。

① 臂前群肌。肱二头肌长头起于肩胛骨盂上粗隆，短头起自喙突，向下会合止于桡骨粗隆。喙肱肌起自喙突，向下止于肱骨体中部。肱肌起自肱骨下部的前面，止于尺骨粗隆。

② 臂前血管神经束。

·肱动脉。肱动脉自大圆肌下缘接腋动脉，与正中神经伴行向下，至桡骨颈处分为桡动脉和尺动脉。在臂部的分支有肱深动脉(与桡神经伴行)、尺侧上副动脉(在臂中部发出，和尺神经伴行，至肱骨内上髁参加肘关节网)、尺侧下副动脉(在内上髁上方发出，参加肘关节网)。

·正中神经。在臂部无分支，与肱动脉伴行。

·尺神经。行于肱动脉的后内侧，经尺神经沟至前臂。

(2) 臂后区。

① 筋膜与骨筋膜鞘。臂后骨筋膜鞘内含肱三头肌、肱深血管、桡神经和尺神经。肱骨肌管是由肱三头肌的 3 个头与肱骨的桡神经沟围成，内有肱深血管和桡神经。

② 桡血管神经束。桡血管神经束由桡神经和肱深血管组成，由于桡神经穿肱骨肌管时，紧贴骨面，故肱骨中段骨折时，易伤及桡神经，致前臂肌后群瘫痪，呈现“垂腕征”。

6. 肘部。在游离上肢标本上可见肘部也分为前后两区，仔细观察肘窝的内容。

(1) 肘前区。主要有肘窝，观察肘窝的境界：上界为肱骨内、外上髁的连线，下外侧界为肱桡肌，下内侧界为旋前圆肌。以肱二头肌腱为标志(触摸肱动脉搏动和测量血压的听诊部位)，观察肘窝内容：内侧有肱动脉及两条伴行静脉及桡、尺血管，最内侧为正中神经；外侧有桡神经和前臂外侧皮神经。肱动脉在桡骨颈水平分为桡、尺动脉。桡神经在肱骨外上髁前方或稍下方分浅、深两支，浅支经肱桡肌深面，至前臂桡动脉的外侧；深支穿旋后肌至前臂后区，改称为骨间后神经。

(2) 肘后区。

① 肘后三角。肘关节在屈肘为直角时，肱骨内、外上髁与尺骨鹰嘴尖端三者形成一个尖向远侧的等腰三角形。当肘关节伸直时，三点则在一条直线上。

② 肘外侧三角。肘关节屈曲 90°时，肱骨外上髁、桡骨头与尺骨鹰嘴三者形成尖向前的三角形。其中央是肘关节穿刺的部位。伸肘时，上述三者之间所形成的凹陷称肘后窝。

7. 前臂部。在游离上肢标本上可见前臂也分为前后两区，仔细观察血管神经的分布。

(1) 前臂前区。

① 浅层肌。肱桡肌起自肱骨外上髁，止于桡骨茎突；旋前圆肌起自内上髁，止于桡骨外侧面中部；桡侧腕屈肌起自内上髁，止于第二掌骨底；掌长肌起自内上髁，以细长的腱过腕横韧带浅面止于掌腱膜；尺侧腕屈肌起自内上髁，止于腕豆骨。

② 前臂血管神经束。

·桡血管神经束。桡动脉发自肱动脉，向下行于肱桡肌和桡侧腕屈肌肌腱之间，可摸到搏动。沿途发支至邻近肌肉，还于起始部发出桡侧返动脉至肘部。在肱桡肌深面与桡神经浅支伴行。桡静脉两条，与动脉伴行。

·正中血管神经束。正中神经在肘窝附近发出骨间前神经，与骨间前血管伴行。

·尺血管神经束。尺动脉在其起点处发出尺侧返动脉和骨间总动脉，后者又分为骨间前动脉和骨间后动脉。尺静脉有两条。尺神经在距腕上 5cm 处分出手背支转向手背尺侧。

③ 深群肌。指浅屈肌起自肱骨内上髁、前臂筋膜，分四条肌腱止于 2~5 指的中节指骨体的两侧；拇长屈肌起自桡骨上段前面和骨间膜，止于拇指末节指骨底；指深屈肌起自尺骨上端及骨间膜，分四条腱止于第 2~5 指末节指骨底；旋前方肌起自尺骨远端的掌面，止于桡骨远端的掌面。

④ 前臂屈肌后间隙。

前界：前臂前区远侧 1/4，指深屈肌、拇长屈肌腱。后界：旋前方肌。外侧界：桡侧腕屈肌及前臂筋膜。内侧界：尺侧腕屈肌及前臂筋膜。远侧经腕管与手掌的筋膜间隙相通。当前臂或掌间隙感染时，可互相蔓延。

(2) 前臂后区。

① 浅层肌。由桡侧向尺侧为桡侧腕长伸肌，起自肱骨外上髁，止于第二掌骨底；桡侧腕短伸肌起点同上，止于第三掌骨底；指伸肌起点同上，向下分四条腱，止于尺侧四个手指指背腱膜；小指伸肌起点同上，止于小指；尺侧腕伸肌起点同上，止于第一掌骨底。

② 深层肌。旋后肌起自肱骨外上髁、尺骨上端外侧，止于桡骨粗隆以下的骨面；拇长展肌起自桡骨和尺骨的背面及前臂骨间膜，止于第一掌骨底；拇短伸肌起自桡骨背面及前臂骨间膜，止于拇指第一节指骨底；拇长伸肌起自尺骨背面及前臂骨间膜，止于拇指第二节指骨底；示指伸肌起自尺骨背面，止于示指第一节指骨底。

③ 骨间后血管神经束。骨间后动脉由尺动脉的骨间总动脉发出，行于浅深肌肉之间。骨间后神经(桡神经深支)上部与骨间后动脉伴行，至前臂中部进入深层走在前臂骨间膜背侧，发支到邻近肌肉。

8. 腕。在游离上肢标本、手标本模型上可见腕分为前后两区，重点观察腕前区的构造。

(1) 腕前区。腕部深筋膜为前臂筋膜在腕前区的延续，可分浅、深两层。浅层称腕掌侧韧带，深层称屈肌支持带，是腕前区深筋膜深层增厚形成的扁带。其尺侧端附着于豌豆骨和钩骨，并与腕掌侧韧带远侧部分共同构成腕尺侧管，管内有尺神经和尺动、静脉通过；桡侧端分两层附着于手舟骨结节和大多角骨结节，形成腕桡侧管，包绕桡侧腕屈肌腱。屈肌支持带和腕骨沟共同构成腕管。腕管内结构有指浅、深屈肌腱和拇长屈肌腱等 9 条肌腱及其腱鞘以及正中神经通过。指浅、深屈肌腱被屈肌总腱鞘(又名尺侧囊)

包裹；拇长屈肌腱被拇长屈肌腱鞘(又名桡侧囊)包绕。屈肌总腱鞘常与小指滑膜鞘相通，拇长屈肌腱鞘与拇指的指滑膜鞘相通。

(2) 腕后区。伸肌支持带又名腕背侧韧带，由腕背深筋膜增厚形成。内侧附于尺骨茎突和三角骨，外侧附于桡骨远端外侧缘。向深面发出 5 个纤维隔，附着于尺、桡骨背面，形成 6 个骨纤维性管道，有 9 条前臂伸肌腱及其腱鞘通过。从桡侧向尺侧依次辨认拇长展肌与拇短伸肌腱，桡侧腕长、短伸肌腱，拇长伸肌腱，指伸肌与示指伸肌腱，小指伸肌键，尺侧腕伸肌腱。

9. 手掌。在手标本模型上观察手掌的层次结构及筋膜间隙。

(1) 浅层结构。在鱼际处辨认前臂外侧皮神经终支、桡神经浅支和正中神经掌支的分支；在小鱼际处辨认尺神经掌支和掌短肌。

(2) 深层结构。

① 筋膜与筋膜鞘。掌部深筋膜分为浅、深两层。浅层分为鱼际筋膜、小鱼际筋膜和掌腱膜三部分。掌腱膜为位于掌心部致密的腱性纤维膜，覆盖于指浅屈肌腱的表面，略呈三角形，尖向近侧，厚而坚韧。深层包括骨间掌侧筋膜和拇收肌筋膜。从掌腱膜外侧发出掌外侧肌间隔，内侧发出掌内侧肌间隔。手掌深筋膜的浅、深两层与掌内、外侧肌间隔围成外侧、中间和内侧三个骨筋膜鞘，掌腱膜深方为掌中间鞘，小鱼际筋膜深方为内侧鞘，鱼际筋膜深方为外侧鞘。

② 血管。掌浅弓由尺动脉终支和桡动脉的掌浅支吻合而成，自弓的凸侧发出 1 条小指尺掌侧动脉，3 条指掌侧总动脉，每条总动脉又分为 2 条指掌侧固有动脉。掌深弓由尺动脉的掌深支和桡动脉的终支吻合而成，其凸侧发出 3 条掌心动脉。

③ 神经。分布于手掌的神经是正中神经、尺神经及其分支。尺神经在豌豆骨外下方分为浅、深两支。尺神经浅支分为指掌侧固有神经和指掌侧总神经两支，指掌侧总神经又分为 2 条指掌侧固有神经。与掌深弓伴行的是尺神经深支及其分支。正中神经在屈肌支持带下缘发出返支至鱼际肌，再向下分为 3 条指掌侧总神经，至指蹼间隙处，与同名动、静脉伴行。

④ 筋膜间隙。位于手掌骨筋膜鞘的中间鞘内。掌腱膜桡侧缘发出一掌中隔，附着于第 3 掌骨，将掌中间鞘分隔为尺侧的掌中间隙和桡侧的鱼际间隙。掌中间隙位于掌中间鞘尺侧半的深部，在第 3~5 指屈肌腱、第 2~4 蚓状肌与骨间掌侧筋膜之间，内侧是掌内侧肌间隔，外侧以掌中隔与鱼际间隙分开，近侧经腕管与前臂屈肌后间隙相通，远侧经蚓状肌鞘达指蹼间隙，并与指背相交通。鱼际间隙位于掌中间鞘桡侧半的深部，在掌中隔、外侧肌间隔与拇收肌筋膜之间。此间隙近侧端是盲端，远侧经第 1 蚓状肌鞘与示指指背侧相通。

10. 手背。在手标本模型上观察手背的层次结构。

(1) 浅层结构。手背浅静脉非常丰富，相互吻合成手背静脉网，向桡、尺侧追踪观察其汇合成头静脉和贵要静脉。在手背近侧端寻找桡神经浅支，在尺侧寻找尺神经手背支，观察两者在手背的吻合及各发出的 5 条指背神经，分别分布于桡、尺侧各两个半手指背侧皮肤。

(2) 深层结构。

① 手背腱膜及筋膜间隙。手背深筋膜分浅、深两层。浅层称手背腱膜，是伸肌支持

带的延续，并与伸肌肌腱结合；手背筋膜的深层称骨间背侧筋膜。手背浅筋膜、手背腱膜和骨间背侧筋膜三者之间形成手背皮下间隙和手背腱膜下间隙2个筋膜间隙。

② 解剖学“鼻烟壶”。位于腕和手背的桡侧，当伸、展拇指时，呈尖向拇指的三角形凹陷，其桡侧界为拇长展肌腱和拇短伸肌腱，尺侧为拇长伸肌腱，近侧界为桡骨茎突，窝底为舟骨及大多角骨，窝内可触及桡动脉搏动。

11. 手指。在手标本模型上观察手指的层次结构，重点观察指髓间隙与指腱鞘。

(1) 浅层结构。

① 皮肤。指掌侧有近、中、远3条横纹。指腹处神经末稍和血管丰富，感觉灵敏。

② 浅筋膜。手指掌侧筋膜内疏松结缔组织聚成小球状，将皮肤连于手指腱鞘。

③ 指髓间隙。又称指髓，位于各指远节指骨远侧4/5段掌侧的骨膜与皮肤之间的密闭间隙。近侧有纤维隔连于指远纹皮下和指深屈肌腱末端，两侧、前面和末端均为致密的皮肤。其内有许多纤维隔连于远节指骨骨膜和指腹皮肤之间，将间隙内脂肪分成许多小叶，有血管和神经行于其中。

④ 血管和神经。每指均有两条指掌侧固有动脉和两条指背动脉，分别与同名神经伴行于指掌面与背侧面交界线的前、后方。

(2) 深层结构。

① 指浅、深屈肌腱。拇指有一条屈肌腱，其余各指均有浅、深两条，行于各指的指腱鞘内。指浅屈肌腱向远侧分为两股，附着于中节指骨中部的两侧缘，形成腱裂孔。指深屈肌腱从腱裂孔穿出后，止于远节指骨底。

② 指腱鞘。是包绕指浅、深屈肌腱的鞘管，由腱纤维鞘、腱滑膜鞘两部分组成。从指骨面到肌腱的双层滑膜为腱系膜，由于肌腱的活动，腱系膜大部分消失，仅在血管出入处保留下来，是为腱纽。

【实验小结】

本次实验课要求熟练掌握如下内容：

1. 表面解剖。提携角、肘外翻、肘内翻、直肘、肘后三角、肘外侧三角。

2. 浅层结构。贵要静脉、头静脉、肘正中静脉、臂内侧皮神经、前臂内侧皮神经、前臂外侧皮神经。

3. 腋窝。边界、腋动脉及其分支、腋静脉、臂丛、腋淋巴结、腋鞘。

4. 三角肌区及肩胛区。肌腱袖、肩胛动脉网。

5. 肘窝。边界、内容。

6. 前臂。桡血管神经束、正中血管神经束、尺血管神经束、骨间后血管神经束。

7. 腕。腕掌侧韧带、屈肌支持带、腕尺侧管、腕桡侧管、腕管、屈肌总腱鞘、拇长屈肌腱鞘、伸肌支持带。

8. 手掌。掌腱膜、掌中间隙、鱼际间隙、掌浅弓、指掌侧总动脉、指掌侧固有动脉、掌深弓、掌心动脉、尺神经浅支、指掌侧总神经、指掌侧固有神经、返支。

9. 手背。手背静脉网、桡神经浅支、尺神经手背支、解剖学“鼻烟壶”。

10. 手指。指髓间隙、指掌侧固有动脉、指背动脉、腱纽。

另外，能够对照标本、模型熟悉如下结构：鱼际筋膜、小鱼际筋膜、骨间掌侧筋膜、拇收肌筋膜、骨筋膜鞘、掌中间鞘、内侧鞘、外侧鞘、手背腱膜、骨间背侧筋膜、手背皮下间隙、手背腱膜下间隙、腱纤维鞘、腱滑膜鞘、腱系膜。

思 考 题

1. 试述肘窝的组成及内容？
2. 手掌由浅入深经过哪些层次？
3. 三边孔和四边孔的组成以及穿行结构？

(胡振武)

实验五十 下 肢

【实验目的】

掌握下肢的对比关系；掌握梨状肌上、下孔及坐骨小孔的构成和出入的结构；掌握坐骨神经的行程、分支、分布范围、体表投影并了解与梨状肌的关系；掌握臀部的层次结构；了解股后皮神经的行程及分布；掌握大、小隐静脉的起止、行程、交通、属支类型及其临床意义；掌握下肢浅淋巴结的位置、分群及引流；了解皮神经的分布；了解阔筋膜及其形成的髂胫束和隐静脉裂孔的结构特点；掌握肌腔隙和血管腔隙的组成及通过的结构；掌握股三角的境界、位置及其内容的位置关系；掌握收肌管的构成及内容；掌握腘窝的境界、位置及血管、神经的位置关系；掌握胫后血管和胫神经的起止、行程和配布；掌握胫前血管、神经的起止、行程及分布；掌握腓浅神经的起点、行程和分布；掌握足背动脉的位置及主要分支；掌握腓总神经易受损伤的部位和受损后症状；掌握踝管的构成及内容。

【实验教具】

1. 标本。臀部标本、游离下肢标本、足的血管与神经标本。

2. 模型。骨盆、膝关节模型、游离下肢模型。

【实验内容与方法】

1. 表面解剖。

(1) 体表标志。对照骨盆、游离下肢标本摸认髂嵴、髂前上棘、髂前下棘、髂结节、股骨大转子、坐骨结节、耻骨结节、耻骨嵴、耻骨联合、腹股沟韧带、髌骨、髌韧带、胫骨粗隆、股骨内外侧髁、股骨内外上髁、胫骨内外侧髁、股二头肌、半腱肌、半膜肌腱、腓骨头、腓骨颈、内外踝、跟腱等结构。

(2) 对比关系。

① Nelaton 线。侧卧屈髋 90°~120°，自坐骨结节至髂前上棘的连线为 Nelaton 线，正常时恰通过股骨大转子尖，当髋关节脱位或股骨颈骨折时，大转子尖可移位于此线之上。

② Kaplan 点。仰卧，下肢并拢伸直，两侧大转子尖过同侧髂前上棘作延长线，正常时两侧相交于脐或脐以上，此即 Kaplan 点。当髋关节脱位或股骨颈骨折时，移至脐下，偏向健侧。

③ 颈干角和膝外翻角。股骨颈与股骨干之间形成颈干角，成人平均为 127°，大于此角者为髋外翻，小于此角者为髋内翻。股骨轴线与胫骨轴线于膝关节处相交，形成一向外开放约 170°的角。

2. 臀部。在臀部标本、游离下肢标本上观察臀部的层次结构。

(1) 浅层结构。

① 臀上皮神经。在臀大肌深层内沿髂嵴上缘细心寻找来自腰神经的1~3支臀上皮神经(急性腰扭伤时由于被固定的臀上神经易受牵拉错位致腰腿痛)。

② 臀中皮神经。髂后上棘内侧1.5cm处可找到1~3支来自骶神经的臀中皮神经。

③ 臀下皮神经。来自骶丛的股后皮神经，有2~3支，在臀大肌下缘中1/2处穿出，绕臀大肌下缘向上布于臀下部皮肤。在穿出部位寻找此神经。

(2) 深层结构。

① 臀筋膜与臀大肌。臀深筋膜即臀筋膜，包绕臀大肌。臀大肌深面有臀上、下血管和神经。

② 梨状肌上、下孔和臀中、小肌。

·梨状肌。起自骶骨盆面，穿坐骨大孔止于大转子尖。在梨状肌上、下缘分别有梨状肌上、下孔。

·梨状肌上孔。由外向内依次是臀上神经、臀上动脉和臀上静脉。

·梨状肌下孔。找出粗大的坐骨神经，观察其穿出形式。然后在内侧依次找出股后皮神经、臀下血管和神经、阴部内血管及阴部神经。阴部内血管和阴部神经出梨状肌下孔后绕坐骨棘，在骶结节韧带深面入坐骨小孔至会阴部。

3. 股部。在游离下肢标本上观察股部的层次结构。重点观察股前内侧区的股三角、肌腔隙与血管腔隙、收肌管等结构。

(1) 股前内侧区。

① 浅层结构。

·浅动脉。旋髂浅动脉沿腹股沟韧带走向髂前上棘，分布于腹前壁下外侧部。腹壁浅动脉分布于腹前壁下部。阴部外动脉分布于外生殖器皮肤。

·大隐静脉。起于足背静脉弓内侧，经内踝前方，沿小腿和大腿内侧上行，在耻骨结节下外方3~4cm处穿深筋膜形成的隐静脉裂孔，汇入股静脉。汇入前有5条高位属支腹壁浅静脉、旋髂浅静脉、阴部外浅静脉、股外侧浅静脉、股内侧浅静脉注入。在小腿内侧、膝内侧与隐神经伴行，股部则与股内侧皮神经伴行。

·腹股沟浅淋巴结。注意观察沿腹股沟韧带下方排列的上群和沿大隐静脉末段排列的下群。观察数目与大小。

·皮神经。距髂前下棘下方5~10cm处寻找股外侧皮神经，股内侧皮神经与大隐静脉伴行，股神经前皮支分布于大腿前面中间部的皮肤，闭孔神经皮支分布于大腿内侧面中上部的皮肤，隐神经来自股神经，在膝关节下方内侧伴大隐静脉下行，至小腿内侧及足内侧缘的皮肤。

② 深层结构。

·深筋膜。即阔筋膜，在大腿外增厚成髂胫束，上起自髂嵴前份，下止于胫骨外侧髁。大隐静脉五条高位属支注入卵圆窝及其表面的筛筋膜(腹股沟韧带中、内1/3交点下方一横指处)，注意观察其镰缘。

·肌腔隙与血管腔隙。腹股沟韧带与髋骨间被髂耻弓(连于腹股沟韧带与髋骨的髂耻隆起之间的韧带)分成外侧的肌腔隙和内侧的血管腔隙。肌腔隙的前界为腹股沟韧带外侧部，后外界为髂骨，内侧界为髂耻弓，内有髂腰肌、股神经、股外侧皮神经。血管腔隙的前界为腹股沟韧带内侧部，内侧界为腔隙韧带，外界为髂耻弓，后界为耻骨梳韧带及耻骨筋膜，内有股鞘及其包含的股动脉、股静脉、生殖股神经股支和淋巴管通过。

·股三角。股三角由腹股沟韧带、长收肌内侧缘、缝匠肌内侧缘构成。尖端向下与收肌管上口相连。三角内主要结构有3~5个排列于股动脉起始部周围的腹股沟深淋巴结及股鞘、股管。股神经、股动脉、股静脉从外向内排列。股动脉为髂外动脉的延续，其分支有腹壁浅动脉、旋髂浅动脉、阴部外动脉、股深动脉(腹股沟韧带下方 3~6cm 处发出，然后分支旋股外侧动脉、旋股内侧动脉、穿动脉)、肌支(较多，至股前内侧部各肌)。股神经穿肌腔隙行于髂腰肌表面，其分支主要有肌支(至股前群肌和耻骨肌)、皮支(至股前内侧部)、隐神经(入收肌管，伴膝最上动脉，穿出收肌管后伴大隐静脉布于小腿内侧及足背内侧缘)。

股管为1~2cm 的三角形短管，位于股静脉内侧，腹股沟韧带下方，内有1或2个淋巴结及脂肪组织。股管的上口称股环，由四个壁构成，即前壁是腹股沟韧带；后壁是耻骨肌筋膜；内侧壁是陷窝韧带；外侧壁是股静脉鞘。

·收肌管。自股三角尖向下，位于缝匠肌的深面。前外侧壁为股内侧肌，后壁是长收肌和大收肌，前内侧壁为内收肌与股内侧肌间的腱板及缝匠肌。管的下方为大收肌腱裂孔。管内有股部的血管和神经通过由前向后为隐神经、股动脉、股静脉。

·股内侧区的血管神经。注意观察自闭膜管穿出的闭孔动脉、闭孔静脉、闭孔神经。

(2) 股后区。

① 股后皮神经。在阔筋膜深面寻找股后皮神经。

② 股后群肌。股二头肌长头起自坐骨结节，短头起自股骨粗线，止于腓骨小头。半腱肌及半膜肌均起自坐骨结节，止于胫骨上端的内侧。

③ 坐骨神经及其分支。坐骨神经穿梨状肌下孔入臀部，行于坐骨结节与大转子连线的中点，进入股后部深层，在腘窝上角发出胫神经和腓总神经，沿途发肌支支配股后部肌群。分支多从内侧发出，故外侧为相对安全区。

4. 膝部。在膝关节模型、游离下肢标本模型上观察膝部的形态，尤其是腘窝的内容。

(1) 膝前区。注意观察髌前皮下囊、髌韧带、髌上囊等结构。

(2) 膝后区。主要为呈菱形的腘窝。

① 腘窝的境界。上外侧壁为股二头肌，上内侧壁为半腱肌和半膜肌，下界内外侧壁为腓肠肌内、外侧头。内含脂肪、淋巴结、血管、神经。

② 腘窝的内容。

·脂肪，淋巴结。

·神经。坐骨神经主干在腘窝上角分出胫神经和腓总神经。胫神经和腓总神经又分出腓肠内、外侧皮神经和肌支。

·腘动脉及分支。腘动脉位于各结构的深面，上续于股动脉，在小腿三头肌深面分为胫前动脉和胫后动脉。在腘窝的分支有膝上外侧动脉(发出后绕股骨外上髁的上方，股二头肌深面至膝关节前面参加膝关节网)、膝上内侧动脉(绕股骨内上髁上方至膝关节)、膝下外侧动脉(绕胫骨外侧髁至膝关节前面)、膝下内侧动脉(绕胫骨内侧髁至膝关节前面)、膝中动脉(穿膝关节囊进入关节内)、肌支(至邻近各肌)。

腘窝内结构的排列由浅入深依次为胫神经、腘静脉、腘动脉。

③ 膝关节动脉网。主要由旋股外侧动脉降支、膝降动脉、膝上外侧动脉、膝上内侧动脉、膝下外侧动脉、膝下内侧动脉、膝中动脉、第三穿动脉、胫前返动脉组成。

5. 小腿部。在游离下肢标本模型上可见小腿部分为前外侧区和后区。注意观察血管神经肌肉的配布。

(1) 小腿前外侧区。

① 浅层结构。大隐静脉起自足背静脉网，隐神经伴其行走。腓浅神经在小腿中、下1/3交点处出浅筋膜。

② 深层结构。

• 前骨筋膜鞘。胫骨前肌起自胫骨的上 2/3 处的骨间膜，止于第 1 楔骨和第 1 跖骨底。趾长伸肌起自胫骨外侧髁、腓骨前面，止于第 2~5 趾。拇长伸肌起自腓骨前面中部及骨间膜，止于拇趾第一节趾骨底。胫前动脉发自腘动脉，穿小腿骨间膜至前面，沿骨间膜前面下行，至踝关节前方称为足背动脉。腓深神经于腓骨颈高度起自腓总神经，与胫前血管伴行。

• 外侧骨筋膜鞘。内有腓骨长、短肌，腓浅血管与神经。

(2) 小腿后区。

① 浅层结构。起自胫神经的腓肠内侧皮神经和起自腓总神经的腓肠外侧皮神经汇合形成腓肠神经。小隐静脉汇入腘静脉。

② 深层结构。

• 深层肌。腘肌起于股骨外上髁，止于胫骨比目鱼肌线以上骨面；趾长屈肌起自胫骨后面，止于 2~5 趾；拇长屈肌起自腓骨后面，止于拇趾末节趾骨；胫骨后肌起自胫腓骨和小腿骨间膜后面，止于舟骨及第一楔骨的跖面。

• 血管神经束。腘动脉分为胫前动脉和胫后动脉。胫前动脉在胫骨后肌的上端穿小腿骨间膜至小腿前面；胫后动脉为腘动脉的延续，向下行于浅深层肌肉之间，于腘肌下缘发出腓动脉，至内踝后方分为足底内、外侧动脉。沿途发肌支至小腿后群肌。胫神经与胫后动脉伴行。沿途发出分支至小腿三头肌。到内踝后方分为足底内、外侧神经，与同名动脉伴行。

6. 踝与足。在游离下肢标本模型、足的血管神经标本上观察踝与足的形态。

(1) 踝前区与足背。

① 浅层结构。注意观察足背静脉弓为大、小隐静脉的起点。

② 深层结构。伸肌上支持带又名小腿横韧带，伸肌下支持带又名小腿十字韧带，均为小腿深筋膜的延续。足背动脉在踝关节前方接胫前动脉，向前达第一跖骨间隙入足底，在足底的分支有跗内侧动脉(发自起始部，绕足内侧缘至足底)、跗外侧动脉(发出后参加足背动脉网)、弓形动脉在第一跖骨底处呈弓状向外行。由弓形动脉分出三条跖背动脉至第 2~4 跖骨间隙，各趾相邻缘。足底深支穿第一跖骨间隙至足底。第一跖背动脉行于第一骨间肌背面，向前至拇趾与第二趾相邻缘。

(2) 踝后区。屈肌支持带为一层筋膜位于浅、深两层肌群之间，在内踝处增厚，张于跟骨和内踝之间。屈肌支持带与跟骨内侧面、内踝之间围成踝管，内容由前上向后下依次是胫骨后肌腱、趾长屈肌腱、胫后血管、胫神经、拇长屈肌腱。

(3) 足底。足底的皮肤及浅筋膜都很厚，尤其是在足跟、拇趾基底部及足底外侧最明显，这是足部支持体重的三个支点。跖腱膜约呈三角形，后端附于跟结节，两侧分别止于第 1、5 跖骨。足底的血管和神经有足底内侧动脉和足底外侧动脉、足底内侧神经和足底外侧神经。

【实验小结】

本次实验课要求熟练掌握如下内容：

1. 表面解剖。Nelaton 线、Kaplan 点、颈干角、膝外翻角。

2. 臀部。臀上皮神经、臀中皮神经、臀下皮神经、臀筋膜、梨状肌、梨状肌上下孔。

3. 股部。旋髂浅动脉、腹壁浅动脉、阴部外动脉、大隐静脉、腹壁浅静脉、旋髂浅静脉、阴部外浅静脉、股外侧浅静脉、股内侧浅静脉、腹股沟浅淋巴结、股外侧皮神经，股内侧皮神经、隐神经、阔筋膜、髂胫束、筛筋膜、镰缘、髂耻弓、肌腔隙、血管腔隙、股三角、股动脉、股神经、股管、股环、收肌管、闭孔动脉、闭孔静脉、闭孔神经、股后皮神经、股二头肌、半腱肌、半膜肌、坐骨神经。

4. 膝部。髌前皮下囊、髌韧带、髌上囊、腘窝(境界、内容)、膝关节动脉网。

5. 小腿部。胫骨前肌、趾长伸肌、拇长伸肌、胫前动脉、足背动脉、腓深神经、腓肠神经、小隐静脉、腘肌、趾长屈肌、拇长屈肌、胫骨后肌、胫前动脉、胫后动脉、腓动脉。

6. 踝与足。伸肌上支持带、伸肌下支持带、足背动脉、屈肌支持带、踝管。

另外，能够对照标本、模型熟悉如下结构：跗内侧动脉、跗外侧动脉、弓形动脉、跖背动脉、足底深支、第一跖背动脉、跖腱膜。

思　考　题

1. 简述股三角的构成、内容及排列关系。

2. 经梨状肌上、下孔穿行的结构。

3. 一女性患者，在股前上方常出现一肿块，经检查发现肿块位于腹股沟韧带下方卵圆窝处，呈半球形，病人平卧回纳内容物后，肿块并不完全消失。诊断为“股疝”。试从解剖学角度分析以下问题。

(1) 何为股疝？形成的原因是什么？

(2) 为何多见于女性？

(3) 股管的位置和股环的周界怎样？

(4) 为何股疝易发生绞窄？临床上进行修补手术时应注意些什么？

(胡振武)

第二部分

综合提高性实验

这部分实验旨在提高学生的综合能力，在打好基础的前提之下，培养学生跨系统、跨学科综合思维及动手解决问题的能力。根据目前大系统、小局部的格局，实验一至八可安排在系统解剖学相应验证性实验完成之后，实验九至十二则应安排在局部解剖学相关内容学完之后进行。

实验一 骨盆测量

【目的意义】

掌握骨盆诸径线的正常值及其意义；了解骨盆的测量方法；熟悉测量仪器的使用。

【实验教具】

活体、骨盆、骨学测量仪。

【实验内容与方法】

1. 骨盆标志的辨认。详细见综合性实验十二。

2. 骨盆外测量。从外测量的各径线的比例中可间接判断骨盆的大小及形态。

① 髂棘间径。伸腿仰卧位，测量两髂前上棘外缘的距离，正常值为23~26cm。

② 髂嵴间径。伸腿仰卧，测量两髂嵴外缘最宽的距离。正常值为25~28cm。

③ 粗隆间径。伸腿仰卧，测量两股骨粗隆外缘的距离，正常值为28~31cm。

④ 骶耻外径。左侧卧位，右腿伸直，左腿屈曲，测量第5腰椎棘突尖端至耻骨联合上缘中点的距离，正常值为18~20cm。第5腰椎棘突尖端相当于髂嵴后联线中点下1.5cm，此径线可以间接推测骨盆入口前后径的长度，是骨盆外测量中最重要的径线。

⑤ 坐骨结节间径或称出口横径。仰卧位，两腿弯曲，双手抱双膝，测量两坐骨结节内侧缘的距离，正常值为8.5~9.5cm，此径线可直接测出骨盆出口横径的长度。

⑥ 耻骨弓角度。左右手拇指指尖斜着对拢，放置在耻骨联合下缘，左右两拇指平放在耻骨下支的上面，测量两拇指间的角度，为耻骨弓角度，正常值为90°，小于80°不正常，此角度可以反映骨盆出口横径的宽度。

3. 骨盆内测量。

① 对角径。为耻骨联合下缘至骶岬上缘中点的距离，正常值为12.5~13cm，此值减去1.5~2cm即为骨盆入口前后径的长度。

② 坐骨棘间径。测量两坐骨棘间的距离，正常值为10cm。

③ 坐骨切迹宽。其宽度为坐骨棘与骶骨下部间的距离。

【实验小结】

通过实验要求熟练掌握骨盆的标志及径线，并能对骨盆的大小及形态作出间接判断。

思 考 题

1. 怎样测量骨盆出口横径？

（吴红年）

实验二 上肢肌手法肌力检查

【实验目的】

掌握上肢诸肌的起止点、作用；了解手法肌力检测方法及结果评定。

【实验教具】

徒手检测(对照骨架、骨骼肌模型)。

【实验内容与方法】

1. 手法肌力检测方法。

检查时，被检查者应采取标准检查体位，对被检肌肉作标准测试动作，观察该肌完成受试动作的能力，必要时可施加阻力或助力，以判断该肌的收缩力量。结果及记录如下：

0 级　受试肌无收缩。代表符号为 zero(O)。评定结果为全瘫，肌力为正常肌力的 0%。

1 级　肌肉有收缩，但不能活动关节。代表符号为 trace(T)。评定结果为微有收缩，肌力为 10%。

2 级　肌肉收缩能使肢体在去除重力条件下做关节全范围活动。代表符号为 poor(P)。评定结果为差，肌力为 25%。

3 级　肌肉收缩能使肢体抵抗重力做关节全范围活动，但不能抵抗外加阻力。代表符号为 fair(F)。评定结果为尚可，肌力为 50%。

4 级　肌肉收缩能使肢体抵抗重力和部分外加阻力。代表符号为 good(G)。评定结果为良好，肌力为 75%。

5 级　肌肉收缩能使肢体活动抵抗重力和充分抵抗外加阻力。代表符号为 normal(N)。评定结果为正常，肌力为 100%。

2. 上肢肌手法肌力检查。对照骨架、骨骼肌模型，先观察上肢诸肌的位置和起止点，结合手法肌力检查方法，认真体会其作用。

(1) 三角肌前部与喙肱肌。1 级，仰卧，尝试屈曲肩关节时，可触及三角肌前部活动；2 级，向对侧侧卧，被检上肢放于滑板上，肩可主动屈曲；3、4、5 级，坐位，肩内旋，屈肘，掌心向下，屈肩，阻力加于上臂远端。

(2) 三角肌后部、大圆肌、背阔肌。1 级，仰卧，尝试后伸肩关节时，可触及大圆肌、背阔肌活动；2 级，向对侧侧卧，被检上肢放于滑板上，肩可主动伸展；3、4、5 级，俯卧，肩伸展 30°~40°，阻力加于上臂远端。

(3) 三角肌中部、冈上肌。1 级，仰卧，尝试肩外展时，可触及三角肌活动；2 级，仰卧，被检上肢放于滑板上，肩可主动外展；3、4、5 级，坐位，屈肘，肩外展 90°，阻力加于上臂远端。

(4) 冈下肌、小圆肌。1级，俯卧，上肢在床缘外下垂，尝试肩外旋时，在肩胛骨外缘可触及活动；2级，俯卧，肩可主动外旋；3、4、5级，俯卧，肩外展，屈肘，前臂在床缘外下垂，阻力加于前臂远端。

(5) 肩胛下肌、大圆肌、胸大肌、背阔肌。1级，俯卧，上肢在床缘外下垂，尝试肩关节内旋时，在腋窝前、后壁可触及活动；2级，俯卧，肩可主动内旋；3、4、5级，俯卧，肩外展，屈肘，前臂在床缘外下垂，肩内旋，阻力加于前臂远端。

(6) 肱二头肌、肱肌、肱桡肌。1级，坐位，肩外展，上臂放于滑板上，尝试屈肘关节时，可触及活动；2级，位置同前，肘关节可主动屈曲；3、4、5级，坐位，上肢下垂，屈曲肘关节，阻力加于前臂远端(测肱二头肌时前臂旋后位，测肱肌时前臂旋前位，测肱桡肌时前臂中立位)。

(7) 肱三头肌、肘肌。1级，坐位，肩外展，屈肘，上臂放于滑板上，尝试伸肘关节时，可触及活动；2级，位置同前，肘关节可主动伸展；3、4、5级，俯卧，肩外展，屈肘，前臂在床缘外下垂，伸肘关节，阻力加于前臂远端。

(8) 旋后肌、肱二头肌。1级，俯卧，肩外展，前臂在床缘外下垂，尝试前臂旋后时，在肘关节下、腕上可触及活动；2级，体位同前，前臂可主动旋后；3、4、5级，坐位，屈肘90°，前臂旋前位，做旋后动作，握住腕部施加反方向阻力。

(9) 旋前圆肌、旋前方肌。1级，俯卧，肩外展，前臂在床缘外下垂，尝试前臂旋前时，在肘关节下、腕上可触及活动；2级，体位同前，前臂可主动旋前；3、4、5级，坐位，屈肘90°，前臂旋后位，做旋前动作，握住腕部施加反方向阻力。

(10) 尺侧腕屈肌。1级，向同侧侧卧，尝试做腕掌侧屈，并向尺侧偏时可触及活动；2级，体位同前，腕可掌屈，并向尺侧偏；3、4、5级，体位同前，腕向掌侧屈，并向尺侧偏，阻力加于小鱼际。

(11) 桡侧腕屈肌。1级，坐位，屈肘，上肢放于滑板上，尝试屈腕，并向桡侧偏时，可触及活动；2级，体位同前，腕可掌屈并向桡侧偏；3、4、5级，体位同前，去掉滑板，腕向掌侧屈并向桡侧偏，阻力加于大鱼际。

(12) 尺侧腕伸肌。1级，坐位，屈肘，上肢放于滑板上，尝试伸腕，并向尺侧偏时，可触及活动；2级，体位同前，腕可背伸并向尺侧偏；3、4、5级，体位同前，去掉滑板，腕背伸并向尺侧偏。

(13) 桡侧腕长、短伸肌。1级，坐位，屈肘，上肢放于滑板上，尝试伸腕，并向桡侧偏时，可触及活动；2级，体位同前，腕可背伸并向桡侧偏；3、4、5级，体位同前，去掉滑板，腕背伸并向桡侧偏。

(14) 指总伸肌。1级，坐位，尝试伸掌指关节时，可触及掌背的肌腱活动；2级，坐位，前臂中立位，手掌垂直时掌指关节可主动伸展；3、4、5级，伸掌指关节并维持指间关节屈曲，阻力加于手指近节背侧。

(15) 指浅屈肌。1级，屈近端指间关节时，可在手指近节掌侧触及肌腱活动；2级，有一定的近端指间关节活动；3、4、5级，屈近端指间关节，阻力加于手指中节掌侧。

(16) 指深屈肌。1级，屈远端指间关节时，可在手指中节掌侧触及肌腱活动；2级，有一定的远端指间关节活动；3、4、5级，固定近端指间关节，屈远端指间关节，阻力加于手指末节指腹。

(17) 拇收肌。1 级，内收拇指时，在 1、2 掌骨间可触及活动；2 级，有一定的拇内收动作；3、4、5 级，拇指伸直，从外侧向内收，阻力加于拇指尺侧。

(18) 拇长、短展肌。1 级，外展拇指时，在桡骨茎突远端可触及肌腱活动；2 级，有一定的拇外展动作；3、4、5 级，拇指伸直，从内收位向外展，阻力加于第一掌骨桡侧。

(19) 拇短屈肌。1 级，屈拇指时，在第一掌骨掌侧可触及活动；2 级，有一定的拇指屈曲动作；3、4、5 级，手心向上，拇指掌指关节屈曲，阻力加于近节拇指掌侧。

(20) 拇短伸肌。1 级，伸拇指时，在第一掌骨背侧可触及活动；2 级，有一定的拇指伸直动作；3、4、5 级，手心向下，拇指掌指关节伸展，阻力加于近节拇指背侧。

(21) 拇长屈肌。1 级，屈拇指时，在拇指近节掌侧可触及肌腱活动；2 级，有一定的拇指屈曲动作；3、4、5 级，手心向上，固定拇指近节，阻力加于远节拇指指腹。

(22) 拇长伸肌。1 级，伸拇指时，在拇指近节背侧可触及肌腱活动；2 级，有一定的拇指指间关节伸展动作；3、4、5 级，手心向下，固定拇指近节，伸指间关节，阻力加于拇指远节背侧。

【实验小结】

通过实验，要求熟练掌握上肢诸肌的起止点、作用，并能体会学以致用的观点。

思 考 题

在教师指导下，试设计一块下肢肌的手法肌力检测方法。

(胡振武)

实验三　气管切开术

【实验目的】

掌握气管切开术的解剖学基础；掌握颈部的层次结构，熟悉颈部的肌层；了解气管切开术的手术适应证；了解正规气管切开术的手术步骤。

【实验教具】

1. 器械：气管切开手术器械包，一般软组织切开、止血、缝合器械。

2. 动物：犬。

【实验内容与方法】

1. 手术适应证。

(1) 各种原因导致的喉梗阻和颈段气管阻塞。如创伤(严重外伤或烧伤)、急性喉炎、喉水肿、喉部肿瘤、甲状腺肿瘤等。

(2) 下呼吸道分泌物阻塞造成呼吸困难。如各种原因所致昏迷患者、颅脑病变、小儿体外循环心脏手术后等情况。

(3) 预防性气管切开。如口腔、颌面、咽、喉或颈部手术的病人，为了便于麻醉和维持手术前后呼吸道通畅并可避免术后喉部水肿。

(4) 肺功能不全、重度肺心病、脊髓灰白质炎等导致呼吸肌麻痹的疾患。

2. 解剖学基础。

人气管位于颈部正中、食管前方，上端起自环状软骨下缘(平第 6 颈椎下缘)，向下经胸廓上口入胸腔至胸骨角平面，分为左、右主支气管。颈部前面由浅至深依次为皮肤、浅筋膜、颈深筋膜浅层和胸骨上间隙及内部的颈静脉、舌骨下肌群和气管前筋膜。甲状腺侧叶居气管的两侧，甲状腺峡部位于 2~4 气管软骨的前方，峡的下方有甲状腺下静脉(或由其形成的甲状腺静脉丛)及可能存在的甲状腺最下动脉。因此在行气管切开时，应将甲状腺峡部向上推开或切断后再切开气管。气管切开术常在第 3~5 气管软骨处施行。

3. 手术步骤。

(1) 麻醉及固定。局部浸润麻醉及全身麻醉后，将犬固定于仰卧位，颈后部垫高使气管向前突起易于暴露。

(2) 手术切口。沿颈前正中线做 5~7cm 的皮肤切口，切开皮肤、皮下组织、筋膜和颈阔肌，暴露胸骨舌骨肌。

(3) 寻找气管。在切口的深部寻找两侧胸骨舌骨肌之间的白线，用血管钳沿中线分离肌肉，向两侧均匀拉开，再切开气管前筋膜，则气管完全暴露。

(4) 切开气管。若辨认有困难，可用注射器试穿，抽得空气则为气管前壁。在第 3~4 气管环上用尖刀自下向上剔开(深度不得超过气管环宽度的 1/2，以免刺伤气管后壁，引起气管食管瘘)。

(5) 插入套管。用气管撑开钳将气管切口处撑开，插入合适的气管套管，随之拔除管芯，插入内套管。

(6) 固定气管套管。将套管用线或绷带固定于颈部。皮肤切口的两端各作 1 或 2 针缝合，有助于气管的固定。用纱布覆盖气管导管的外口，以减少伤口感染的机会。

(7) 术后护理。术后要注意观察护理，防止犬摩擦术部或用爪抓掉气管导管。每日清洗气管套管内管，除去附着的分泌物和干涸血痂。密切观察其呼吸状况，2~3d 后无呼吸困难，即可拔管。创口作一般处理，皮肤作缝合。

【实验小结】

结合实验回答：在何种情况下需要进行气管切开术？如需手术，试从解剖学角度分析以下问题。

(1) 手术切口的部位和层次。

(2) 气管切开的部位。

(余　方)

实验四　膀胱切开术

【实验目的】

掌握膀胱切开术的解剖学基础；了解膀胱切开术的手术适应证；了解一般手术中的缝合、打结等基本操作。

【实验教具】

1. 器械：导尿管；一般软组织切开、止血、缝合器械。

2. 动物：雌犬。

【实验内容与方法】

1. 手术适应证。膀胱结石、膀胱肿瘤等疾病。

2. 解剖学基础。人空虚的膀胱呈三棱锥体形，分尖、体、底和颈四部。膀胱内面被覆黏膜，当膀胱壁收缩时，黏膜形成许多皱襞称膀胱襞。膀胱三角(由两个输尿管口和尿道内口形成的三角区)处膀胱黏膜与肌层紧密连接，缺少黏膜下层组织，无论膀胱充盈或空虚，始终保持平滑状态。膀胱三角是膀胱肿瘤和结核的好发部位。两个输尿管口之间的皱襞称输尿管间襞，膀胱镜下所见为一苍白带，是临床寻找输尿管口的标志。

3. 手术步骤。

(1) 麻醉及固定。全身麻醉后，将犬固定于仰卧位。

(2) 手术切口。雌犬从耻骨前缘向前在腹白线上切开 5~10cm，依次切开皮肤、皮下组织、切开腹膜，进入腹腔。也可以在膀胱充盈时，于膀胱尖处向上剥离腹膜，或直接经由膀胱下外侧面，避开腹膜，进入腹腔。

(3) 寻找膀胱。手指伸入腹腔探查。膀胱内充满尿液时，易触及到膀胱体；膀胱空虚则退到骨盆腔内，触到核桃大小表面有皱壁的即为膀胱。

(4) 膀胱切口。将膀胱拉到创口，如膀胱充盈时，用注射器避开膀胱血管刺入膀胱尖吸出尿液，膀胱缩小后用组织钳固定膀胱尖并向上牵拉。避开或钳住膀胱壁血管，在膀胱尖切开。

(5) 术后护理。术后注意观察排尿情况。防止感染，连续应用抗菌素。

【实验小结】

结合实验回答：在何种情况下需要进行膀胱切开术吗？如需手术，试从解剖学角度分析以下问题。

(1) 手术切口的部位和层次。

(2) 怎样经腹膜外切开膀胱？

(余　方)

实验五　阑尾切除术的应用解剖

【实验目的】

掌握阑尾的常见位置及阑尾根部的体表投影；掌握阑尾血供及手术中如何寻找阑尾。

【实验教具】

普外手术器械一套、尸体一具。

【实验内容与方法】

1. 切口选择。采用右下腹斜切口，通过麦氏点(脐与右髂前上棘连线的中、外 1/3 交界处)，长约 6cm。依次切开皮肤、皮下组织、腹外斜肌腱膜，钝性分离腹内斜肌与腹横肌，切开腹横筋膜与腹膜，进入腹腔。

2. 寻找阑尾。阑尾一般位于右髂窝内，常见的位置顺序为回肠前位、盆位、盲肠后位、回肠后位、盲肠下位。先在右髂窝内找到盲肠并认清结肠带，然后沿结肠带向盲肠末端寻找，三条结肠带的汇合点即为手术时寻找阑尾根部的标志。

3. 切除阑尾。阑尾动脉起自回结肠动脉，下行经回肠末段后方入阑尾系膜，沿其游离缘行走，分支分布于阑尾。以止血钳夹住阑尾系膜并分段将其切断结扎。然后在距阑尾基底部约 1.0cm 之盲肠壁的浆肌层作荷包缝合，暂不拉紧。在约距阑尾基底部 0.3cm 处结扎阑尾。用止血钳在结扎线远端少许夹住阑尾，在结扎线与钳之间切断阑尾。阑尾残端用石炭酸、酒精、盐水顺序涂擦。最后，在收紧荷包缝线的同时将阑尾残端埋入盲肠后再行结扎。

【实验小结】

结合实验回答：怎样诊断阑尾炎？如需作手术，试从解剖学角度分析以下问题。

(1) 手术切口的部位和层次。

(2) 阑尾的位置有几种，手术中如何寻找？

(3) 在何处结扎阑尾血管？

(胡振武)

实验六　大隐静脉高位结扎术的应用解剖

【实验目的】

掌握大隐静脉高位结扎术的解剖学基础；了解其手术适应证及步骤。

【实验教具】

普外手术器械一套、尸体一具。

【实验内容与方法】

1. 切口。在耻骨结节外下方 3~4cm、股动脉内侧，自腹股沟韧带向下作弯向内侧的纵行或斜行切口，长约 6cm。

2. 分离大隐静脉。切开皮肤，皮下组织，在股动脉内侧切开浅筋膜，显露卵圆窝，即可发现大隐静脉与股静脉的汇合处。用弯止血钳分离出大隐静脉主干。

3. 切断大隐静脉分支。沿静脉主干分离，找出其五大静脉属支，并一一结扎、切断。

4. 结扎大隐静脉。在距离股静脉与大隐静脉汇合处 0.5~1.0cm 处近、远端钳夹两把止血钳，用粗丝线在二钳间双重结扎大隐静脉并切断，近端钳的近端加作缝扎。

5. 缝合。缝合切口。

【实验小结】

结合实验回答：大隐静脉高位结扎有何意义？做大隐静脉高位结扎手术，试从解剖学角度分析以下问题。

(1) 手术切口的部位和层次。

(2) 在手术操作的过程中应注意哪些问题？

(李成武)

实验七 常见反射检查法

【实验目的】

掌握常见反射的形式与部位，并体会其生理、病理意义；了解检查方法。

【实验教具】

钝头竹签、扣诊锤、棉签。

【实验内容与方法】

1. 脊髓水平反射。

(1) 屈曲反射。逃避反射或伤害感受反射。在皮肤接受伤害性刺激时，受刺激一侧的肢体出现屈曲的反应。

(2) 交叉反射(节段性平衡反应)。

① 交叉伸展反射。同侧肢体皮肤刺激强度过大时，可在屈曲反射的基础上发生对侧肢体伸展的反射活动。

② 交叉屈曲反射。先伸展肢体，屈曲一侧下肢，受刺激后另一侧下肢也产生屈曲。

(3) 腹壁反射。检查时被检查者仰卧，两下肢稍屈以使腹壁放松，然后用钝竹签按上、中、下三个部位轻划腹壁皮肤。正常人在受刺激部位可见腹壁肌收缩。上部反射消失见于胸髓 7~8 节病损，中部反射消失见于胸髓 9~10 节病损，下部反射消失见于胸髓 11~12 节病损。双侧上、中、下三部反射均消失见于昏迷或急腹症患者。一侧腹壁反射消失见于同侧锥体束病损。除以上病因外，肥胖者、老年人及经产妇由于腹壁过于松弛，也会出现腹壁反射的减弱或消失。

(4) 提睾反射。用钝头竹签由下向上轻划股内侧上方皮肤，可引起同侧提睾肌收缩，使睾丸上提。双侧反射消失见于腰髓 1~2 节病损。一侧反射减弱或消失见于锥体束损害。此外还可见老年人或局部病变，如腹股沟疝、阴囊水肿、精索静脉曲张、睾丸炎、附睾炎等。

(5) 肱二头肌反射。以左手托住被检查者屈曲的肘部，并将拇指置于肱二头肌肌腱上，然后以扣诊锤扣击拇指，正常为肱二头肌收缩，前臂快速屈曲。反射中枢在颈髓 5~6 节。

(6) 肱三头肌反射。检查者以左手托住被检查者屈曲的肘部，然后以扣诊锤直接扣击鹰嘴突上方的肱三头肌肌腱，反应为肱三头肌收缩，前臂稍伸展。反射中枢在颈髓 7~8 节。

(7) 桡骨骨膜反射。被检查者以左手轻托腕部，并使腕关节自然下垂，然后以叩诊锤轻扣桡骨茎突，正常反应为前臂旋前、屈肘。反射中枢在颈髓 5~8 节。

(8) 膝反射。坐位检查，小腿完全松弛，自然悬垂。卧位时，检查者用左手在腘窝处托起两下肢，使髋、膝关节稍屈，然后用右手持扣诊锤扣击髌骨下方的股四头肌腱。正常反应为小腿伸展。若患者精神过于紧张，反射引不出时，可嘱被检查者两手扣起，用力拉紧再试可引出。反射中枢在腰髓 2~4 节。

(9) 跟腱反射。被检查者仰卧，髋及膝关节稍屈曲，下肢取外旋外展位，检查者用左手托被检查者足掌，使足呈过伸位，然后以扣诊锤扣击跟腱。正常反应为腓肠肌收缩，足向跖面屈曲。如卧位不能测出时，可嘱被检查者跪于椅面上，双足自然下垂，然后轻叩跟腱，反应同前。反射中枢在骶髓 1~2 节。

2. 脑干水平反射。

(1) 紧张性迷路反射。由重力变化产生的反射。仰卧时四肢伸肌张力增加，屈被检查者肢体时有阻力；俯卧时屈肌张力增加，伸被检查者肢体时有阻力。

(2) 视翻正反射。中脑水平反射。由视觉刺激产生翻正头部至正常位置的反应。

(3) 上肢保护性伸展反应。被检查者向前方、后方、侧方倒下时出现上肢伸展的反应，构成平衡反应的一部分。

(4) 角膜反射。被检查者向内上方注视，用细棉纤维由角膜外缘轻触被检查者的角膜。正常时被检查者眼睑迅速闭合，称直接角膜反射。反射弧为刺激经三叉神经眼支传至脑桥，再经面神经核支配眼轮匝肌作出反应。如刺激一侧角膜，对侧也出现眼睑闭合反应，称间接角膜反射。直接与间接角膜反射皆消失见于患侧三叉神经病变(感觉障碍)。直接反射消失，间接反射存在，见于患侧面神经瘫痪(运动障碍)。角膜反射完全消失见于深昏迷病人。

3. 大脑水平反射。

(1) 跳正反射。跳跃反射。单脚站立下快速推被检查者向前后左右时，产生跳跃而改变脚的位置的反应。

(2) 长时程反射。被检查者保持在一定姿势并抵抗外力干扰时，在脊髓性的牵张反射之后会出现时程长的反应。在维持姿势，完成随意运动时发挥作用。

【实验小结】

通过实验应熟练掌握不同的反射所对应的反射中枢的部位，并能运用神经解剖学基础分析推理反射活动的生理、病理意义。

思 考 题

试分析角膜反射障碍时的病损部位。

(胡振武)

实验八　内分泌器官的解剖

【实验目的】

掌握内分泌系统、弥散神经内分泌系统及固有内分泌系统的概念；了解弥散神经内分泌系统的分部以及固有内分泌系统的器官构成；了解神经系统与内分泌系统之间的关系；了解内分泌系统的结构特点、分类及其机能概念；掌握垂体、甲状腺、甲状旁腺、肾上腺、松果体的形态和位置；了解胰岛、胸腺、生殖腺的形态和位置。

【实验教具】

1. 标本。暴露内分泌腺的尸体、保留有脑垂体的脑标本、甲状腺的标本、颅的水平切面标本、颈部局部解剖标本、腹腔脏器及腹后壁标本、游离的睾丸和卵巢标本。

2. 模型。腹腔脏器毗邻关系模型；颈部解剖结构模型等。

【实验内容与方法】

内分泌系统是神经系统以外的一个重要的调节系统，包括弥散神经内分泌系统和固有内分泌系统。其功能是将体液性信息物质传送到全身各细胞，发挥其对远处和相近的靶细胞的生物作用，参与调节机体各器官的新陈代谢、生长发育和生殖活动，保持机体内环境的平衡和稳定。弥散神经内分泌系统可分为中枢部和周围部，中枢部包括下丘脑-垂体和松果体细胞；周围部包括分散在胃肠道、肺、脑、肝、心肌等处的散在的内分泌细胞。固有内分泌系统是由无导管腺组成的固有内分泌器官构成，其分泌物为激素，对人体的新陈代谢、生长、发育和生殖等发挥重要的作用。

1. 保留有脑垂体的脑标本。垂体借漏斗连于下丘脑，位于颅中窝蝶骨体上面的垂体窝内，可分为腺垂体和神经垂体两大部分。

2. 甲状腺的标本、颈部局部解剖标本。观察甲状腺的形态位置及毗邻结构。甲状腺呈“H”形，分为左、右两侧叶和峡。侧叶贴附在喉下部和气管上部的侧面，上达甲状软骨中部，下至第 6 气管软骨环。峡部位于第 2~4 气管软骨环的前方。甲状腺侧叶与环状软骨之间有甲状腺悬韧带相连，故吞咽时，甲状腺可随喉向上、下移动。分泌的甲状腺素促进机体的新陈代谢，提高神经的兴奋性，调节机体的生长。甲状旁腺呈扁椭圆形小体，有上、下两对，均贴附在甲状腺侧叶的后面，位于囊鞘间隙内。上甲状旁腺多在甲状腺侧叶后面的上、中 1/3 交界处；下甲状旁腺位于侧叶后缘甲状腺下动脉附近。分泌的甲状旁腺素促进机体钙代谢，维持血钙平衡。

3. 腹腔脏器及腹后壁标本。肾上腺位于腹膜之后，肾的上内方，与肾共同包在肾筋膜内。左肾上腺近似半月形，右肾上腺呈三角形。肾上腺分为表层的皮质和深层的髓质两部分，皮质分泌多种类固醇激素，肾上腺髓质分泌肾上腺素和去甲肾上腺素。胰岛是胰的内分泌部分，分泌胰岛素调节血糖浓度。

4. 颅的水平切面标本。松果体位于背侧丘脑后面，儿童期较为发达，成年后可部分钙化形成钙斑(作为 X 线诊断颅内点位病变的定位标志)。参与调节生殖系统的发育。

5. 游离的睾丸和卵巢标本。男性的睾丸产生雄性激素和精子，女性卵巢产生卵细胞、雌激素、孕激素及少量的雄激素。

6. 暴露内分泌腺的尸体。胸腺是一个淋巴器官，位于胸骨柄后方，青春期后退化为脂肪组织。分泌胸腺素和促胸腺生成素，参与机体的免疫反应。

【实验小结】

本次实验课要求熟练掌握如下内容：垂体、甲状腺、甲状旁腺、肾上腺、松果体、胰岛、胸腺、生殖腺的形态和位置。

思 考 题

1. 简述甲状腺的形态、位置及功能。
2. 简述左、右肾上腺的形态特点及功能。

(胡振武)

实验九　大腿内侧皮瓣的解剖

【实验目的】

掌握大腿内侧皮肤的特点；掌握大腿内侧皮肤的血管、神经；了解供区血管、神经的口径；了解皮瓣的设计和切取方法。

【实验教具】

XTS-4A 型双人双目手术显微镜、显微手术器械包、尸体标本。

【实验内容与方法】

1. 大腿内侧皮瓣区应用解剖。大腿内侧皮肤质地优良，皮下脂肪少，部位隐蔽，是形成皮瓣的理想供区。以各自股部自身长度均分为 5 段，第 1 段基本上属腹股沟区，第 4、5 段属膝内侧区，股内侧皮瓣实际上是以第 2、3 段为主要供区，该区皮肤主要由股内侧皮动脉供应，有多支口径 0.4~1.0mm 动脉分支，吻合极为丰富。它们恒定地发自股动脉的内侧壁，在股内侧肌间隔内走行，从缝匠肌内侧缘穿出至股内侧中部皮下，这些动脉均有 1~2 支静脉伴行，外径均等于或大于其相伴动脉。皮动脉自股动脉的发出位置均在第 2、3 段内，且与缝匠肌关系密切，因而术中不难发现。

皮瓣除有伴行静脉外，还可入大隐静脉回流。感觉神经来自股神经分出的股内侧皮神经，横径 1.6(0.5~3.6)mm。沿缝匠肌的深面斜向下内行，于该肌内侧缘穿出达股内侧区皮肤，主要分布于第 2 段至第 4 段上部皮肤。

2. 皮瓣设计。病人仰卧，下肢外展 30°，膝关节微屈，自腹股沟股动脉搏动最明显处至内髁做一连线，将此连线分成三等份，在连线中份的外侧 2cm 距离，做与之近似平行的切口线，此线即为皮瓣外侧缘，然后根据受区修复需要，标记皮瓣的上、下、内侧缘。皮瓣可切取的面积为 17cm×17cm。

3. 皮瓣制作。沿皮瓣外缘设计线切开皮肤、皮下脂肪及阔筋膜，在缝匠肌浅面分离其内侧缘，将肌肉向外侧牵开，暴露股内侧肌间隔内的股动脉干及其分支，认清并分离出股内侧主要皮动脉及其伴行静脉以及股内侧皮神经。按皮瓣的设计范围切开皮瓣的上、下、内侧缘皮肤直达阔筋膜。自其深面掀起皮瓣，将阔筋膜包含于皮瓣内，在分离过程中，宜将阔筋膜缘与皮肤边缘固定缝合数针，防止分离掀起皮瓣时损伤其间的血管。掀起转移至受区，另待受区准备就绪后，切断股动脉主要皮动脉、伴行静脉，分别与受区动、静脉吻合，将皮瓣游离移植于受区。大隐静脉适在皮瓣内经过，分离掀起皮瓣时，可将大隐静脉留下切断，作为皮瓣的回流静脉之一与受区静脉吻合。

皮瓣区有股内侧皮神经分布，如需形成神经束皮瓣，则将该神经留长切断，供与受区神经吻接，形成带感觉神经的皮瓣。

【实验小结】

通过本次实验，要求熟练掌握大腿内侧皮肤的血供、静脉回流、神经分布。

思 考 题

为什么选择大腿内侧皮瓣？在教师的指导下，试另设计一处皮瓣。

(吴红年)

实验十　头部水平断面断层解剖学

【实验目的】

掌握头部诸结构在水平面上的配布及重要结构的毗邻关系；了解头部相应 CT、MRI 图像观察。

【实验教具】

脑、脑膜、脑血管标本；头部第 1~9 水平断面标本；CT、MRI 照片。

【实验内容与方法】

1. 脑、脑膜、脑血管标本。首先观察脑的外形、内部结构与脑膜、脑血管。

2. 头部第 1~9 水平断面标本。

(1) 第 1 水平断面。切及中央旁小叶下部，半球在额叶，于额上回后方有额中回。在顶叶，顶上小叶可见。

(2) 第 2 水平断面。中央旁小叶消失，半球内侧面中部、大脑镰两侧为扣带回，后方有楔前叶、顶枕沟与楔叶；上外侧面的中央沟前方有额上、中、下回，在其后方有中央后回、缘上回、角回与顶上小叶；白质面积扩大为半球的辐射冠。

(3) 第 3 水平断面。切及胼胝体膝部、压部以及侧脑室三角区与前角。以胼胝体膝部与压部为标志可分为前、中、后三部。前部位于胼胝体膝以前，可见两半球间的大脑纵裂、大脑镰、镰前端与之相连的上矢状窦断面，观察半球内侧面的额上回、扣带回、扣带沟、半球上外侧面的额上、中、下回。中部介于胼胝体膝与压部之间，先在中线上识别透明隔与穹窿体，然后在其两侧识别侧脑室前角与三角区，注意三角区内有脉络丛，于侧脑室外侧确认尾状核头、丘脑、豆头核壳以及它们之间的内囊，在豆状核外侧自内向外依次辨认外囊、屏状核、最外囊、岛叶皮质、岛盖与中央前后回。后部为胼胝体压部后方的部分，直窦前方同胼胝体压部之间有大脑大静脉的断面。

(4) 第 4 水平断面。切经前连合与中脑下丘，以大脑外侧沟和四叠体池为标志分为前、中、后三部。前部位于外侧沟之前，在中线上仍可见大脑纵裂及裂内的大脑镰，在大脑半球内侧面识别额上回与扣带回，在上外侧面识别额上、中、下回，注意观察外侧沟内的大脑中动脉与宽大的大脑外侧窝池。中部介于大脑外侧沟与四叠体池之间，中线上最前的结构为前连合，为一弧形纤维束，通过正中平面后行向后外连于颞叶，观察中线上、前连合后方的第三脑室及中脑下丘前方的中脑水管，在中线两侧仔细观察前连合前方的尾状核头与豆状核之壳、第三脑室后外侧的中脑大脑脚，注意分辨脚底、黑质、被盖尤其是红核，在壳外侧观察岛叶皮质与颞盖，识别其表面的颞上回与颞中回，在下丘后方观察略似“W”形的四叠体池、该池外侧的侧脑室下角与其底壁的海马、海马后内侧的海马旁回。后部位于四叠体池后方，在中线上观察为小脑幕围绕的小脑蚓、直窦、大脑镰、上矢状窦之断面，观察半球内侧面的枕颞内侧回、枕颞沟与枕颞外侧回，在上外侧面观察颞中回、颞下回与枕颞外侧回。

(5) 第 5 水平断面。沿视神经长轴纵切视神经，并切及前床突、鞍背、小脑中脚与枕内隆凸，亦分为前、中、后三部与两个侧部。前部在两侧前床突与眶外侧壁以前，注意此断面已在颅前窝以下，切及的是鼻腔与眶腔。仔细观察中线上的鼻中隔及其两侧的筛窦；鼻腔外侧为眶腔，确认眶内的眼球、视神经、内外直肌与眶脂体，注意眼球内晶状体清晰可辨。中部位于前床突与鞍背之间，仔细观察蝶鞍中央的垂体及其前外侧的颈内动脉的断面及蝶鞍两侧的海绵窦、窦内的动眼神经与滑车神经。后部位于鞍背后方、两侧小脑幕之间，其内主要结构是桥池、脑桥与小脑。在桥池内仔细观察中线上的基底动脉及其外侧的展神经，仔细辨认脑桥、小脑及连结二者的小脑中脚、它们共同围成的第四脑室，特别要确认小脑蚓与半球、小脑皮质与髓体及髓体内的齿状核，注意观察三叉神经根在脑桥的附着部位及在脑池内的走行。侧部位于蝶鞍外侧、小脑幕前外侧，主要结构为颞叶下部，注意在此断面侧脑室下角已经消失，不可再见。小脑幕后端有横窦的断面。

(6) 第 6 水平断面。恰沿外耳道长轴将其纵切，同时此断面切及颞下颌关节。前部为位于上颌骨体的后壁以前的部分，主要结构为鼻腔与上颌窦，在鼻腔注意观察鼻中隔与外侧壁，仔细分辨外侧壁上的下鼻甲与鼻泪管，注意上颌窦与鼻腔的位置关系。中部位于上颌体后壁以后、外耳道前壁以前，其中份为鼻腔的后部，仔细辨认鼻后孔内侧界犁骨与外侧界蝶骨翼突，识别翼腭窝与窝内的上颌动脉、翼腭神经节的断面，观察翼突外侧板及起于该板的翼外肌、翼外肌外侧的颞肌、咬肌与颧弓，观察颧弓与关节结节相延的情况及关节结节同下颌骨髁突构成下颌关节的情况，仔细分辨关节内的关节盘，在下颌关节后内侧寻认颈动脉管及管内的颈内动脉、颈内动脉前方的脑膜中动脉的断面。后部在外耳道前壁以后，主要结构是颞骨岩部与颅后窝的结构。首先观察外耳道，在其内侧端内侧确认颈内动脉，在颈内动脉后方确认颈静脉孔与颈内静脉，在颈静脉孔外侧辨认乳突小房与乙状窦，注意乙状窦与乳突小房的位置关系，在两侧颈静脉孔之间观察枕骨大孔、延髓、小脑扁桃体与小脑半球及椎动脉的断面。

(7) 第 7 水平断面。切及寰椎后弓，以通过两侧上颌牙槽弓后端同咬肌前缘之间的弧线和由颊咽筋膜经二腹肌断面前缘至胸锁乳突肌断面前缘的弧线作标志，将此断面分为前、中、后三部。前部主要切及上颌牙槽弓及口腔顶，在牙槽弓前方辨认口轮匝肌，在牙槽弓两侧观察颊肌与颊脂体。中部以鼻咽为中心，在其前方观察软腭及软腭内的腭帆张肌与腭帆提肌，在此二肌外侧观察与识别翼内肌、颞肌、下颌支与咬肌，注意翼内肌与下颌支之间即为翼颌间隙，仔细观察隙内通过的下牙槽血管、下牙槽神经与舌神经，观察咽缩肌及其表面的颊咽筋膜、下颌支表面及后内侧的腮腺、腮腺与咽壁之间的咽旁间隙、隙内的咽升动脉与咽静脉，观察腮腺前缘深部处的颈外动脉与下颌后静脉的断面。后部主要含寰椎及其前方的椎前肌、前外侧的大血管与神经、后方及后外侧的项部肌。注意观察椎前肌前方的椎前筋膜及肌与筋膜之间的椎前间隙、椎前筋膜与颊咽筋膜之间的咽后间隙，观察椎前肌外侧的迷走神经下节与颈交感干之颈上节、两节后外侧的颈内动、静脉及第 9~12 对脑神经的断面，在颈内动、静脉外侧识别茎突及起于茎突的各肌和二腹肌后腹，注意它们同腮腺的位置关系，在寰椎后方为项部各肌，可见头下斜肌，并开始出现斜方肌的断面，注意寰椎前、后弓与两侧块均被切及，仔细观察两侧块之间的枢椎齿突、寰椎横韧带及寰枢正中关节、侧块与横突之间的椎动、静脉、椎管内的脊髓及其被膜、被膜间隙及脊神经根、椎内静脉丛。

(8) 第 8 水平断面。切经枢椎椎体下半部，可以舌根后缘与最后一颗下颌磨牙之间的弧线和从咽后壁颊咽筋膜至胸锁乳突肌前缘的弧线将此断面划分为前、中、后三部。可见茎突与茎突诸肌，以及口咽部诸结构。

(9) 第 9 水平断面。切经第 3、4 颈椎间的椎间盘。此断面同上一断面基本相似，仅有以下不同：茎突与起于茎突的茎突舌肌、茎突咽肌消失；舌骨大角与甲状软骨上角出现；口咽代之以喉咽；在断面上出现会厌及其前方的舌会厌正中襞与襞两侧的会厌谷，应仔细予以观察。

【实验小结】

在教师的指导下，试阅读相应的 CT、MRI 照片，据此给出实验成绩。

(胡振武)

实验十一　脊柱区的解剖

【实验目的】

掌握脊柱区的层次，掌握听诊三角、腰上三角、腰下三角的位置和意义；了解脊柱区的血管和神经；了解椎管的构成；掌握脊髓被膜和脊膜腔；了解脊髓的血供。

【实验教具】

1. 标本。显露脊柱区结构标本；游离脊柱标本。

2. 模型。椎管模型。

【实验内容与方法】

脊柱区是指脊柱及其附近软组织所配布的区域。上界起自枕外隆凸和上项线，下至尾骨尖，两侧界为斜方肌前缘、三角肌后缘上份、腋后襞与胸壁交界处、腋后线、髂嵴后份、髂后上棘至尾骨尖的连线。脊柱区又分为项区、胸背区、腰区和骶尾区。

1. 表面解剖。对照标本、模型摸认枕外隆突、乳突、棘突、第 7 颈椎棘突、骶管裂孔和骶角、髂嵴和髂后上嵴、肩胛冈、肩胛骨下角、第 12 肋和竖脊肌，理解其临床意义。

2. 层次结构。在尸体上从第 2~3 腰椎棘突之间模拟腰椎穿刺，缓慢进针，体会针感。穿刺针依次穿过皮肤、浅筋膜、深筋膜、棘上韧带、棘间韧带、黄韧带，进入椎管，再经硬脊膜和蛛网膜，进入蛛网膜下隙。体会穿通黄韧带和硬脊膜时的突破感。结合显露脊柱区结构标本，观察脊柱区的层次结构。

(1) 浅层结构。

① 皮肤。背部的皮肤厚而致密，移动性小，有较丰富的毛囊和皮脂腺。

② 浅筋膜。致密而厚，含有较多脂肪。

③ 皮神经。在浅筋膜内依次寻找。

· 枕大神经。是第 2 颈神经后支的分支，在上项线下方浅出，外侧有枕动脉伴行。

· 第 3 枕神经。是第 3 颈神经后支的分支，穿斜方肌浅出，分布至项区上部皮肤。

· 臀上皮神经。由第 1~3 腰神经后支的外侧支组成，穿胸腰筋膜，于竖脊肌外侧缘浅出，越髂嵴至臀部，有细小的腰动脉分支伴行。

· 脊神经后支的皮支。在背部正中线两侧的浅筋膜中。在上部，胸神经后支靠近棘突处穿出；在下部，胸神经后支在近肋角处穿出。

④ 浅血管。在背部正中线两侧的浅筋膜中寻找肋间后血管的穿支，与脊神经后支的皮支伴行。

(2) 深筋膜。

项区的深筋膜分浅、深两层，包裹斜方肌，浅层覆盖在斜方肌表面，深层在斜方肌深面，称项筋膜。胸背区和腰区的深筋膜也分浅、深两层，浅层位于斜方肌和背阔肌表面，深层称胸腰筋膜，分为前、中、后三层，后层覆于竖脊肌的后面，中层位于竖脊肌与腰方肌之间，前层覆于腰方肌前面。

(3) 肌层。

由背肌和部分腹肌组成。由浅入深大致分为4层：第一层有斜方肌、背阔肌和腹外斜肌后部；第二层有夹肌、肩胛提肌、菱形肌、上后锯肌、下后锯肌和腹内斜肌后部；第三层有竖脊肌和腹横肌后部；第四层有枕下肌、横突棘肌和横突间肌等。

① 斜方肌和背阔肌。观察斜方肌和背阔肌的起止及纤维走行。在斜方肌的外下缘、背阔肌的上缘和肩胛骨的脊柱缘之间，寻找听诊三角。

② 夹肌、肩胛提肌、菱形肌、上后锯肌、下后锯肌。肩胛提肌起自上4个颈椎横突，止于肩胛骨上角；菱形肌起自第6颈椎至第4胸椎棘突，止于肩胛骨脊柱缘。上后锯肌位于第7颈椎至第2~3胸椎棘突和第2~5肋之间。上后锯肌深面是夹肌。夹肌的深面是头半棘肌。枕下三角的内上界是头后大直肌，外上界是头上斜肌，外下界为头下斜肌。枕下三角内有由外向内横行的椎动脉，其下缘有枕下神经穿出，支配枕下肌。

③ 竖脊肌。纵列于脊柱两侧，是背部深层的长肌，下方起自骶骨的背面和髂嵴的后部，向上分为外侧的髂肋肌，止于各肋；中间的最长肌，止于椎骨的横突，向上可达颞骨的乳突；内侧的棘肌，止于椎骨的棘突。胸腰筋膜在腰区特别发达，覆盖竖脊肌，并分为三层。

④ 腰上三角和腰下三角。在下后锯肌下缘、竖脊肌外侧缘和腹内斜肌后缘之间为腰上三角，表面由背阔肌覆盖，深面是腹横肌腱膜，腹横肌深面有肋下神经、髂腹下神经和髂腹股沟神经斜向外下，腹膜后脓肿常从此突出，也是腰区的肾手术入路。腰下三角位于腰上三角外下方，在背阔肌外下缘、髂嵴和腹外斜肌后缘之间，其深面为腹内斜肌。

(4) 深部血管和神经。

① 动脉。

• 枕动脉。起自颈外动脉，向后上经颞骨乳突内面进入项区，行于夹肌深面，在半棘肌外侧缘越过枕下三角至上项线高度穿斜方肌浅出，与枕大神经伴行分布至枕部。

• 肩胛背动脉。起自锁骨下动脉，行于肩胛提肌和菱形肌深面，分布于背肌和肩带肌。

• 椎动脉。起自锁骨下动脉，沿前斜角肌内侧上行，穿第6~1颈椎横突孔，继经枕下三角入颅。

② 静脉。脊柱区的深静脉均与动脉伴行。

③ 神经。

• 脊神经后支。自椎间孔处由脊神经分出，绕上关节突外侧向后行，至相邻横突间分为内侧支和外侧支。颈神经后支分布至项区皮肤和深层肌；胸神经后支分布至胸背区皮肤和深层肌；腰神经后支分布至腰区、臀区的皮肤和深层肌；骶、尾神经后支分布至骶骨背面和臀区的皮肤。腰神经后支骨纤维孔位于椎间孔的后外方，内有腰神经后支通过。腰神经后内侧支骨纤维管位于腰椎乳突与副突间的骨沟处，内有腰神经后内侧支通过。腰神经后支骨纤维孔、腰神经后内侧支骨纤维管、胸腰筋膜裂隙等在正常情况下可保护其内的结构，病理情况下，这些孔、管、裂会变形或变窄，压迫其内的血管神经，从而导致腰腿痛。

·副神经。翻开斜方肌，在该肌外上缘深面、肩胛提肌浅面寻找副神经。

·胸背神经。翻开背阔肌，观察其深面的胸背神经。

·肩胛背神经。行于肩胛提肌深面，再沿肩胛骨内侧缘下行，与肩胛背动脉伴行。

(5) 椎管及其内容物。在游离脊柱标本与椎管模型上观察椎管的构造与内容。

① 椎管。椎管前壁由椎体后面、椎间盘后缘和后纵韧带构成；后壁为椎弓板、黄韧带和关节突关节；两侧壁为椎弓根和椎间孔。

第 3~7 颈椎椎体上面外侧缘有椎体钩，与上一个椎骨的下面的唇缘组成钩椎关节(Luschka 关节)，相邻椎弓上下切迹围成椎间孔。横突根部有横突孔，其内有椎血管和交感神经节丛。颈椎的椎体钩、横突、关节突构成骨性复合体，其内任何结构病变均可压迫颈脊神经和血管。

② 脊髓被膜和脊膜腔。观察椎管壁与硬脊膜之间的硬膜外隙，其内有脂肪和椎内静脉丛，注意有无纤维隔存在；沿中线纵行打开硬脊膜，注意观察和体会硬脊膜与其深面菲薄透明的脊髓蛛网膜之间存在潜在的硬膜下隙。打开蛛网膜下隙及其下端的终池，终池的下端止于第 2 骶椎水平。紧贴脊髓表面有软脊膜，含有丰富的血管。寻找并观察在脊髓两侧脊神经前、后根之间由软脊膜形成的齿状韧带，其尖端附于硬脊膜上。

③ 脊神经根。观察脊髓的形态、位置以及与每对脊神经根相连的脊髓节段与椎骨的对应关系。脊神经根丝离开脊髓后，横行或斜行于蛛网膜下隙，汇成脊神经前根和后根，穿蛛网膜和硬脊膜囊，行于硬膜外隙中。观察终池内的终丝和由腰骶神经根构成的马尾。

④ 脊髓的血管、窦椎神经。

·动脉。观察沿脊髓前正中裂下行的脊髓前动脉，沿脊髓后外侧沟下行的脊髓后动脉，根动脉伴随脊神经穿椎间孔入椎管，分为前、后根动脉和脊膜支。

·静脉。脊髓表面 6 条纵行静脉行于前正中裂、后正中沟和前、后外侧沟内。

·窦椎神经。自脊神经干发出后，与来自椎旁交感干的交感神经纤维一起，经椎间孔返回椎管。

【实验小结】

本次实验课要求熟练掌握如下内容：

1. 层次结构。皮肤、浅筋膜、深筋膜、棘上韧带、棘间韧带、黄韧带、椎管，硬脊膜、蛛网膜、蛛网膜下隙。

2. 项筋膜、胸腰筋膜、听诊三角、枕下三角、腰上三角、腰下三角。

3. 椎管。椎间盘、后纵韧带、椎弓板、黄韧带、关节突关节、椎弓根、椎间孔、横突孔、钩椎关节、硬膜外隙、硬膜下隙、蛛网膜下隙、终池、齿状韧带。

思 考 题

1. 成人常用的腰椎穿刺部位在何处？如何确定？经过的层次有哪些？

2. 计数椎骨棘突序数的体表标志有哪些？

(胡振武)

实验十二　全身体表标志

【实验目的】

掌握全身重要体表标志的位置、形态特征和功能。

【实验教具】

活体、全身骨架标本、全身骨骼肌模型。

【实验内容与方法】

1. 在活体上触摸和观察软组织或骨性标志。

2. 在全身骨架标本上观察骨性标志的特点和位置。

3. 全身骨骼肌模型上观察体表上能扪到或观察的肌肉形态并理解其功能。

(1) 头部。

① 眶上切迹。眶上缘中、内 1/3 交点处，距正中线约 2.5cm 处。

② 眶下切迹。眶下缘中点的下方约 1cm 处。

③ 眉弓。位于眶上缘上方，额结节下方的弓状隆起，眉弓恰对大脑额叶的下缘，其内侧份的深面有额窦。

④ 颧弓。由颞骨的颧突和颧骨的颞突共同组成，全长均可触及。颧弓上缘，相当于大脑半球颞叶前端的下缘。颧弓下缘与下颌切迹间的半月形中点，为咬肌神经封闭及上、下颌神经阻滞麻醉的进针点。

⑤ 翼点。位于颧弓中点上方约二横指处，额、顶、颞、蝶四骨在此相接，多呈“H”形，翼点是颅骨的薄弱部分，内面有脑膜中动脉前支通过，此处受暴力打击时，易发生骨折，并常伴有脑膜中动脉的撕裂出血，形成硬膜外血肿。

⑥ 颏孔。位于下颌第二前磨牙根下方同上颌体上、下缘连线的中点，距正中线约 2.5cm 处。此孔有颏血管和神经通过，为颏神经麻醉的穿刺部位。

⑦ 乳突。位于耳垂后方，其根部的前内方有茎乳孔，面神经由此孔出颅，在乳突根部的内面有乙状窦沟，容纳乙状窦。乳突根治术时，应注意勿伤及面神经和乙状窦。

⑧ 下颌角。位于下颌体下缘与下颌支后缘相交处，下颌角位置突出，骨质较薄，为下颌骨骨折的好发部位。

⑨ 枕外隆凸。位于枕骨外面正中的最突出的隆起，与枕骨内面的窦汇相对应。枕外隆凸的下方有枕骨导血管，颅内压增高时此导血管常扩张，施行颅后窝开颅术若枕外隆凸做正中切口时，注意勿伤及导血管和窦汇，以免导致大出血。

⑩ 上项线。位于枕外隆凸的两侧，内平横窦。

⑪ 前囟点。冠状缝与矢状缝的相交点，故又名冠矢点。在新生儿，此处的颅骨因骨化尚未完成，仍为结缔组织膜性连接，呈菱形，为前囟，在 1~2 岁时闭合，临床上可借

前囟的膨出或内陷，判断颅内压的高低。

⑫ 耳屏。位于耳甲腔前方的扁平突起。在耳屏前方约 1cm 可触及颞浅动脉的搏动，在它的前方可以检查颞下颌关节的活动情况。

(2) 颈部。

① 舌骨。位于颏隆凸的下后方，适对第 3、4 颈椎间盘平面；舌骨体两侧可扪到舌骨大角，是寻找舌动脉的标志。

② 甲状软骨。位于舌骨下方，上缘平第 4 颈椎上缘，即颈总动脉分叉处，前正中线上的突起为喉结。

③ 环状软骨。位于甲状软骨的下方，环状软骨弓两侧平对第 6 颈椎横突，是喉与气管、咽与食管的分界标志，又可作计数气管环和甲状腺触诊的标志。

④ 颈动脉结节。即第 6 颈椎横突前结节，颈总动脉行经其前方，在胸锁乳突肌前缘中点，平环状软骨弓向后压迫，可阻断颈总动脉血流。

⑤ 胸锁乳突肌。其起端两头之间称为锁骨上小窝，位于胸锁关节上方。

⑥ 锁骨上大窝。是锁骨中 1/3 上方的凹陷，窝底可扪到锁骨下动脉的搏动、臂丛和第 1 肋。

⑦ 胸骨上窝。位于颈静脉切迹上方的凹陷处，是触诊气管的部位。

(3) 胸部。

① 颈静脉切迹。为胸骨柄上缘的切迹，平对第 2、3 胸椎之间。

② 胸骨角。为胸骨柄与体连结处微向前突的角。该角平对第 4 胸椎下缘，向两侧接第 2 肋软骨，体表易于触及，是计数肋的标志。胸骨角平面是平对主动脉弓起止端、气管杈、左主支气管与食管交叉处以及胸导管由右转向左行的部位。

③ 剑突。上接胸骨体处称剑胸结全，平第 9 胸椎。

④ 锁骨和锁骨下窝。锁骨位于颈静脉切迹两侧，全长均可触及，其中、外 1/3 交界处下方有一凹陷为锁骨下窝，该窝深处有腋血管和臂丛通过。并于该窝内锁骨下方一横指处，可摸到肩胛骨喙突。

⑤ 肋和肋间隙。在锁骨下方首先摸到第 2 肋，依次向下触及下部的肋和肋间隙。二者可作为胸、腹腔上部器官的定位标志。如在左第 5 肋间隙锁骨中点内侧 1~2cm 处，可触及心尖搏动。

⑥ 肋弓和胸骨下角。自剑突两侧向下可触及肋弓，是肝、脾的触诊标志，其最低点平第 2、3 腰椎间。两侧肋弓与剑胸结合共同围成胸骨下角，角内有剑突。剑突与肋弓的交角称剑肋角，左侧者是心包穿刺常用进针部位之一。

⑦ 乳头。男性在锁骨中线与第 4 肋间隙交界处，女性者略低，并偏向外下方。

⑧ 胸大肌。肌发达者体表可见该肌轮廓，在胸前、外侧区交界处可摸到该肌的下缘。

(4) 腹部。在腹前外侧壁可触到剑突、肋弓、髂前上棘、髂嵴、耻骨结节、耻骨联合上缘等骨性标志。可触到或看到的软组织标志：白线位于腹前正中线的深面，其两侧为腹直肌，肌的外侧缘为半月线，脐位于腹前正中线上，其后方一般平第 3、4 腰椎间。髂前上棘与耻骨结节之间为腹股沟，此沟深面有腹股沟韧带。

(5) 盆部。在盆部上界的外侧可触到髂嵴，沿髂嵴向前，可触到髂前上棘，再向前下，腹股沟深处的腹股沟韧带及其前端附着部的耻骨结节可扪到。腹前正中线的下端，还可触到耻骨联合上缘。耻骨联合上缘与耻骨结节之间的锐缘为耻骨嵴。沿髂嵴向后，可触到髂后上棘。会阴部的耻骨弓、坐骨结节及尾骨尖可扪及，它们是产科骨性标志。

(6) 脊柱区。

① 棘突。在后正中线上可摸到大部分椎骨棘突。第 7 颈椎棘突较长，常作为辨认椎骨序数标志；胸椎棘突斜向后下，呈叠瓦状；腰椎棘突呈水平位，第 4 腰椎棘突平髂嵴最高点；骶椎棘突退化融合成骶后正中嵴。

② 骶管裂孔。沿骶正中嵴向下，由第 4、5 骶椎背面的切迹与尾骨围成的骶管裂孔，是椎管的下口。

③ 骶角。骶管裂孔两侧向下的突起为骶角。易于触及，是骶管麻醉的进针部位。

④ 髂嵴和髂后上棘。髂嵴为髂骨翼的上缘，可作为计数椎骨的标志，两侧髂嵴最高点的连线平对第 4 腰椎棘突。髂后上棘是髂嵴后端的突起，两侧髂后上棘的连线平第 2 骶椎棘突。

⑤ 肩胛冈和肩峰。为肩胛骨背面高耸的骨嵴。两侧肩胛冈内侧端的连线，平第 3 胸椎棘突，外侧端为肩峰，是肩部的最高点。

⑥ 第 12 肋。在竖脊肌外侧可触及此肋，但有时甚短，易将第 11 肋误认为第 12 肋，以致腰部的切口过高，有损伤胸膜的可能。

⑦ 肩胛骨下角。当上肢下垂时易于触及。两肩胛骨下角的连线，平对第 7 胸椎棘突。

⑧ 竖脊肌。在棘突两侧可触及，该肌外侧缘与第 12 肋的交角，称脊肋角。肾位于该角深部，是肾囊封闭常用的进针部位。

(7) 上肢。

肩部可摸到锁骨全长，其外侧端连接肩峰，沿肩峰向后内可触及肩胛冈。在锁骨上、外 1/3 交界处的下方 2.5cm 处，向后外可触及喙突。肩峰的下外方为肱骨大结节。腋前、后襞为腋窝的前、后界。

臂部前面可见肱二头肌，其两侧为肱二头肌内、外侧沟。三角肌粗隆位于臂中份的外侧。肘部两侧为肱骨内、外上髁，后方为尺骨鹰嘴。外髁的下方可触及桡骨头。屈肘时，在肘关节前方可扪到肱二头肌腱。

手部腕的桡侧可摸到桡骨茎突，尺侧偏后方可见尺骨头，其远侧的突起为尺骨茎突。在腕前远侧横纹稍下方，桡侧可触及舟骨结节与大多角骨结节，尺侧可扪到豌豆骨与钩骨钩。腕前区有三条横纹，腕近侧纹约平尺骨头，腕中纹不恒定，腕远侧纹平对屈肌支持带近侧缘。其中点后面是掌长肌腱及正中神经人掌处。手掌面有三条横纹：鱼际纹斜行于鱼际尺侧，近侧可与腕远侧纹中点相交，深面有正中神经通过；掌中纹横行于掌中部，桡侧端与鱼际纹重叠；掌远纹横行，适对第 3~5 掌指关节的连线，其桡侧端稍弯向第 2 指蹼处。手掌两侧的肌性隆起为鱼际和小鱼际，手掌中部呈尖端向近侧的三角形凹陷区称掌心。握拳屈腕时，腕前区有三条纵行的肌腱隆起。近中线者为掌长肌腱；其桡侧为桡侧屈腕肌腱，桡动脉位于该腱的外侧；最尺侧为尺侧腕屈肌腱。伸指肌腱在手背皮下清晰可见。“鼻烟壶”位于手背外侧部的浅凹，在拇指充分外展和后伸时明显。其桡侧界为拇长展肌腱和拇短伸肌腱；尺侧界为拇长伸肌腱；近侧界为桡骨茎突。窝底为手舟骨和大多角骨，窝内有桡动脉通过，可触及其搏动。

(8) 下肢。

① 臀中部的外侧，髂结节下方约 10cm 处能触及股骨大转子，伸髋时可在臀部摸到臀大肌形成的隆起，大腿前面明显的肌隆起为股四头肌。

② 膝关节前有髌骨，其下有胫骨粗隆，两者间有髌韧带。股骨下端及胫骨上端各有内、外侧髁，股骨内、外侧髁最突出部为内、外上髁，股骨内上髁上方有大收肌附着而形成的收肌结节。屈膝时，于膝部后方的外侧可摸到股二头肌腱，内侧可摸到半腱肌、半膜肌、股薄肌腱。

③ 胫骨粗隆的下方为胫骨前缘，胫骨粗隆外后方有腓骨头，其下方为腓骨颈。小腿后面的肌隆起为腓肠肌和比目鱼肌。

④ 在踝部两侧可触到内、外踝，后方可摸到跟腱及其下方的跟结节。足内侧缘中部稍后摸到舟骨粗隆。外侧缘中部可触及第 5 跖骨粗隆。踝关节前方由内向外依次可摸到胫骨前肌、拇长伸肌和趾长伸肌的肌腱。

【实验小结】

本次实验要求掌握以下结构：

1. 头部。眶上切迹、眶下孔、眉弓、翼点、颧弓、颏孔、乳突、下颌角、枕外隆凸、上项线、前囟点、耳屏。

2. 颈部。舌骨、甲状软骨、环状软骨、颈动脉结节、胸锁乳突肌、锁骨上大窝。

3. 胸部。颈静脉切迹、胸骨角、肋弓、锁骨和锁骨下窝、乳头、肋和肋间隙、胸大肌。

4. 腹部。剑突、髂前上棘、耻骨结节、耻骨联合上缘、白线、腹直肌、半月线、弓状线、腹股沟、腹股沟韧带。

5. 盆部。耻骨嵴、髂后上棘、耻骨弓、坐骨结节、尾骨尖。

6. 脊柱区。棘突、第 7 颈椎棘突、骶后正中嵴、骶管裂孔、骶角、肩胛冈和肩峰、第 12 肋、肩胛骨下角、竖脊肌。

7. 上肢。锁骨、喙突、肱骨大结节、腋前襞、腋后襞、肱二头肌、肱二头肌内、外侧沟、三角肌粗隆、肱骨内外上髁、尺骨鹰嘴、桡骨头、肱二头肌腱、桡骨茎突、尺骨头、尺骨茎突、掌心、鱼际、小鱼际、鱼际纹、掌中纹、掌远纹、腕近侧、远侧纹、腕中纹、掌长肌腱、桡侧腕屈肌腱、尺侧腕屈肌腱、拇长伸肌腱、拇短伸肌腱、拇长展肌腱、指伸肌腱、鼻烟壶、桡动脉。

8. 下肢。股骨大转子、髌骨、髌韧带、胫骨粗隆、股骨内外上髁、收肌结节、胫骨前缘、腓骨头、内、外踝、跟腱、跟骨结节、舟骨粗隆、第 5 跖骨粗隆、胫骨前肌、拇长伸肌、趾长伸肌腱、腓肠肌、比目鱼肌、股二头肌、半腱肌、半膜肌。

思 考 题

1. 在手部可见哪些结构，可扪到哪些结构，各有何意义？

2. “鼻烟壶”是怎样围成的？

(吴红年)

第 三 部 分

研究创新性实验